高等医学院校教材

医用实验化学

（第2版）

主编 明 亮 王亚玲 习 霞

东南大学出版社
SOUTHEAST UNIVERSITY PRESS
·南京·

图书在版编目(CIP)数据

医用实验化学 / 明亮,王亚玲,习霞主编. —2 版.
— 南京:东南大学出版社,2022.1(2025.1 重印)
ISBN 978 - 7 - 5641 - 9934 - 0

Ⅰ.①医… Ⅱ.①明… ②王… ③习… Ⅲ.①医用化
学—化学实验—高等学校—教材 Ⅳ.①R313

中国版本图书馆 CIP 数据核字(2021)第 259415 号

责任编辑:张 慧(1036251791@ qq. com)   责任校对:韩小亮
封面设计:毕 真   责任印制:周荣虎

医用实验化学(第 2 版)

主   编:明 亮 王亚玲 习 霞
编   者:习 霞 王亚玲 沈爱宝 邵 健 明 亮
出版发行:东南大学出版社
社   址:南京四牌楼 2 号 邮编:210096
网   址:http://www. seupress. com
电子邮件:press@ seupress. com
经   销:全国各地新华书店
印   刷:苏州市古得堡数码印刷有限公司
开   本:787mm×1092mm 1/16
印   张:14.5
字   数:365 千字
版   次:2022 年 1 月第 2 版
印   次:2025 年 1 月第 3 次印刷
书   号:ISBN 978 - 7 - 5641 - 9934 - 0
定   价:35.00 元

前　言

在我国高等医学院校临床医学及其相关专业的课程体系中,医用化学是一门重要的普通基础课,它可以为后继课程提供必要的化学基本理论、基本知识和基本技能。长期以来,大多数医学院校的医用化学课程都是分设基础化学和有机化学两门独立课程,以理论课为主,实验课程处于从属地位,在一定程度上表现出重理论轻实践的倾向。然而,化学与大多数自然科学学科一样,是一门实验性极强的学科,靠实验支撑其宏伟的理论大厦,实验教学的重要性不言而喻。医用实验化学是医学化学课程的重要组成部分,甚至在整个临床医学专业教学体系中对于培养学生动手能力、分析与解决问题的能力以及创新能力等都起着举足轻重的作用。

在 2000 年左右,我们在改革医用化学的课程体系和教学内容的过程中,将《基础化学实验》和《有机化学实验》合并成一门《医用实验化学》,单独设课,单独考试记分,并不断优化教学内容,改革教学方法。实践证明,这样做不仅有利于提高实验教学水平,提高学生对化学实验的重视程度,而且可以更好地训练学生的操作技能,培养他们分析问题和解决问题的能力,激发他们参加实验研究的动力,增强创新开发的意识,突出了医用实验化学教学对临床医学及其相关专业学生能力培养的重要地位,对高素质医学人才的培养大有裨益。

单独设置化学实验课,并不意味把原先分散的学时和内容加以简单的集合,而是需要重新组织教学的内容与方法,建立起新的实验教学体系,形成一门独立、完整、科学、系统的新课程,为此我们编写了这本《医用实验化学》教材。本书的编写,遵循卫生部颁发的《高等医学院校五年制医学专业学生基本技能训练项目》的要求,参考了历年来出版使用的医用化学实验方面的教材(《基础化学实验》和《有机化学实验》),特别是总结了我们在教学实践和改革过程中积累的经验。概括起来,本教材具有如下特点:

本教材在内容上不仅把无机化学、分析化学、有机化学三部分的实验进行综合,而且对于缓冲溶液、滴定分析、分光光度法、有机分析、萃取和层析分离等实验的原理,分别单独成节,进行较完整的叙述。由于这些通常在理论课讲授的内容,其实践性较强,可以在实验课上讲,讲过以后立即付诸学生操作练习,教学效果可能更好,同时还可以提高化学实验课的理论水平。至于在实验操作项目的编排上,本教材既体现了由浅入深、循序渐进的原则,又注意到把相同专题下的若干项目进行相对的集中,从而有利于对学生强化

"三基"的训练。

其次,从素质教育的总体目标出发,在当前临床医学专业认证背景下,实验教学必须致力于使学生从传统的继承性学习走向创造性学习。因此,本教材在实验项目的选择上,减少了验证性、训练性的内容,相应增加了一些设计性、综合性的实验。从而有可能使学生通过这方面的训练,达到与理论学习的完美结合,对培养他们的工作能力、发展创造性思维有所助益。

本书可供高等医学院校临床、预防、儿科、检验、影像、护理及全科医学等医学及相关专业作为教材,也可供其他有关专业参考使用。此外,本书采用以国际单位制(SI)为基础的《中华人民共和国法定计量单位》和国家标准(GB)中所规定的计量单位符号,以保证其规范性。

本书在编写和出版的过程中,得到南通大学药学院领导以及东南大学出版社的大力支持,在此表示衷心致谢! 并向化学界、医学化学界同行对医用实验化学教学所作出的贡献致以敬意!

由于编者水平有限,书中错误、疏漏之处在所难免,敬请广大读者批评指正。

编 者
2021 年 9 月

目 录

第四部分　有机化学实验

第五部分　附　　录

第一部分 医用实验化学一般知识

一 医用实验化学课程的目的

医用实验化学是医学化学课程中不可缺少的一个重要组成部分,是培养学生动手操作、观察记录、独立思考、分析归纳与撰写报告等能力的重要环节,其目的如下:

1. 医用实验化学使课堂中讲授的重要理论和概念得到验证、巩固和充实,并适当地扩大知识面,不仅能使理论知识具体化、形象化,还能说明这些理论和规律在应用时的条件、范围和方法,能较全面地反映化学现象的复杂性和多样性,加深学生对基本概念和基础知识的认识与理解。

2. 使学生正确地掌握一定的实验操作技能。只有正确的操作,才能有准确的数据和结果,从而才能得出正确的结论。同时,这些实验操作技能也是医学生学习后继课程和今后工作中所必需的。因此,医用实验化学中基本操作的训练具有极其重要的意义。化学实验的基本操作与实验技能的培养,以及实验仪器的正确使用、准确测量与妥善维护,能培养学生的动手、观测、记忆、思维、想象与表达等综合素质,使学生具备分析与解决问题的能力。

3. 培养学生独立思考与独立工作的能力。学生需要学会联系课堂讲授的知识,仔细地观察和分析实验现象,理论联系实际,缜密思考,透过现象看本质,认真处理数据,从中得出正确的结论。

4. 培养学生撰写实验报告的能力。通过化学实验方案的设计、数据记录与处理、实验结果的分析与讨论,培养学生初步的科研能力。撰写实验报告是今后实际工作和科学研究中撰写医疗报告、研究报告、科学论文等的基础,必须引起足够的重视。

5. 培养学生严谨求实的工作作风和良好的工作习惯。严谨求实的工作作风是指忠实于所观察到的客观现象,实事求是地记录实验现象和结果。如发现实验现象与理论不符时,应检查操作是否正确或所用的理论是否合适等。良好的工作习惯是指操作正确、观察仔细、记录及时、安排合理、有条不紊等。这些都是做好实验的必要条件。

二 实验规则

（一）一般实验规则

1. 实验前应认真查阅有关资料,预习相关实验内容,明确实验的目的和要求,了解实验的基本原理、方法和步骤,写出实验预习报告。

2. 实验开始时,应先检查仪器、试剂及其他用具是否齐全,实验过程中要规范操作、仔细观察、及时记录和深入思考,并保持实验室的安静。

3. 严格遵守实验室各项规章制度。实验室内严禁吸烟、不准吃零食,严禁食具和仪器互相代用。进入实验室应穿着实验服,并注意安全,爱护仪器,节约试剂,节约水、电,各种固液废弃物要分类存放,妥善处理,保持实验室整洁。

4. 遵从实验带教老师及实验室管理人员的指导与管理。

5. 实验完毕后,应把仪器和试剂整理复原归位,并把实验台面清理干净。打扫实验室卫生,关闭水、电、煤气开关,关好门窗,经带教老师同意方可离开。

6. 根据原始实验记录,认真处理数据,综合分析实验结果,写出实验报告。报告内容通常包括实验目的与要求、简单的实验原理、扼要的实验步骤以及详细的实验结果。

（二）使用试剂和药品的规则

1. 一般试剂的使用规则

化学试剂按照纯度的大小通常分为实验室试剂(L.R.)、化学纯试剂(C.P.)、分析纯试剂(A.R.)以及优级纯试剂(G.R.)四种规格。根据实验要求,可选用不同规格的试剂。

固体试剂装在广口瓶内,液体试剂则盛在细口瓶或带有滴管的点滴瓶内。见光易分解的试剂(如硝酸银)则装在棕色的试剂瓶内。每一试剂瓶上均贴有标签,以标明试剂的名称、浓度、纯度、批号或配制日期。

为了得到准确的实验结果,取用试剂时应遵守以下规则,以保证试剂不受污染及防止变质。

（1）试剂不能用手接触。

（2）使用试剂的量应按照实验资料中的规定。如没有指明用量,仅写"少许"时,固体取豌豆大小,液体取3~5滴。

（3）要用洁净的药匙取用固体试剂。用滴管取用液体试剂时,注意专管专用以防沾污试剂,不应把滴管伸入其他液体中或与接收容器的器壁接触;倾注液体试剂时,同样不能接触接收容器。

（4）取用试剂不要过量,已取出的部分不要再倒回原瓶中,以免污染原有试剂(尤其是进行分析实验时)。

（5）取用试剂时,瓶塞应夹在手指中或倒置桌上,用完试剂后,应立即把瓶塞盖严。

注意不要把瓶塞和滴管乱放,以免在盖瓶塞和放回滴管时张冠李戴,沾污试剂。

（6）倒取溶液时,标签应朝向手心,以免标签被药剂所浸蚀。药剂若倒出瓶外,立即用抹布擦干净。

（7）定性实验,用量不需准确时,可以大约估计。通常20滴约为1 mL,如液滴较大时,15滴约为1 mL,要求用量比较准确时,则需用普通天平、量筒或量杯等。

（8）定量实验必须用分析天平及吸量管、滴定管、容量瓶等容量仪器来称取或量取试剂。

2. 水的使用规则

做化学实验时,水是不可缺少的。洗涤仪器、配制溶液等都需要大量的水。而且,不同的实验,对水的纯度的要求也不尽相同。医用实验化学中常用的水有自来水、蒸馏水和去离子水。

（1）自来水:指一般城市生活用水,其内所含的杂质较多,故对一般的化学分析实验就不适用。其主要用于:仪器的初步洗涤;某些无机物、有机物制备实验的起始阶段(因所用的原料不纯,所以不必用更纯的水);制备比自来水更纯的水;其他,如实验中加热用水、冷却用水等。

（2）蒸馏水和去离子水:蒸馏水是将自来水在蒸馏装置中加热汽化,然后将蒸汽冷凝就可得到。去离子水是将自来水通过离子交换柱后去掉钙离子、镁离子等离子后所得到的水。它们都是实验室最常用的较纯净的溶剂或洗涤剂。常用于洗净仪器、配制溶液、做化学分析实验等。

3. 易燃、易爆和具有腐蚀性、有毒药品的使用规则

（1）不允许把各种化学药品任意混合,以免发生意外事故。

（2）可燃性溶剂均不能用明火加热,必须用水浴、油浴、砂浴或可调电压的加热器。又因易燃蒸气大都比空气重,能在工作台面上流动,故在较远处的火焰亦能使其着火。所以在使用和处理这些化学药品时必须在没有火源且通风的实验室中进行。

（3）活泼金属钾、钠遇水易起火,亦不能露置于空气中,故一般是保存在煤油或液体石蜡中。用时,要用刀子切割,镊子夹取。多余的钾、钠应放回原瓶中,严禁随意丢弃于水槽或废液缸中。

（4）浓酸、浓碱具有强腐蚀性,用时要小心,不要把它们溅在皮肤或衣物上。

（5）对一些有机溶剂使用时要特别注意。有机溶剂多为脂溶性液体,对皮肤黏膜有刺激作用,对神经系统有损伤作用。如:苯对皮肤有刺激,可引起顽固性湿疹,还对造血系统及中枢神经系统均有严重损伤;甲醇能损伤视神经;吸入苯胺及其衍生物经皮肤吸收都可导致中毒,其慢性中毒可引起持久性的贫血;生物碱多为剧毒,皮肤可吸收,少量即可导致中毒,甚至死亡。这些试剂一般应在通风橱中使用,使用时要注意防护。

三 意外事故的预防和处理

(一) 意外事故的预防

1. 在蒸馏或加热时,必须有一出气孔,不能形成完全密闭体系,否则因加热气体膨胀,内压增高,有爆炸的危险。

2. 试管加热时,管口不能对着自己或别人;其他容器加热时,注意不要离瓶口太近,以免液体飞沫溅在脸上,甚至伤害眼睛。

3. 把玻璃管、温度计、蒸馏瓶旁管等插入带孔的软木塞或橡胶塞时以及连接玻璃管和胶皮管时,须小心,勿用力过猛,慎防其折断将手划破。可将塞、管用水润湿或在孔中涂少量甘油润滑,同时用抹布护手,持近端接近塞子,然后轻轻旋转塞入,不可直插。

4. 稀释硫酸时,必须在烧杯等耐热容器内进行,同时用玻璃棒不断搅拌,仔细缓慢地将浓硫酸沿烧杯壁注入水中,而绝不能将水加注到浓硫酸中去。在溶解氢氧化钠、氢氧化钾等发热物质时,要在烧杯中溶解。

5. 用吸管吸取浓酸、浓碱、洗液、挥发性物质及有毒物质时,不能用嘴直接吸取,而应当用吸球(洗耳球)吸取。鉴别试剂的气味时,应将试剂瓶远离鼻子并闭口,以手轻轻煽动,稍闻其味即可。

(二) 意外事故的处理

实验过程中,如不慎发生实验事故,可采取如下救护措施:

1. 酸、碱灼伤皮肤时,应立即用大量水冲洗。若是酸灼伤时,可用3‰~5‰碳酸氢钠溶液或稀氨水、肥皂水处理。若是碱灼伤时,涂上1‰硼酸溶液,最后用水把剩余的酸或碱洗净。

2. 酸、碱溅入眼睛时,应立即用大量水冲洗,然后用相应的3‰~5‰碳酸氢钠溶液或1‰硼酸溶液冲洗,最后再用水冲洗。

3. 烫伤时,不可用水冲洗。应涂上烫伤膏或用饱和苦味酸涂抹。

4. 玻璃、铁器等割伤时,先清除创面异物,然后涂上红汞并包扎。

5. 实验室发生着火事故时,首先应立即熄灭所有火源,切断电源,移开未着火的易燃物。如火势不大,可用湿抹布覆盖着火处,使火熄灭。容器内有机物着火时,可用石棉板盖住容器口,火即熄灭。如火势较大,则应立即用泡沫灭火器或二氧化碳灭火器等进行灭火,并立即报警。水一般不能用来扑灭有机物的着火。

6. 汞易挥发,被吸入人体后可积累起来,引起慢性中毒。实验时如不慎打坏水银温度计,则必须尽可能地把汞收集起来,并用硫黄粉盖在洒落的地方,以便使未能收集起来的汞转变为硫化汞,所收集的汞滴应交教师处理。

四　实验预习、记录和实验报告

(一) 预习

要达到实验的目的和获得良好的效果,必须做好预习。预习应达到下列要求:

1. 认真阅读实验教材,明确实验目的和要求,弄清实验基本原理、方法和操作步骤。

2. 预习时应考虑实验时的注意事项及如何科学地安排时间(比如实验中需热水浴,一开始就应该准备好,以免临用时等待)。

3. 认真思考实验教材中的思考题,并写出预习报告。

(二) 预习报告

在认真预习的基础上,写出预习报告,其要求如下:

1. 写出实验目的和原理。

2. 写出简单明了的实验步骤(不是照抄教材上的实验步骤,步骤中的文字可用符号简化,例如:"试剂"名称可写成分子式、"加热"写成△、"加入"写成+、"沉淀"写成↓、"气体"写成↑……)或以简图表示,同时将实验中要记录的现象或实验数据及结论列出表格。

(三) 记录

通过预习和写预习报告,做到实验前心中有数、科学安排时间和操作。实验时能做到细、正、严,即细心观察实验现象,正确操作,严肃认真的实验态度和实事求是地记录现象和数据,以达到预期的实验效果。记录时,应用非铅笔记在专门的本子上。所记录的这些现象和数据,即实验得到的第一手材料,就是实验原始记录,非常重要,应妥善保存。

(四) 实验报告

做完实验后,应及时独立完成实验报告。实验报告应该写得简明扼要,整齐清洁。除写出实验目的、原理外,一般包括下列三部分:

1. 实验步骤尽量用流程框图、表格等形式清晰明了地表示。

2. 将实验中观察到的现象或测得的各种数据记录在表格中。实验现象要表述正确,数据记录要完整真实,严禁弄虚作假。

3. 根据实验现象进行分析、解释、得出正确的结论;根据记录的数据进行数据处理,得出实验的结果,并将计算结果与理论值(若有理论值)比较,从而分析产生误差的原因。

下面是几种不同类型实验报告的格式示例,仅供参考。

实验 12　酸碱标准溶液的配制和标定

实验目的

实验原理

实验内容

1. HCl 标准溶液的标定

实验项目	编　号		
	1	2	3
Na$_2$CO$_3$ 和称量瓶初重/g			
剩余 Na$_2$CO$_3$ 和称量瓶重/g			
取出 Na$_2$CO$_3$ 重/g			
HCl 最后读数/mL			
HCl 开始读数/mL			
用去 HCl 的体积[$V($ HCl$)$]/mL			
$c($ HCl$) = \dfrac{2m($ Na$_2$CO$_3) \times 1\,000}{M($ Na$_2$CO$_3) \times V($ HCl$)}$			
HCl 的平均浓度/(mol · L^{-1})			
相对平均偏差			

2. NaOH 标准溶液的标定

实验项目	编　号		
	1	2	3
HCl 的最后读数/mL			
HCl 的开始读数/mL			
HCl 的用量/mL			
NaOH 的最后读数/mL			
NaOH 的开始读数/mL			
用去 NaOH 的体积[$V($ NaOH$)$]/mL			
$c($ NaOH$) = \dfrac{c($ HCl$) \times V($ HCl$)}{V($ NaOH$)}$			
NaOH 的平均浓度/(mol · L^{-1})			
相对平均偏差			

讨　论

实验22 元素定性分析

实验目的

实验记录

内　容	现　象	结论及解释

实验27 乙酰水杨酸（阿司匹林）的合成

实验目的

实验原理

实验步骤

1. 粗制

$$\left.\begin{array}{l}2\ g\ 水杨酸\\5\ mL\ 乙酸酐\\5\ 滴浓磷酸\end{array}\right\} \xrightarrow{水浴\ 15\ min} \xrightarrow[+20\ mL\ H_2O]{冷却} \xrightarrow{冰水浴\\结晶} \xrightarrow{抽滤} \xrightarrow{检验}$$

2. 精制

$$粗品+3\ mL\ 乙醇 \xrightarrow{水浴溶解} \xrightarrow{+H_2O} \xrightarrow[1\ min]{水浴\triangle} \xrightarrow{冰水浴\\结晶} \xrightarrow{抽滤} \xrightarrow{检验}$$

实验结果

1. 产率

2. 产品纯度的检验结果

讨论

五 常用仪器设备介绍

（一）医学无机化学和分析化学实验中常用的仪器

医用实验化学基础化学实验部分涉及面广,所用仪器较多,现将常用仪器的种类、规格、用途及使用注意事项以表格形式简介如下(表1-1):

表 1－1　医学无机化学、分析化学实验常用仪器

仪　器	规　格	一般用途	使用注意事项
试管　离心管	试管：以管口直径（mm）×管长（mm）表示，如：25×150,10×75 离心管：分有刻度和无刻度，以容积（mL）表示，如：15,10,5	反应容器，便于操作、观察，且试剂用量少 少量沉淀的辨认和分离时用	1. 试管可以加热至高温，但不能骤冷 2. 加热时管口不要对人，且要不断移动试管，使其受热均匀 3. 小试管一般用水浴加热，不能直接加热
试管架	有木质试管架、金属试管架和塑料试管架	放试管用	
烧杯	以容积（mL）表示，如：1 000,500,400,250,100,50 等	反应容器，反应物较多时常用之	1. 可以加热至高温，使用时应注意勿使温度变化过于剧烈 2. 加热时应放在石棉网上，一般不能直接加热
圆底烧瓶　平底烧瓶	有平底烧瓶和圆底烧瓶之分，以容积（mL）表示，如：500,250 等	反应容器，反应物较多，且需要长时间加热时用之	1. 可以加热至高温，使用时应注意勿使温度变化过于剧烈 2. 加热时应放在石棉网上，一般不能直接加热
锥形瓶（三角烧瓶）	以容积（mL）表示，如：500,250,150 等	反应容器，摇荡比较方便	1. 可以加热至高温，使用时应注意勿使温度变化过于剧烈 2. 加热时应放在石棉网上，一般不能直接加热
碱式滴定管　酸式滴定管	滴定管分碱式滴定管（左）和酸式滴定管（右），另外，还有无色和棕色之分 一般以容积（mL）表示，如：50,25 等	1. 滴定管用于滴定溶液 2. 滴定管架用于夹持滴定管（见后面）	1. 碱式滴定管用于盛碱性溶液，酸式滴定管用于盛酸性溶液，两者不能混用 2. 碱式滴定管不能盛氧化剂 3. 见光易分解的滴定液宜用棕色滴定管
漏斗	以口径（cm）和漏斗颈长短表示，如：6 cm 长颈漏斗	过滤用	不能直接加热

仪　器	规　格	一般用途	使用注意事项
洗瓶	材料:多为塑料 规格:以容积(mL)表示,如:500,250等	用蒸馏水洗涤沉淀和容器时用	塑料洗瓶不能加热
分液漏斗	以容积(mL)和漏斗形状(筒形、球形、梨形)表示,如:100 mL球形分液漏斗	萃取时,用以分离两种互不相溶的溶液	上面的塞子用细绳系于漏斗颈上,下面的活塞用橡皮筋固定,防止滑出跌碎
碘量瓶	以容积(mL)表示,如:500,250等	用于碘量法	1. 塞子及瓶口边缘的磨砂部分注意勿擦伤,以免产生漏隙 2. 滴定时打开塞子后,用蒸馏水将瓶口及塞子上的碘液洗入瓶中
量筒　量杯	以所能量度的最大容积(mL)表示,如:100,50,10,5等。	在要求不十分准确时量取一定体积的液体	不能加热
吸量管　移液管	以所容的最大容积(mL)表示 吸量管:如10,5,2,1 移液管:如50,25,10,5,2,1	用于精确量取一定体积的液体	1. 不要用手长时间拿取刻度段或胖肚处 2. 注意各管的规格,如最小读数以及是否有"吹"等
容量瓶	以容积(mL)表示,瓶上标有容积如:1 000,500,250,100,50,25等,还标有温度(一般为20 ℃)	可用于配制准确浓度的溶液	1. 不能受热 2. 不能储存溶液 3. 不能在其中溶解固体 4. 瓶塞与瓶是配套的,不能互换
布氏漏斗和吸滤瓶	材料:布氏漏斗(a)是瓷质,吸滤瓶(b)是玻璃的 规格:布氏漏斗以直径(cm)表示,吸滤瓶以容积(mL)表示	过滤较大量固体时用	—

仪　器	规　格	一般用途	使用注意事项
水浴锅	铜或铝制品	用于间接加热,也可用于控温实验	注意不要把水浴锅烧干
表面皿	以直径(cm)表示,如:9,7,6等	盖在蒸发皿或烧杯上,以免液体溅出或灰尘落入	不能直接加热
(a) 试剂瓶 (b)	材料:玻璃或塑料规格:有广口(a)和细口(b)之分,每种又有无色和棕色之分。以容积(mL)表示,如:1 000,500,250,125	广口瓶盛放固体试剂;细口瓶盛放液体试剂	1. 不能加热 2. 取用试剂时,瓶盖应倒放在桌上 3. 盛碱性物质要用橡胶塞 4. 见光易分解的物质用棕色瓶
研钵	材料:铁、瓷、玻璃、玛瑙等规格:以钵口径(cm)表示,如:8	研磨固体物质用	1. 不能作反应容器用 2. 只能研磨,不能敲击(铁研钵除外)
蒸发皿	材料:瓷质规格:分有柄和无柄两种,以容积(mL)表示,如:125,100,35	反应容器,用于蒸发液体	可耐高温,能直接用火烧。高温时不能骤冷
干燥管	材料:玻璃	盛装干燥剂用	置于球形部分的干燥剂不宜过多。小管与球形交界处放少许棉花填充之
干燥器　真空干燥器	以直径(cm)表示,如:15	1. 定量分析时,将烧过的坩埚置于其中冷却 2. 存放物品,以免物品吸收水蒸气	1. 灼烧过的物体放于干燥器前,温度不能过高 2. 干燥器内的干燥剂要按时更换 3. 干燥器的盖子应侧推打开和关闭
滴瓶	有无色、棕色之分,以容积(mL)表示,如:60,30	盛液体试剂用	1. 见光易分解的试剂要用棕色瓶盛放 2. 碱性试剂要用带橡胶塞的滴管盛放

仪　器	规　格	一般用途	使用注意事项
点滴板	材料:瓷 规格:分白色、黑色、12凹穴、9凹穴、6凹穴等	用于点滴反应,一般不需分离的沉淀反应,尤其是显色反应	白色沉淀用黑色板;有色沉淀用白色板
高形　扁形 称量瓶	以外径(mm)×高(mm)表示,如:高形25×40;扁形50×30	要求准确称取一定量的固体时用	不能直接加热,亦不能直接用手拿
酒精灯	材料:玻璃	加热时作为热源使用	酒精量应在1/3~2/3之间。要用火柴点燃酒精灯,绝不可用另外一只燃着的酒精灯来点火。酒精灯不用时,盖上盖子,使火焰熄灭,不要用嘴吹。添加酒精时,应把火焰熄灭,并用漏斗添加
滴定管夹 铁夹 铁圈 铁架台	铁制品,铁夹夹口处常套有橡胶或塑料,铁圈以直径(cm)表示,如9,12等	用于固定反应器用	应先将铁夹等放置适当高度,并旋转螺丝,使之牢固后再进行实验

（二）医学有机化学实验中常用的玻璃仪器

常用的有机化学实验仪器多数是玻璃仪器,少数(如布氏漏斗)是瓷质的。而玻璃仪器往往又有普通玻璃仪器和标准磨口仪器之分,两者的大小和形状基本相同,差别就在仪器的接口上:普通玻璃仪器相连接必须靠橡胶塞或软木塞,而标准磨口仪器只要接头的磨口号相同,就可直接相连。一般毛玻璃在外壁的接头称标准塞,毛玻璃在内壁的接头称标准磨口。

实验室常用的有14、19、24号磨口,就是磨口最大端的直径分别为14 mm、19 mm、24 mm。一件仪器上有几个磨口时,每个磨口可以相同也可以不同。两件磨口号相同的仪器可以直接相互连接,磨口号不相同的仪器,可用两端大小不同的磨口接头连接起来。

标准磨口仪器有许多优点:

（1）在装配仪器时,可以免去选配塞子及钻孔等手续。各个部件可以迅速地组装起来,这样能节省很多时间。

（2）同样编号的标准磨口仪器可以互换,装配时灵活多变。只需为数不多的部件就能组装成多种不同的实验装置。

（3）用标准磨口仪器处理各种强腐蚀性的液体和固体,可避免反应物或产物被软木塞(或橡胶塞)所沾污。

（4）在标准磨口仪器的装置中,蒸气的通道较大,不像用塞子连接的装置只有狭窄的管道。这样,操作时能避免阻塞,对于减压蒸馏特别有利。

基于标准磨口仪器的上述优点,目前许多实验室已用标准磨口仪器取代口径大小不一的普通玻璃仪器。常用的标准磨口仪器见图1-1:

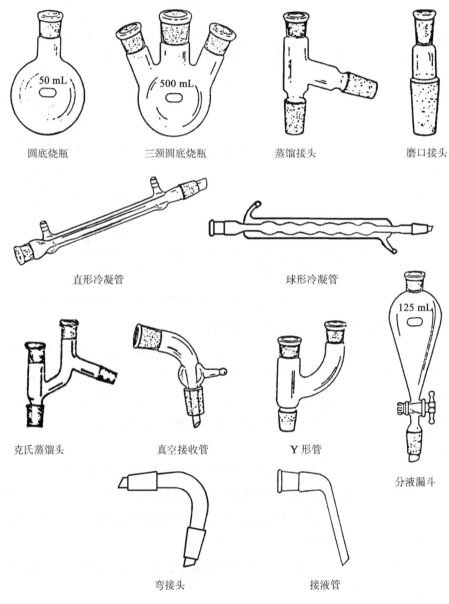

圆底烧瓶　　　　三颈圆底烧瓶　　　　蒸馏接头　　　　磨口接头

直形冷凝管　　　　　　　　球形冷凝管

克氏蒸馏头　　　　真空接收管　　　　Y 形管　　　　分液漏斗

弯接头　　　　　　　接液管

图1-1　常用的标准磨口仪器

使用标准磨口仪器时必须注意以下事项：

（1）磨口处必须洁净，若粘有固体物质，则会使磨口对接不紧密，导致漏气，甚至损坏磨口。

（2）使用后应及时拆卸洗净，否则放置后磨口连接处常会粘住，难以拆开。

（3）一般使用时磨口无须涂润滑剂，以免沾污反应物或产物。若反应物中有强碱，则应涂润滑剂，以免磨口连接处因碱腐蚀而粘住，无法拆开。

（4）安装时，应注意磨口号，装配要正确、整齐，使磨口连接处不受应力，否则仪器易折断或产生裂缝，特别是在受热时，应力更大。

（明　亮）

第二部分　无机化学实验

实验 1　溶液的配制

实验目的

1. 掌握溶液的配制方法和熟悉溶液的有关计算。

2. 学会量筒的使用和试剂的取用。

3. 练习使用移液管、容量瓶和密度计。

实验原理

根据实验需要的不同,溶液配制有粗配和精配两种方法。

若需要配制的溶液的浓度的准确度要求不那么高(一般为 1~2 位有效数字如 $0.1\ mol \cdot L^{-1}$)时,粗配即可。另外有些物质如浓盐酸、固体氢氧化钠等在敞开体系中容易挥发或容易吸潮,因而不能通过精确称量直接精配,而是先行粗配,待其稳定后再通过标定获得准确浓度。粗配所用的仪器的精度要求相应不高,一般用台秤、量筒即可。如生理盐水($9\ g \cdot L^{-1}$NaCl 溶液)的配制属粗配。若需要配制的溶液的浓度的准确度要求较高(一般为 4 位有效数字如 $0.102\ 4\ mol \cdot L^{-1}$)时,必须使用精密的仪器,如分析天平、容量瓶、移液管等进行精配。

在配制溶液时,一般需要知道:① 所用溶质的摩尔质量;② 所要配制的溶液的浓度;③ 所要配制的溶液的体积。根据这三方面计算所需溶质的质量或体积。

配制溶液一般需要这样几步:① 计算(计算所需溶质的质量或体积);② 称量(对固体溶质要称,对液体溶质要量);③ 溶解;④ 洗涤(洗涤溶解溶质的容器内壁和玻璃棒);⑤ 稀释(加去离子水或其他溶剂至所需体积);⑥ 贴标签(在试剂瓶上贴上标明何种试剂、浓度和配制日期的标签)。

实验器材

1. 仪器

台秤,1 000 mL 试剂瓶,100 mL 容量瓶,10 mL 吸量管,密度计(公用)。

2. 试剂

浓盐酸,NaOH,NaCl,$1\ mol \cdot L^{-1}$HAc。

3. 低值易耗

瓶签。

仪器概述

容量分析中经常要用一些已知容量的玻璃仪器来测量溶液的体积,如量筒、移液管和容量瓶、滴定管等。这些仪器在使用时,必须掌握正确的操作方法,否则不能量得准确的体积,引入误差,影响测定的结果。下面介绍这些仪器的使用方法。

1. 量筒和量杯

量筒是在要求不十分准确时量取一定体积液体最常用的量具,为具有刻度的玻璃圆筒。按其容量大小可分为 10 mL、50 mL、100 mL、500 mL、1 000 mL 等数种规格,量筒容积越大,最小刻度单位的体积越大,估读产生的误差也就越大(其准确度就越小)。所以使用时要根据具体要求选用合适的规格。

用量筒量取液体时,应左手持量筒,并以大拇指指示所需体积刻度。右手持试剂瓶(瓶塞倒置放在桌面,瓶标签朝向右手手心)瓶口紧靠量筒口边缘,慢慢注入液体(图 2-1)。读数时应使视线与量筒内液体的凹面的最低处保持水平,偏高或偏低都会造成较大误差。量筒的透明度良好,但耐热性较差,因此,不能用来加热或溶解物质(特别是一些溶解放热的物质,如浓 $NaOH$ 固体、浓 H_2SO_4 等)。

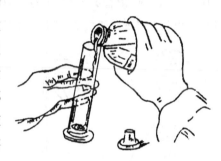

图 2-1　用量筒取液体

量杯为上粗下细的锥形容器,使用范围、方法与量筒相似。因其上部直径较大,故不易量准,但放置比较稳定,是医药部门常用的量器。

2. 移液管和吸量管的使用

要求准确地移取一定体积的溶液时,可用不同规格的移液管[图 2-2(a)]。常用的有

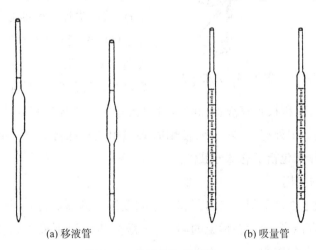

(a) 移液管　　　　　　　　　　(b) 吸量管

图 2-2　移液管和吸量管

10 mL、25 mL、50 mL 等规格。移液管的中部略大，上下均为较细的管颈，上管有一环形标线，表示在一定温度下（一般为 20 ℃）移出的液体体积等于管上所标明的体积。

吸量管[图 2-2(b)]是具有分刻度的玻璃管，出口处直径较小，中间管身直径相同，可以移取不同体积的液体。常用的吸量管有 1 mL、2 mL、5 mL、10 mL 等规格。

移液管和吸量管的使用方法如下：

（1）洗涤　移液管和吸量管均可先用自来水洗涤，再用去离子水洗净。较脏（内壁挂水珠）时，可先用洗液洗净，然后用自来水、去离子水洗至内壁不挂水珠为止。最后用少量操作液（被移取的液体）润洗 3 遍。

（2）吸取液体　用右手的拇指和中指捏住移液管或吸量管的上端，将管的下端插入欲移取的液体中（插入不要太深或太浅。太深，管外沾附溶液过多；太浅，会吸空而将液体吸入洗耳球内，弄脏溶液）。左手拿洗耳球，捏紧洗耳球将球内空气压出，再将其尖端顶住移液管或吸量管的上口，放松左手，将液体慢慢吸入管内（图 2-3），到管内液面上升至刻度线以上时，移去洗耳球，立即用右手食指按住管口。

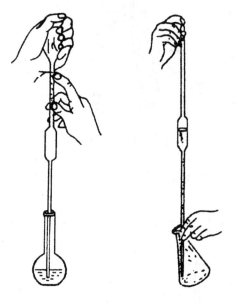

图 2-3　洗耳球吸液　图 2-4　放液体法

（3）调节液面　将移液管或吸量管向上提升离开液面，管的尖嘴仍靠在盛溶液的器皿内壁上，保持管身垂直，略微放松右手食指（有时可微微转动移液管或吸量管）使管内溶液慢慢从尖嘴流出，直至管内液体的弯月面底部与标线相切为止。立即用食指压紧管口，将尖嘴的液滴靠壁去掉。将移液管或吸量管转移至承接容器中。

（4）放出液体　承接液体的容器如是锥形瓶，应使锥形瓶倾斜，移液管或吸量管垂直，管的尖嘴紧靠锥形瓶内壁，松开食指，让液体沿瓶壁流下（图 2-4）。流完后仍使尖嘴靠壁停留约 15 s，然后将移液管或吸量管移去。残留在尖嘴内的少量液体不可用外力强行使其流出，因校正移液管和吸量管时已扣除了尖嘴残留的体积。但需注意，有一类吸量管在其标识处有一“吹”字，使用时必须用洗耳球将尖嘴的液体吹入承接容器中，因为标识的体积包括了这部分液体。

3. 容量瓶的使用

容量瓶是用来准确配制一定体积和一定浓度溶液的器皿，为一细颈梨形的平底瓶，带磨口塞，颈上有标线，表示在指定的温度（一般为 20 ℃）下液体充满标线时的体积恰好等于瓶上所标明的体积。

容量瓶的使用方法如下：

（1）检漏 使用前，先检查容量瓶塞是否密合。瓶中放入自来水至标线附近，塞好瓶塞，然后用手按住瓶塞，倒立容量瓶，观察瓶口是否有水渗出。如果不漏，把瓶直立后，转动瓶塞约180°，再倒立试一次。塞子与瓶是配套的，不能调换，为使塞子不搞乱，应用一根线绳将其拴在瓶颈上。

（2）洗涤 先用自来水清洗，后用少量去离子水振荡清洗2~3次。如果较脏，可用洗液洗涤，再重复上述洗涤步骤。

（3）转移 在把固体溶质配制成一定体积的溶液时，通常将固体溶质先放在干净烧杯内，用适量的溶剂溶解后，再转移至容量瓶中。在转移过程中，用一根玻璃棒插入容量瓶中引流，烧杯嘴紧靠玻璃棒，使溶液沿玻璃棒慢慢流入，玻璃棒的一端要紧靠瓶颈内壁，但不要太接近瓶口，以免有溶液溢出（图2-5）。待溶液流完后，将烧杯沿玻璃棒向上稍提，同时直立，使烧杯嘴上所附着的一滴溶液流回烧杯中。残留在烧杯中的少许溶液可用少量溶剂清洗3~4次。清洗液按上述方法转移合并到容量瓶中。

溶液的准确稀释也用到容量瓶，这时用移液管或吸量管吸取一定体积的浓溶液，放入容量瓶中，再按下述方法稀释。

（4）稀释 溶液转移至容量瓶后，加入溶剂，稀释至约3/4体积时，不要盖塞，将容量瓶平摇几次（切勿倒转摇动），这样可避免混合后体积的改变。然后继续加入溶剂，接近标线时应小心地逐滴加入（可用滴管），直至溶液的弯月面与标线相切为止，盖上塞子。

（5）摇匀 右手拿瓶颈并按住瓶塞，左手托住容量瓶底部（图2-6），将容量瓶倒转，使气泡上升到顶，再倒转过来，仍使气泡上升到顶。如此重复多次即可混合均匀。

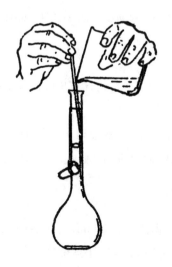

图2-5 溶液从烧杯转入容量瓶

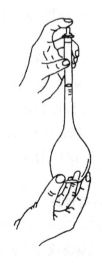

图2-6 容量瓶拿法

（6）注意事项 ① 如固体是经加热溶解的,则须待溶液冷却后才能转移至容量瓶。② 配好的溶液如需长时间保存,应转移到干净的磨口试剂瓶中。③ 容量瓶长时间不用时,应洗净,将塞子用纸垫上,以防时间久了塞子打不开。

4. 密度计的使用

密度计是用来测定液体密度(比重)的仪器。密度计一般可分成两类:一类用来测定密度大于 1 g·mL^{-1} 液体的,称为重表;另一类用来测定密度小于 1 g·mL^{-1} 液体的,称为轻表。

测定密度时,在大量筒中注入待测液体,将干燥的密度计慢慢地放入液体中(不可突然放入,以免影响读数的准确性和打破密度计)。为使密度计不与量筒接触,在浸入时应用手扶住密度计上端,待平稳后再松开。当密度计完全稳定时即可读数。

测量完毕后,用水将密度计冲洗干净,用软布擦干,放回密度计盒中。

必须注意的是,密度计的读数是由上而下增大的,读数时视线要与液体凹面相切。

实验内容

1. 9 g·L^{-1} 生理盐水的配制

计算出配制 9 g·L^{-1} 生理盐水 100 mL 所需 NaCl 的质量,并在台秤上称出。将称得的 NaCl 放入小烧杯中,用少量去离子水将其溶解,倒入量杯中,并用少量水冲洗烧杯 2~3 次,洗涤液均倒入量杯,然后加水稀释至 100 mL,搅匀即可。经教师检查后倒入统一的回收瓶中。

2. 0.1 mol·L^{-1}NaOH 溶液的配制

计算出配制 0.1 mol·L^{-1}NaOH 溶液 1 000 mL 所需 NaOH 的质量。取一干燥的小烧杯,在台秤上称重后加入 NaOH 固体,迅速称出所需 NaOH 的质量。用少量去离子水使烧杯内的 NaOH 溶解,待冷却后,倒入 1 000 mL 试剂瓶中,稀释至 1 000 mL,用橡胶塞塞紧,摇匀,贴上标签,标明溶液名称、浓度、配制日期、配制人,保存在实验柜内,以备"实验12"使用。

3. 0.1 mol·L^{-1}HCl 溶液的配制

根据浓盐酸的密度,查出其溶质质量分数(见附录5),再计算出配制 0.1 mol·L^{-1} HCl 1 000 mL 所需浓盐酸的体积。

用量筒量取所需浓盐酸,倒入 1 000 mL 试剂瓶中,用去离子水稀释至 1 000 mL,塞上塞子,摇匀,贴上标签,标明溶液名称、浓度、配制日期、配制人,保存在实验柜内,以备"实验12"使用。

4. 溶液的准确稀释

用吸量管吸取 1 mol·L^{-1}HAc 溶液 10.00 mL,放入 100 mL 容量瓶中,加去离子水至接近标线,再用滴管逐滴加入去离子水至刻度标线,摇匀,计算稀释后的 HAc 溶液的浓度。经教师检查后倒入统一的回收瓶中。

5. 测密度

将硫酸(或根据实验室条件用其他液体)注入大量筒中,用密度计测出硫酸的密度。然后查浓度密度对照表,得出溶质质量分数,再计算此硫酸的浓度。将结果记录在报告中。

思考题

1. 用固体 NaOH 配制溶液时,为什么不直接在量筒中配制?

2. 量筒和移液管都可以用来量取一定体积的液体,它们能否互相代用?什么时候用量筒?什么时候用移液管?

3. 用容量瓶配制溶液时,瓶内残余少量去离子水会不会对浓度产生影响?为什么?

4. 用容量瓶准确配制溶液时,若不小心加水超过了刻度线,能否吸出瓶内液体,使液面恰好与刻度线相平?如不能,应怎么办?

（明　亮）

实验 2　粗盐的精制

实验目的

1. 掌握粗盐精制的方法。

2. 初步了解药品的质量检查方法。

3. 练习蒸发、结晶、过滤等基本操作,学习减压过滤的方法。

实验原理

氯化钠试剂由粗食盐提纯而得。粗食盐中除含有泥沙等不溶性杂质外,还有 SO_4^{2-}、Ca^{2+}、Mg^{2+}、K^+ 等可溶性杂质。不溶性杂质可采用过滤的方法除去,可溶性杂质则选用适当的试剂使其生成难溶化合物后过滤除去。此方法的原理是先利用稍过量的氯化钡与粗食盐中的 SO_4^{2-} 反应生成硫酸钡沉淀,再加稍过量的碳酸钠与 NaOH 混合溶液与 Ca^{2+}、Mg^{2+} 及氯化钡中的 Ba^{2+} 分别生成 $CaCO_3$、$Mg_2(OH)_2CO_3$ 及 $BaCO_3$ 沉淀,将沉淀过滤后加适量盐酸除去过量的 CO_3^{2-} 和 OH^-。

对于用沉淀剂不能除去的其他可溶性杂质(如 K^+ 等),由于含量很少,可根据溶解度的不同在最后的浓缩结晶时,使其残留在母液中而除去。少量多余的盐酸,在干燥氯化钠时,以氯化氢气体形式逸出。

对产品杂质限度的检查是根据沉淀反应原理,将样品管和标准管在相同条件下进行比浊实验。

实验器材

1. 仪器

试管,250 mL 烧杯,10 mL 与 50 mL 量筒,漏斗,漏斗架,布氏漏斗,抽滤瓶,蒸发皿,酒精灯,石棉网,三脚架,台秤,pH 试纸。

2. 试剂

0.02 mol·L⁻¹、2 mol·L⁻¹、6 mol·L⁻¹ HCl 溶液,1 mol·L⁻¹ H₂SO₄ 溶液,0.02 mol·L⁻¹、1 mol·L⁻¹NaOH 溶液,6 mol·L⁻¹氨水溶液,饱和 Na₂CO₃ 溶液,25% BaCl₂ 溶液,0.25 mol·L⁻¹(NH₄)₂C₂O₄ 溶液,2%氯胺-T 溶液,0.05%太坦黄溶液,新配制淀粉混合液,标准 KBr 溶液,标准镁溶液,氯仿,溴麝香草酚蓝指示剂,粗食盐,蒸馏水。

实验内容

1. 粗食盐的精制

(1)在台秤上称取 10.0 g 粗食盐,置于 250 mL 烧杯中,加入蒸馏水约 30 mL,搅拌,加热使其溶解。

(2)继续加热至近沸,在搅拌下逐滴加入 25% BaCl₂ 溶液 1～2 mL 至沉淀完全(为了检查沉淀是否完全,可停止加热,待沉淀沉降后,用滴管吸取少量上层清液于试管中,加 2 滴 6 mol·L⁻¹ HCl 酸化,再加 1～2 滴 BaCl₂ 溶液,如无浑浊,说明已沉淀完全。如出现浑浊,则表示 SO₄²⁻ 尚未除尽,需继续滴加 BaCl₂ 溶液)。继续加热煮沸约 5 min,使颗粒长大而易于过滤。稍冷,抽滤,弃去沉淀。

(3)将滤液加热至近沸,在搅拌下逐滴加入饱和 Na₂CO₃ 溶液至沉淀完全(检查方法同前);再滴加少量 1 mol·L⁻¹NaOH 溶液,使 pH 为 10～11;继续加热至沸,稍冷,抽滤,弃去沉淀,将滤液转入洁净的蒸发皿内。

(4)用 2 mol·L⁻¹HCl 调节滤液 pH 为 3～4,置石棉网上加热蒸发浓缩,并不断搅拌,浓缩至糊状稠液为止,趁热抽滤至干。

(5)将滤得的 NaCl 固体加适量蒸馏水,不断搅拌至完全溶解,按上述方法进行蒸发浓缩,趁热抽滤,尽量抽干。把晶体转移到干燥的蒸发皿中,置石棉网上,小火烘干,冷却,称量,计算产率。

2. 产品质量检查

(1)溶液的澄清度 取产品 5.0 g,加蒸馏水 250 mL 溶解后,溶液应澄清。

(2)酸碱度 取产品 5.0 g,加新鲜蒸馏水 50 mL 配成溶液,加 2 滴溴麝香草酚蓝指示剂,如显黄色,加 0.02 mol·L⁻¹NaOH 溶液 0.01 mL,应变为蓝色;如显蓝色或绿色,加 0.02 mol·L⁻¹HCl 溶液 0.20 mL,应变为黄色。

氯化钠为强酸强碱盐,其水溶液应呈中性,但在制备过程中,可能夹杂少量的酸或碱,溴麝香草酚蓝指示剂的变色范围是 pH 6.0～7.6,颜色由黄色到蓝色。

(3)碘化物 取产品的晶粒 5.0 g,置蒸发皿内,滴加新配制的淀粉混合液适量使晶粒湿润,置日光下(或日光灯下)观察,5 min 内晶粒不得显蓝色。

(4)溴化物 取产品 2.0 g,加蒸馏水 10 mL 使其溶解,加 2 mol·L⁻¹HCl 溶液 3 滴与氯仿 1 mL,边振摇边滴加 2‰氯胺-T 溶液(新配)3 滴,氯仿层如显色,与标准 KBr 溶液 1.0 mL 用同一方法制成的对照组比较,不得更深。

(5)钡盐 取产品 4.0 g,加蒸馏水 20 mL 溶解后,过滤,滤液分为两等份。一份中加 1 mol·L⁻¹ H_2SO_4 溶液 2 mL,另一份中加蒸馏水 2 mL,静置 15 min,两溶液应同样澄清。

(6)钙盐 取产品 2.0 g,加蒸馏水 10 mL 使其溶解,加 6 mol·L⁻¹氨水溶液 1 mL,摇匀,加 0.25 mol·L⁻¹ $(NH_4)_2C_2O_4$ 溶液 1 mL,5 min 内不得发生浑浊。

(7)镁盐 取产品 1.0 g,加蒸馏水 20 mL 使其溶解,加 1 mol·L⁻¹NaOH 溶液 2.5 mL 与 3 滴 0.05‰太坦黄溶液摇匀,呈现的颜色与标准镁溶液 1.0 mL 用同一方法制成的对照溶液(0.001‰)比较,不得更深。

限于篇幅,硫酸盐、铁盐、钾盐和重金属的检验方法不再赘述。

思考题

1. 如何除去粗食盐中的 Ca^{2+}、Mg^{2+}、SO_4^{2-} 等离子?怎样检查这些离子是否已经沉淀完全?

2. 在除去 Ca^{2+}、Mg^{2+}、SO_4^{2-} 等离子时,为什么要先加入 $BaCl_2$ 溶液,然后加入 Na_2CO_3 溶液?

3. 加盐酸酸化滤液的目的是什么?是否可用其他强酸(如 HNO_3)调节 pH?为什么?

(习 霞)

实验3 醋酸解离常数的测定

实验目的

1. 学习酸度计的使用。

2. 掌握解离常数的测定方法。

实验原理

1. pH 测定法

醋酸在水溶液中存在以下解离平衡:

$$HAc \rightleftharpoons H^+ + Ac^-$$

起始浓度 $\quad c \quad\quad 0 \quad\quad 0$

平衡浓度 $\quad c-[H^+] \quad [H^+] \quad [H^+]$

达平衡时,$K_a = \dfrac{[H^+][Ac^-]}{[HAc]} = \dfrac{[H^+]^2}{c-[H^+]}$ 　　　　　　(2-1)

式(2-1)中,c 为 HAc 的起始浓度,$[H^+]$、$[Ac^-]$、$[HAc]$分别为 H^+、Ac^-、HAc 的平衡浓度。若满足 $c/K_a>400$,则 $[H^+] \approx \sqrt{K_a c}$,又 $[H^+] = 10^{-pH}$。可见,测定已知浓度的 HAc 溶液的 pH,就可以计算 HAc 的解离常数。这种测定方法称为 pH 测定法。

2. 滴定曲线法

当用 NaOH 标准溶液滴定醋酸溶液时,溶液中$[H^+]$、$[Ac^-]$、$[HAc]$都在发生变化,但在每一时刻,公式 $K_a = \dfrac{[H^+][Ac^-]}{[HAc]}$ 都是成立的。

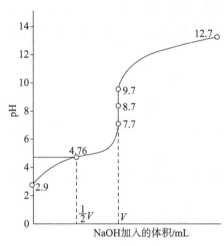

图 2-7 NaOH 滴定 HAc 的滴定曲线

由此可见,当溶液中$[Ac^-]=[HAc]$时,$K_a = [H^+]$,$pK_a = pH$。因此,在一定温度下,测出醋酸溶液中$[Ac^-]=[HAc]$时的 pH,即可计算出该温度下醋酸的解离常数。

方法如下:

先用酸度计测得用不同体积的 NaOH 中和一定量 HAc 时溶液的 pH,然后以 NaOH 标准溶液的体积为横坐标,pH 为纵坐标作图,即得 NaOH 滴定 HAc 的滴定曲线,如图 2-7。

从图 2-7 中找出完全中和 HAc 时 NaOH 的体积 $V(NaOH)$,再从图中找出 $1/2\ V(NaOH)$ 所对应的 pH,这一点即为$[Ac^-]=[HAc]$的那一点,该点的 pH 即为 HAc 的 pK_a。这种测定方法称为滴定曲线法。

实验器材

1. 仪器

滴定管,25 mL 移液管,50 mL 容量瓶,250 mL 锥形瓶,酸度计,电磁搅拌器。

2. 试剂

$0.1\ mol \cdot L^{-1}$ NaOH 标准溶液,$0.1\ mol \cdot L^{-1}$ HAc 溶液,酚酞指示剂,pH=4 的标准缓冲溶液。

酸度计的使用见附录 4。

实验内容

1. pH 测定法

(1) 醋酸溶液浓度的测定

用移液管吸取 HAc 溶液 25.00 mL,置于 250 mL 锥形瓶中,加入酚酞指示剂 2 滴,然后用 NaOH 标准溶液滴定至恰好出现微红色,并在半分钟内不褪色,即为终点,记录结果,按照同样的方法重滴一次。算出 HAc 溶液的准确浓度,取平均值。

也可预先配制好一定浓度(如 $0.10\ mol \cdot L^{-1}$)的 HAc 溶液。

（2）配制不同浓度的醋酸溶液

用量筒分别量取 25.0、10.0、5.0、2.5 mL HAc 溶液至四个 50 mL 的小烧杯中,加入适量的水使溶液体积达到 50 mL,并计算稀释后的醋酸溶液的浓度。

（3）将上述四份溶液按由稀到浓的次序在 pH 计上分别测定 pH,记录数据和室温,计算解离常数。

数据记录

烧杯编号	HAc 的体积/mL	稀释后溶液体积/mL	$c_{起始}(HAc)/$ $(mol \cdot L^{-1})$	pH	$[H^+]/(mol \cdot L^{-1})$	K_a
1	2.50	50.00				
2	5.00	50.00				
3	10.00	50.00				
4	25.00	50.00				

平均值:$K_a =$

2. 滴定曲线法

（1）用酸式滴定管或移液管准确加入 25.00 mL 0.1 mol·L^{-1} HAc 溶液于 100 mL 烧杯中,加入 2 滴酚酞指示剂,用碱式滴定管中的 NaOH 标准溶液滴至恰好出现微红色,半分钟内不褪色为止。记录滴定终点时消耗的 NaOH 体积 $V(NaOH)$。

（2）用酸式滴定管或移液管准确加入 25.00 mL 0.1 mol·L^{-1} HAc 溶液于小烧杯中,放入一个搅拌子,将烧杯放在电磁搅拌器上,然后从碱式滴定管中准确加入 8.00 mL NaOH 标准溶液,开动电磁搅拌器混合均匀后,用酸度计测定其 pH。记录 NaOH 的体积和 pH。

（3）用上面同样的方法,逐次加入 2.00 mL NaOH 标准溶液,直到离滴定终点前 1 mL。每次滴加 NaOH 后,均测其 pH。

（4）在离滴定终点前 1 mL,改为每次滴加 0.50 mL,0.20 mL,0.20 mL,0.10 mL,直到终点。

（5）在滴定终点后,再滴加 0.10 mL,0.20 mL,0.20 mL,0.50 mL,1.00 mL,3.00 mL,5.00 mL NaOH 溶液。测定溶液 pH。

把上述数据填入下表:

实验编号	所加 NaOH 体积/mL	已加 NaOH 总体积/mL	溶液 pH	实验编号	所加 NaOH 体积/mL	已加 NaOH 总体积/mL	溶液 pH
1				12			
2				13			
3				14			
4				15			
5				16			
6				17			
7				18			
8				19			
9				20			
10				21			
11				22			

根据上述数据绘制滴定曲线,从该曲线上找出 $1/2\ V(\mathrm{NaOH})$ 所对应的 pH,即可求出醋酸的解离常数。

思考题

1. 本实验测定醋酸解离常数的依据是什么?如改变测定时的温度,解离常数有无变化?

2. 当 HAc 的含量有一半被 NaOH 中和时,可认为溶液中 $[\mathrm{Ac}^-] = [\mathrm{HAc}]$,为什么?

[附] 作图方法简介

作图法是表示和处理实验数据常用的方法,它可以直观地表示测量值相互间的联系,直接反映出数据变化的特点,在所作出的图形的基础上还可以对数据作进一步处理,因此作图法有广泛的应用。由于现在在电脑上应用各种专门软件可以十分方便而高质量地完成作图,并考虑到学生在中学已有的基础,因此,这里仅对手工作图的注意点进行简略的说明。

1. 作图的准备:作图所用的坐标纸可以选直角坐标纸或称毫米方格纸、半对数纸、对数纸、极坐标纸中的一种。作图工具可用铅笔、透明的直尺与曲线板(或曲线尺)。

2. 选坐标轴,一般在横坐标轴上表示自变量,纵坐标轴上表示因变量。

3. 确定坐标分度,要使图上坐标读数的准确度与测量的准确度相符合,即坐标读数可以把测量的有效数字全部表示出来。例如对直接测量的量,坐标轴上最小格的分度需要与测量仪器的最小刻度一致。坐标轴上每分格的数值应方便易读,例如直角坐标纸上,通常取 1、2、5 等 10 的约数来表示。此外,不一定把原点作为变量的零点,以使作图时可以充分利用坐标纸的面积。

4. 画上坐标轴,在轴旁(或末端)标注变量的名称及单位,还要在坐标轴上每隔一定距离标出该处变量值的读数。

5. 描点连线:将实验测量的数值以点描绘于坐标纸上,如果有多组实验数据,那么需用不同符号(○、●、⊙、□)表示不同组的点,并加以注明。这些符号的中心应准确表示测量值,而符号面积的大小应适应测量的准确度,即准确度高,符号面积可小些;反之亦然。

标出实验点后,用作图工具描绘出尽可能接近于各点的、光滑的直线或曲线,线不必通过所有的点,但要求大多数点能均匀地分布在线的两边,而且两边各点与线间的距离应近于相等。这样就完成了作图,再写上图名以及图注即可。

(明　亮)

实验 4　渗透现象和溶液渗透压测定

实验目的

1. 观察红细胞在高渗、等渗和低渗溶液中的形态,加深对高渗、等渗和低渗概念的理解。

2. 了解冰点渗透压计测定溶液渗透压的方法。

3. 学习分析天平、容量瓶和移液管的操作。

实验原理

溶液的依数性是溶液的重要性质之一,渗透现象是其中与医学联系最紧密的性质。测定溶液渗透压的方法一般分为直接测定法(半透膜法)和间接测定法。由于生物体液的渗透压是由小分子物质产生的晶体渗透压和大分子物质产生的胶体渗透压组成的,所以在医学上常采用间接法测定。

间接测定法以凝固点降低法最为常用。它具有操作简便,测定迅速,准确度高等特点,特别适合于各种生物体液的渗透压测定。

根据拉乌尔凝固点降低原理,凝固点下降值与渗透浓度成正比;按范特霍夫渗透定律:在一定的温度下,渗透压与溶液的渗透浓度成正比。所以凝固点降低法既可测定溶液的渗透压,又可用渗透浓度表示渗透压的大小。冰点渗透压计直接将降低值换算成渗透浓度值显示出来。

临床上以人体血浆的总渗透压为标准,渗透浓度在 $280 \sim 320 \text{ mmol} \cdot L^{-1}$ 的溶液为等渗溶液。低于或高于该范围的为低渗或高渗溶液。红细胞在低渗溶液中会逐渐胀大直至破裂释放出血红蛋白使溶液染成红色,这种现象医学上称为溶血;在等渗溶液中红细胞保持原状不变;在高渗溶液中红细胞将皱缩。

实验器材

1. 仪器

FM-7J 型冰点渗透压计,离心机,分析天平。

2. 试剂

NaCl(A. R.),3%红细胞悬液,3.8%柠檬酸钠溶液,生理盐水。

3. 低值易耗

实验动物(取血用)。

实验内容

1. 3%红细胞悬液的制备

取动物全血 2 mL 置于含有 0.2 mL 3.8%柠檬酸钠溶液的离心管中混匀,在离心机上以 3000 r/min 离心 5 min,取出后弃去上层清液,加入生理盐水混匀后再离心,弃去上层清液;同样方法再处理一次,即得到洗涤后的红细胞;最后用生理盐水配制成 3%的红细胞悬液。

2. 低渗、等渗、高渗溶液的配制

(1)低渗溶液 在分析天平上准确称取 NaCl 固体 0.15~0.17 g 置于 50 mL 烧杯中,加入少量蒸馏水溶解后,转入 50 mL 容量瓶中,加水稀释至刻度,摇匀。计算其理论渗透浓度。

(2)等渗溶液 在分析天平上准确称取 NaCl 固体 0.44~0.46 g 置于 50 mL 烧杯中,加入少量蒸馏水溶解后,转入 50 mL 容量瓶中,加水稀释至刻度,摇匀。计算其理论渗透浓度。

(3)低渗溶液 在分析天平上准确称取 NaCl 固体 1.55~1.60 g 置于 50 mL 烧杯中,加入少量蒸馏水溶解后,转入 50 mL 容量瓶中,加水稀释至刻度,摇匀。计算其理论渗透浓度。

3. 红细胞在低渗、等渗、高渗溶液中的形态

取三支小试管,分别加入低渗、等渗、高渗溶液各 4 mL,再加入 3%红细胞悬液 1~2滴,用滴管吹匀。静置 30 min 后,观察现象(有条件还可以在显微镜下进行观察),记录结果,并解释原因。

4. **溶液渗透压的测定**

用冰点渗透压计测定所配制的低渗、等渗、高渗溶液的渗透压(还可以测定尿液与血清的渗透压),以 mmol·L^{-1} 为单位表示,记录结果并与理论值进行比较。

思考题

1. 为什么测定生物体液的渗透压不用直接半透膜法? 间接测定法中为什么凝固点

降低法最好?

2. 渗透浓度的定义是什么? 在什么条件下可用于直接比较不同溶液的渗透压的大小?

(习 霞)

实验5 质子转移与沉淀溶解平衡

实验目的

1. 加深对质子转移平衡、同离子效应、盐效应等的理解。

2. 了解沉淀的生成、溶解和转化的条件;掌握溶度积规则的应用。

3. 学习并掌握离心机的使用和离心分离操作。

实验原理

电解质可以分为强电解质和弱电解质两种。强电解质在水溶液中完全解离,弱电解质在水溶液中存在解离平衡。在一定温度下,影响弱电解质解离平衡的因素主要有同离子效应和盐效应两种。同离子效应是由于加入相同离子后,平衡向抑制解离方向移动。盐效应则由于加入不含相同离子的强电解质,增加溶液的离子强度,减小离子活度,从而增大弱电解质的解离度。

在难溶电解质的饱和溶液中,未溶解的难溶电解质和溶液中相应的离子之间建立多相离子平衡。根据溶度积规则可判断沉淀的生成和溶解。例如当将 $AgNO_3$ 和 KCl 两种溶液混合时,如果:

(1) $Q_i(AgCl) > K_{sp}(AgCl)$,溶液过饱和,有沉淀析出;

(2) $Q_i(AgCl) = K_{sp}(AgCl)$,饱和溶液,处于沉淀溶解平衡;

(3) $Q_i(AgCl) < K_{sp}(AgCl)$,溶液未饱和,无沉淀析出,溶液中沉淀溶解。

如果溶液中有多种离子都可以与同一个沉淀剂反应生成难溶盐,沉淀的先后次序是根据所需沉淀剂的离子浓度,所需离子浓度小的先沉淀。由此可以适当控制反应条件,将离子分步沉淀。已经生成的沉淀还可通过加入另一种沉淀剂转化为另一种难溶电解质。转化的一般方向是由溶解度大的难溶电解质向溶解度小的难溶电解质转化。

实验器材

1. 仪器

离心机。

2. 试剂

0.1 mol·L^{-1}、6 mol·L^{-1}HCl, 0.1 mol·L^{-1}HAc, 0.1 mol·L^{-1}NaAc, 0.1 mol·L^{-1}NH$_4$Cl,6 mol·L^{-1}、0.1 mol·L^{-1} 氨水,6 mol·L^{-1}HNO$_3$,0.1 mol·L^{-1}FeCl$_3$,

$0.1\ mol\cdot L^{-1}NaCl,0.1\ mol\cdot L^{-1}NH_4Ac,0.5\ mol\cdot L^{-1}、0.1\ mol\cdot L^{-1}K_2CrO_4,0.1\ mol\cdot L^{-1}、$
$0.001\ mol\cdot L^{-1}Pb(NO_3)_2,0.1\ mol\cdot L^{-1}、0.001\ mol\cdot L^{-1}KI,0.1\ mol\cdot L^{-1}NaH_2PO_4,$
$0.1\ mol\cdot L^{-1}Na_2HPO_4,0.1\ mol\cdot L^{-1}Na_2S,0.1\ mol\cdot L^{-1}CaCl_2,0.1\ mol\cdot L^{-1}(NH_4)_2C_2O_4,$
$0.1\ mol\cdot L^{-1}AgNO_3$,饱和 PbI_2 溶液,甲基橙指示剂,甲基黄指示剂,酚酞指示剂,NaAc,
$NaNO_3,NH_4Cl,SbCl_3$,锌粒。

3. 低值易耗

pH 试纸。

实验内容

1. 强、弱电解质比较

(1) 在两支试管中,分别加入 5 滴 $0.1\ mol\cdot L^{-1}$ HCl 和 HAc 溶液,再各加入 1 滴甲基橙指示剂,观察溶液颜色(如现象不明显可加入 1 mL 去离子水后再观察)。

(2) pH 试纸分别测 $0.1\ mol\cdot L^{-1}$ HCl 和 HAc 溶液的 pH,并进行比较。

(3) 在两支试管中,分别取 $0.1\ mol\cdot L^{-1}$ HCl 和 HAc 溶液 2 mL,再各加入几颗锌粒,比较反应的快慢。加热试管后再比较其反应速度。

将实验结果填入下表,比较两种酸的差异,说明什么?

溶 液	甲基橙指示剂	pH		加锌并加热
		测定值	计算值	
$0.1\ mol\cdot L^{-1}$ HCl				
$0.1\ mol\cdot L^{-1}$ HAc				

2. 同离子效应、盐效应与质子转移平衡

(1) 取 1 mL $0.1\ mol\cdot L^{-1}$ HAc 溶液,加 1 滴甲基橙指示剂,再加入 1 mL $0.1\ mol\cdot L^{-1}$ NaAc 溶液,观察指示剂颜色的变化,计算混合溶液 pH,将计算结果和实验现象填入下表。

溶 液	甲基橙指示剂	pH(计算值)	现象解释
$0.1\ mol\cdot L^{-1}$ HAc			
$0.1\ mol\cdot L^{-1}$ HAc、$0.1\ mol\cdot L^{-1}$ NaAc 等体积混合液			

(2) 取 1 mL $0.1\ mol\cdot L^{-1}$ 氨水,加 1 滴酚酞指示剂,再加入 1 mL $0.1\ mol\cdot L^{-1}$ NH_4Cl 溶液,观察指示剂颜色。再加少许 NH_4Cl 固体,观察指示剂颜色的变化。计算混合溶液 pH,将计算结果和实验现象填入下表。

溶　　液	酚酞指示剂	pH（理论值）	现象解释
0.1 mol·L^{-1} NH$_3$·H$_2$O			
0.1 mol·L^{-1} NH$_3$·H$_2$O、0.1 mol·L^{-1} NH$_4$Cl 等体积混合液			
混合液中再加少许 NH$_4$Cl 固体后			

（3）取 10 滴 0.1 mol·L^{-1}HAc 溶液稀释至 5 mL，加 2 滴甲基黄指示剂，再将溶液一分为二，取一份加入少量 NaNO$_3$，比较两支试管中的溶液颜色，说明什么？

3. 质子转移平衡及影响因素

（1）用 pH 试纸测试浓度为 0.1 mol·L^{-1} 的 NaCl、NH$_4$Ac、NH$_4$Cl、Na$_2$S、NaH$_2$PO$_4$、Na$_2$HPO$_4$ 溶液的 pH，解释现象。

（2）取少量固体 NaAc 溶于少量去离子水中，加 1 滴酚酞指示剂，观察溶液颜色，在小火上加热后再观察溶液的颜色，解释现象。

（3）取少量（绿豆大小）固体 SbCl$_3$，加 2 mL 去离子水稀释，观察现象，测溶液 pH。逐滴加入 6 mol·L^{-1}HCl 至溶液澄清，再稀释后又有何现象？解释以上现象。

4. 沉淀平衡与同离子效应、盐效应

（1）在离心试管中加 10 滴 0.1 mol·L^{-1} Pb（NO$_3$）$_2$ 溶液，再加 5 滴 NaCl 溶液，离心分离。在上层清液中加少许 0.5 mol·L^{-1} K$_2$CrO$_4$ 溶液，观察现象并加以解释。

（2）在试管中加入饱和 PbI$_2$ 溶液 2 mL，然后加入 3 滴 0.1 mol·L^{-1}KI 溶液，振荡试管，观察现象并加以解释？

（3）在上面 PbI$_2$ 沉淀的试管中，加入少量 NaNO$_3$，振荡试管，观察现象并加以解释。

5. 沉淀的生成

（1）取 1 mL 0.1 mol·L^{-1} Pb（NO$_3$）$_2$ 溶液，再加入 1 mL 0.1 mol·L^{-1}KI 溶液，观察有无沉淀生成，试以溶度积规则解释之。

（2）取 1 mL 0.001 mol·L^{-1} Pb（NO$_3$）$_2$ 溶液，再加入 1 mL 0.001 mol·L^{-1}KI 溶液，观察有无沉淀生成，试以溶度积规则解释之。

（3）取 5 滴 0.1 mol·L^{-1}NaCl 溶液和 5 滴 0.1 mol·L^{-1} K$_2$CrO$_4$ 溶液，摇匀，然后逐滴加入 0.1 mol·L^{-1}AgNO$_3$ 溶液，观察形成的沉淀颜色变化，试以溶度积规则解释之。

6. 沉淀的溶解

（1）取 0.1 mol·L^{-1}CaCl$_2$ 溶液 5 滴，再加入 0.1 mol·L^{-1}(NH$_4$)$_2$C$_2$O$_4$ 溶液 3 滴，此时有白色沉淀生成，离心分离，弃去上层清液。在沉淀上滴加 6 mol·L^{-1}HCl 溶液，观察有何现象，写出反应的化学方程式。

（2）取 0.1 mol·L^{-1}NaCl 溶液 10 滴，再加入 0.1 mol·L^{-1}AgNO$_3$ 溶液 2 滴，离心分

离后弃去上层清液,在沉淀上滴加 6 mol·L⁻¹ 氨水溶液,观察有何现象,写出反应的化学方程式。

（3）将上面得到的溶液继续滴加 3~4 滴 Na_2S 溶液,观察现象,离心分离后弃去溶液,向沉淀中滴入 6 mol·L⁻¹ HNO_3 溶液少许,加热,观察有何现象,写出反应的化学方程式。

7. 沉淀的转化

取 5 滴 0.1 mol·L⁻¹ $Pb(NO_3)_2$ 溶液,再加入 1 mL 0.1 mol·L⁻¹KI 溶液,观察有无沉淀生成,离心分离,弃去上层清液。在沉淀上滴加 0.1 mol·L⁻¹Na_2S 溶液,边加边振摇,观察有何现象并加以解释,写出反应的化学方程式。

思考题

1. 已知 NaH_2PO_4、Na_2HPO_4 和 Na_3PO_4 三种溶液浓度相同,它们依次显弱酸性、弱碱性和碱性。试解释之。

2. 沉淀的溶解和转化的条件各有哪些?

（明　亮）

缓冲溶液概述

许多化学反应,尤其是体内的生物化学反应,常常需要在具有稳定 pH 的溶液中进行,这可以借助缓冲溶液来实现。

一　缓冲溶液的基本概念

（一）什么是缓冲溶液,缓冲作用?

取纯水、NaCl 溶液和 HAc-NaAc 的混合溶液各 1.0 L,分别加入 0.010 mol 的酸或碱,溶液的 pH 变化如下表所示。

试　液	pH	加入 0.010 mol HCl		加入 0.010 mol NaOH	
		pH	ΔpH	pH	ΔpH
H_2O	7	2	5	12	5
0.1 mol·L⁻¹ NaCl	7	2	5	12	5
0.1 mol·L⁻¹HAc-NaAc	4.75	4.66	0.09	4.84	0.09

以上数据说明,当上述溶液中加入 0.010 mol 的 HCl 或 NaOH 后,H_2O 和 NaCl 溶液的 pH 改变了 5 个单位,而 HAc 和 NaAc 混合溶液的 pH 仅改变了不到 0.1 个单位。若在

一定范围内加水稀释时,HAc 和 NaAc 混合溶液的 pH 也基本不变。

在某种电解质溶液中加入少量强酸或强碱,或稍加稀释后,若该溶液的 pH 基本保持不变,这种电解质溶液称为缓冲溶液(buffer solution)。它所具备的对于强酸、强碱或稀释的抵抗作用,称为缓冲作用(buffer action)。

（二）缓冲溶液由什么物质组成?

纯水或单一弱电解质的溶液,其 pH 往往不易保持稳定,在加入少量强酸或强碱后 pH 的变化显著,不能成为缓冲溶液。经过研究发现,按照酸碱质子理论,缓冲溶液一般是由弱酸(如 HAc、H_2CO_3、$H_2PO_4^-$、NH_4^+)及其共轭碱(Ac^-、HCO_3^-、HPO_4^{2-}、NH_3)按一定浓度比例混合组成的。人们把组成缓冲溶液的共轭酸碱对称为缓冲对(buffer pair)或缓冲系(buffer system)。在缓冲对里,弱酸起着抗碱作用,称为抗碱成分;其共轭碱起着抗酸作用,称为抗酸成分。

此外,较浓的强酸或强碱(如 HCl 或 NaOH)溶液,当加入少量强酸或强碱时,其 pH 也基本保持不变,所以它们也具有抗酸、抗碱作用,浓度较大时也具有一定的抗稀释能力。但由于这类溶液的酸性或碱性太强,不是我们这里所讨论的缓冲体系,因此一般情况下很少当作缓冲溶液使用。

（三）缓冲溶液为什么有抗酸、碱的作用?

现以 HAc-Ac^- 组成的缓冲溶液为例来说明缓冲溶液的作用原理。

在 HAc-Ac^- 缓冲溶液中,大量 Ac^- 的存在对 HAc 的解离平衡产生同离子效应,抑制其解离,使得溶液中 HAc 主要以未解离的分子形式存在。大量的 HAc 和 Ac^-,两者通过解离平衡在溶液中发生相互联系:

$$HAc \rightleftharpoons Ac^- + H^+$$

当溶液中加入少量强酸(H^+)时,HAc 的解离平衡向左移动,由 Ac^- 与 H^+ 结合生成 HAc,从而消耗掉加入的 H^+,达到新的平衡后,H^+ 的浓度比原来没有明显改变,溶液的 pH 基本保持不变;当溶液中加入少量强碱(OH^-)时,HAc 的解离平衡向右移动,使得解离出的 H^+ 与 OH^- 结合生成 H_2O,达到新的平衡后,H^+ 的浓度同样比原来没有明显改变,溶液的 pH 仍然基本保持不变。当加入少量水稀释时,HAc 和 Ac^- 的浓度同时降低,同离子效应减弱,使 HAc 解离度增大,结果仍是溶液中的 H^+ 的浓度不发生显著改变,溶液的 pH 基本保持不变。

总之,在缓冲溶液中,由于同时存在着大量的抗酸成分和抗碱成分,它们通过弱酸的质子转移平衡的移动,消耗掉外加的少量强酸、强碱或对抗稍加稀释的作用,维持溶液 pH 基本保持不变,从而实现缓冲作用。

二　缓冲溶液 pH 的计算

若以 HA 代表弱酸,与其共轭碱 A^- 组成缓冲溶液,这时溶液中 H^+ 的浓度可根据质子平衡关系式计算。

$$HA \rightleftharpoons A^- + H^+$$

$$K_a = \frac{[H^+][A^-]}{[HA]} \tag{2-2}$$

$$[H^+] = K_a \cdot \frac{[HA]}{[A^-]} \tag{2-3}$$

在等式两边各取负对数,则得:

$$pH = pK_a + \lg \frac{[A^-]}{[HA]} \tag{2-4}$$

$$pH = pK_a + \lg \frac{[共轭碱]}{[弱酸]} \tag{2-5}$$

式(2-5)即是计算缓冲溶液 pH 的亨德森-哈塞尔巴赫(Henderson-Hasselbach)公式。式(2-4)、式(2-5)中 pK_a 是共轭酸的解离常数的负对数。[弱酸]、[共轭碱]均为平衡浓度,[共轭碱]/[弱酸]称为缓冲比(buffer ratio)。可见缓冲溶液的 pH 决定于共轭酸的 pK_a 值以及缓冲比。由于同离子效应,缓冲溶液中共轭酸的解离度很小,因此共轭酸、碱的平衡浓度分别近似等于各自的初始浓度,这样以上计算公式又可以表示为:

$$pH = pK_a + \lg \frac{c_{起始}(A^-)}{c_{起始}(HA)} \tag{2-6}$$

$$pH = pK_a + \lg \frac{c_{起始}(共轭碱)}{c_{起始}(弱酸)} \tag{2-7}$$

若以 n(共轭酸)、n(共轭碱)分别表示一定体积的缓冲溶液所含共轭酸、共轭碱的物质的量,则又有:

$$pH = pK_a + \lg \frac{n(A^-)}{n(HA)} \tag{2-8}$$

$$pH = pK_a + \lg \frac{n(共轭碱)}{n(弱酸)} \tag{2-9}$$

若缓冲溶液是由 HA 溶液和 NaA(或 KA)溶液混合制成,并且两种溶液在混合前具有相同的浓度,则所取用的两种溶液的体积 $V(HA)$、$V(A^-)$ 与缓冲溶液的 pH 之间存在如下关系:

$$pH = pK_a + \lg \frac{V(A^-)}{V(HA)} = pK_a + \lg \frac{V - V(HA)}{V(HA)} = pK_a + \lg \frac{V(A^-)}{V - V(A^-)} \tag{2-10}$$

$$pH = pK_a + \lg \frac{V(共轭碱)}{V(弱酸)} = pK_a + \lg \frac{V - V(弱酸)}{V(弱酸)} = pK_a + \lg \frac{V(弱碱)}{V - V(弱碱)} \tag{2-11}$$

式(2-10)、式(2-11)中 V 是缓冲溶液的总体积。

在不同的场合,可以选用以上不同形式的公式来计算缓冲溶液的 pH。

根据 Henderson-Hasselbach 公式,还可以定量地说明在缓冲溶液中加入少量的强酸或强碱后,pH 只发生甚小的改变;并可以解释缓冲溶液在适当稀释后,虽然共轭酸碱各自的浓度都减小,但由于缓冲比基本不变,因此 pH 也几乎不变。

严格地说,用 Henderson-Hasselbach 公式计算缓冲溶液的 pH,由于缓冲溶液中离子强度的影响,在公式的对数项里,应该代入共轭酸碱各自的活度而不是浓度,否则得到的只是 pH 的近似值。这正是缓冲溶液 pH 的计算值与实验测量值存在差异的主要原因。同时,据此也可以解释缓冲溶液稀释后,溶液的离子强度改变,使得以活度表示的缓冲比改变,因而导致缓冲溶液的 pH 随之发生微小的变化。

例1　1.0 L 含有 0.10 mol HAc 和 0.10 mol NaAc $[pK_a(HAc)=4.75]$ 的缓冲溶液,试分别计算:

(1) 该溶液的 pH;

(2) 在此溶液中加入 0.010 mol HCl 或 0.010 mol NaOH 后,溶液 pH 的改变值;

(3) 此混合液稀释一倍后的 pH。

解:(1)原缓冲溶液 pH:

$$pH=pK_a+\lg\frac{c(B^-)}{c(HB)}=4.75+\lg\frac{0.10}{0.10}=4.75$$

(2) 加入 HCl 后缓冲溶液 pH 的改变:

加入 0.010 mol HCl 后,外加的 H^+ 与 Ac^- 结合生成 HAc,HAc 的量增加,Ac^- 的量减少,因此

$$n(HAc)=0.10+0.010=0.11(mol)\qquad n(Ac^-)=0.10-0.010=0.09(mol)$$

$$pH=pK_a+\lg\frac{n(B^-)}{n(HB)}=4.75+\lg\frac{0.09}{0.11}\approx4.66$$

$$\Delta pH=4.66-4.75=-0.09$$

即缓冲溶液的 pH 改变值为 -0.09 pH 单位。

加入 NaOH 后缓冲溶液 pH 的改变:

加入 0.010 mol NaOH 后,NaOH 与 HAc 反应生成 Ac^-,HAc 的量减少,Ac^- 的量增加,所以

$$n(HAc)=0.10-0.010=0.09(mol)\qquad n(Ac^-)=0.10+0.010=0.11(mol)$$

$$pH=4.75+\lg\frac{0.11}{0.09}\approx4.84$$

$$\Delta pH=4.84-4.75=0.09$$

即缓冲溶液 pH 改变值为 0.09 pH 单位。

（3）该混合液稀释一倍后,缓冲溶液中 HAc 和 NaAc 的浓度均为它们原浓度的 1/2,即

$$c(HAc) = c(Ac^-) = 0.050 \text{ mol} \cdot L^{-1}$$

$$pH = 4.75 + \lg \frac{0.050}{0.050} = 4.75$$

通过此例说明了缓冲溶液具有缓冲作用。

三　缓冲容量

前述缓冲溶液中加入少量强酸或强碱,溶液的 pH 基本上保持不变。但是,随着强酸或强碱的继续加入,缓冲溶液对酸或碱的抵抗能力就不断减弱,直至完全失去缓冲作用。因此缓冲溶液的缓冲能力都是有一定限度的。1922 年,Van Slyke 提出用缓冲容量（buffer capacity）β 作为衡量缓冲溶液缓冲能力大小的尺度。缓冲容量在数值上等于单位体积（1 L 或 1 mL）缓冲溶液的 pH 改变 1 个单位时,所需加入的一元强酸或一元强碱的物质的量（mol 或 mmol）,其数学式为:

$$\beta = \frac{\Delta n}{V |\Delta pH|} \qquad (2-12)$$

式（2-12）中 Δn 为使 V L 缓冲溶液的 pH 改变（ΔpH）所需要加入的一元强酸或一元强碱的物质的量。ΔpH 取绝对值,可以保证缓冲容量计算为正值。很明显,β 愈大,缓冲溶液的缓冲能力愈强。

缓冲溶液的总浓度和缓冲比是决定缓冲容量的因素:同一缓冲对构成的缓冲溶液,当缓冲比一定时,总浓度（共轭酸与共轭碱的浓度之和）越大,抗酸抗碱组分越多,缓冲容量就越大,缓冲能力越强;反之,总浓度越小,缓冲容量越小,缓冲能力越弱。

另一方面,当总浓度相同时,缓冲比等于 1 时（这时 $pH = pK_a$）缓冲容量最大;缓冲比愈偏离 1,缓冲容量就愈小;缓冲比小于 1/10 或大于 10 时,缓冲溶液的 pH 与 pK_a 相差将超过 1 个单位,这时缓冲容量很小,缓冲溶液已基本失去缓冲能力,故一般认为 $pH = pK_a \pm 1$ 为缓冲作用的有效区间,称为缓冲溶液的缓冲范围（range of buffer）。

四　缓冲溶液配制的原则和步骤

在实际工作中,配制缓冲溶液的一般原则和步骤如下:

（1）选择适当的缓冲对,使欲配制缓冲溶液的 pH 在所选缓冲对的缓冲范围（$pH = pK_a \pm 1$）内,并尽量接近其中共轭酸的 pK_a 值,这样所配制的缓冲溶液有较大缓冲容量。另外,所选缓冲对应稳定、无毒,不与溶液中的物质发生反应。如硼酸-硼酸盐缓冲对有毒,就不能用来配制作为培养细菌或用作注射液、口服液的缓冲溶液。

（2）分别配制浓度相同的共轭酸及共轭碱的溶液备用，一般在 $0.05 \sim 0.20 \ mol \cdot L^{-1}$，以使配成的缓冲溶液总浓度合适。生物医学中合适的总浓度尤为重要，总浓度太高，离子强度和渗透浓度偏大不适合；总浓度太低，缓冲容量偏小。

（3）计算所需共轭酸及共轭碱溶液各自的体积，然后按此结果分别量取这两种溶液，将其均匀混合配成缓冲溶液。

（4）用酸度计或 pH 试纸测定并校正溶液的 pH。

实际上，为了既方便又准确地配制不同 pH 的缓冲溶液，人们已经制订了一系列的配方，照方配制可以得到各种常用的缓冲溶液。在有关手册及附录 3 中可以查到在医学上广泛使用的缓冲溶液的配方。

机体内各种体液都必须稳定在一定的 pH 范围，才能保证物质代谢反应正常进行。血液的 pH 之所以能稳定在 $7.35 \sim 7.45$ 之间，是由于血液中存在多种缓冲对，如 H_2CO_3-HCO_3^-、$H_2PO_4^-$-HPO_4^{2-}、HHb-Hb$^-$（HHb 代表血红蛋白）等，其中 H_2CO_3-HCO_3^- 缓冲对在血浆中浓度最高，缓冲能力最强，对维持血浆 pH 基本稳定起着主要的作用。而且这些缓冲对的缓冲作用，通常是结合肺、肾的生理调节功能协同完成的，因此能够很好地维持血液的 pH 在正常范围。

习题

1. 以 NH_3-NH_4^+ 为例说明什么是缓冲溶液，为什么它有缓冲作用。

2. 在 $0.10 \ mol \cdot L^{-1}$HAc 和 $0.10 \ mol \cdot L^{-1}$NaAc 组成的 1 L 缓冲溶液中，加入 40 mg NaOH 固体，计算该缓冲溶液的 pH 变化和缓冲容量。

3. 取 $0.10 \ mol \cdot L^{-1}H_3PO_4$200 mL 和 $0.10 \ mol \cdot L^{-1}$NaOH 多少毫升可以配制 pH = 7.21 的缓冲溶液？（已知 H_3PO_4 的 pK_{a1} = 2.12，pK_{a2} = 7.21，pK_{a3} = 12.6）

4. 尿液的 pH 为 5.85，若由 Na_2HPO_4 和 NaH_2PO_4 组成的缓冲对来维持，则尿中 [NaH_2PO_4] 与 [Na_2HPO_4] 的比例是多少？（H_3PO_4 的 pK_{a2} = 7.21）

5. 化验得知甲、乙、丙三人血浆中 HCO_3^- 和溶解的 CO_2 浓度分别为：

甲　[HCO_3^-] = 24.0 mmol $\cdot L^{-1}$

　　[CO_2]$_{溶解}$ = 1.2 mmol $\cdot L^{-1}$

乙　[HCO_3^-] = 21.6 mmol $\cdot L^{-1}$

　　[CO_2]$_{溶解}$ = 1.35 mmol $\cdot L^{-1}$

丙　[HCO_3^-] = 56.0 mmol $\cdot L^{-1}$

　　[CO_2]$_{溶解}$ = 1.40 mmol $\cdot L^{-1}$

37 ℃时 pK_{a1} = 6.1，甲、乙、丙三人血浆中 pH 各为多少？判断谁为酸中毒，谁为碱中毒。

（习　霞）

实验 6　缓冲溶液的配制和性质

实验目的

1. 学习缓冲溶液的配制方法。

2. 加深对缓冲溶液性质的认识。

3. 理解缓冲溶液的总浓度和缓冲比对缓冲容量的影响。

实验器材

1. 仪器

酸度计(公用),10 mL 吸量管,2 mL 吸量管。

2. 试剂

$0.1\ mol\cdot L^{-1}HAc$,$0.1\ mol\cdot L^{-1}NaAc$,$0.1\ mol\cdot L^{-1}NaH_2PO_4$,$0.1\ mol\cdot L^{-1}Na_2HPO_4$,$0.1\ mol\cdot L^{-1}NH_3(aq)$,$0.1\ mol\cdot L^{-1}NH_4Cl$,$0.1\ mol\cdot L^{-1}HCl$,$0.1\ mol\cdot L^{-1}NaOH$,$1.0\ mol\cdot L^{-1}NaOH$,pH=4.00、pH=6.86、pH=9.18 的三种标准缓冲溶液,通用指示剂。

3. 低值易耗

pH 试纸。

实验原理(见"缓冲溶液概述")

实验内容

1. 缓冲溶液的配制

按照下表中要求的 pH,先计算配制甲、乙、丙三种缓冲溶液各 30 mL 所需各组分的体积,填入表中有关空格。再用量筒按以上计算结果量取各组分,分别在三只小烧杯内,混合配制三种缓冲溶液。然后先用 pH 试纸、后用酸度计测定其 pH(关于酸度计的使用方法,参见附录4),将测定结果记录填入表格中。比较实验测量值与计算值是否相符,试给予解释。所配溶液留着做后面的实验。

缓冲溶液	pH	pK_a	各试液所取体积/mL	pH 实验测量值	
				pH 试纸	酸度计
甲	4.75		$0.1\ mol\cdot L^{-1}HAc$		
			$0.1\ mol\cdot L^{-1}NaAc$		
乙	7.51		$0.1\ mol\cdot L^{-1}NaH_2PO_4$		
			$0.1\ mol\cdot L^{-1}Na_2HPO_4$		
丙	9.95		$0.1\ mol\cdot L^{-1}NH_4Cl$		
			$0.1\ mol\cdot L^{-1}NH_3(aq)$		

2. 缓冲溶液的性质

（1）缓冲溶液对强酸、强碱的缓冲作用

取 8 支试管按下表中所列的顺序进行实验,振摇试管后用 pH 试纸测定其中溶液的 pH,记录填入表中。该实验结果可以说明缓冲溶液具有什么性质。

试管号	溶液	加入的强酸或强碱的量	pH
1	蒸馏水 3 mL	$0.1\ mol\cdot L^{-1}$ HCl 2 滴	
2	蒸馏水 3 mL	$0.1\ mol\cdot L^{-1}$ NaOH 2 滴	
3	缓冲溶液甲 3 mL	$0.1\ mol\cdot L^{-1}$ HCl 2 滴	
4	缓冲溶液乙 3 mL	$0.1\ mol\cdot L^{-1}$ HCl 2 滴	
5	缓冲溶液丙 3 mL	$0.1\ mol\cdot L^{-1}$ HCl 2 滴	
6	缓冲溶液甲 3 mL	$0.1\ mol\cdot L^{-1}$ NaOH 2 滴	
7	缓冲溶液乙 3 mL	$0.1\ mol\cdot L^{-1}$ NaOH 2 滴	
8	缓冲溶液丙 3 mL	$0.1\ mol\cdot L^{-1}$ NaOH 2 滴	

（2）缓冲溶液的稀释

在 3 支试管中依次加入甲、乙、丙三种缓冲溶液各 1 mL,然后在试管中各加入 3 mL 蒸馏水,混匀后用 pH 试纸测定其 pH,记录实验结果,通过该实验说明缓冲溶液还有什么性质。

3. 缓冲容量

（1）缓冲容量与缓冲溶液总浓度的关系

取 2 支试管,一支加入缓冲溶液甲 3 mL;另一支加入缓冲溶液甲 1 mL,并加水稀释至 3 mL,摇匀。在两支试管中分别加入等量的 1~2 滴 $1.0\ mol\cdot L^{-1}$ NaOH,用 pH 试纸测定 pH,解释所得结果。

（2）缓冲容量与缓冲比的关系

取 2 个 50 mL 烧杯,用吸量管按下表中用量加入溶液,混匀后用酸度计测量两种溶液的 pH,然后在每个烧杯中加入 0.20 mL 的 $1.0\ mol\cdot L^{-1}$ NaOH,再用酸度计测量它们的 pH,填入下表。计算缓冲容量,并加以解释。

缓冲溶液	缓冲比 $V(NaAc)/V(HAc)$	pH	加入 0.20 mL 强碱后的 pH	ΔpH	β
10 mL $0.1\ mol\cdot L^{-1}$ NaAc +10 mL $0.1\ mol\cdot L^{-1}$ HAc	1/1				
16 mL $0.1\ mol\cdot L^{-1}$ NaAc +4 mL $0.1\ mol\cdot L^{-1}$ HAc	4/1				

思考题

1. 现有以下几种酸：H_2CO_3、$H_2C_2O_4$、$H_2PO_4^-$、HAc、HF、NH_4^+，将它们各与其相应的共轭碱组成缓冲对，欲配制 pH＝2、pH＝7、pH＝9 的三种缓冲溶液，各选用哪种缓冲对为好？

2. 配制的缓冲溶液，其 pH 的计算值与实验测定值为什么不同？

3. 在使用 pH 试纸及酸度计测定溶液的 pH 时，各应注意哪些事项？

实验7　化学反应速率与活化能的测定

实验目的

1. 试验浓度、温度、催化剂对化学反应速率的影响。

2. 学习用实验方法求算速率方程中的反应级数和速率常数。

3. 根据阿累尼乌斯（Arrhenius）方程，学会用作图法求算化学反应的活化能。

实验原理

过二硫酸铵与碘化钾在水溶液中可发生如下的氧化还原反应：

$$S_2O_8^{2-} + 3I^- {=\!=\!=} 2SO_4^{2-} + I_3^-$$

此反应的速率方程式可用下式表示：

$$\overline{V} = -\frac{\Delta c(S_2O_8^{2-})}{\Delta t} = kc^m(S_2O_8^{2-}) \cdot c^n(I^-) \tag{2-13}$$

通常反应速率会随着反应的进行而不断改变（除非该反应是零级反应），因此，本实验研究反应初始时的速率。在上述速率方程式中，速率必须是用初始的即时速率（$V = -\dfrac{dc(S_2O_8^{2-})}{dt}$），但为了简化起见，本实验用初始 Δt 时间间隔的平均速率 $\overline{V}$ 代替即时速率；而式（2-13）中的 $c(S_2O_8^{2-})$、$c(I^-)$ 则分别表示反应物 $S_2O_8^{2-}$、I^- 的初始浓度；k 是速率常数；m、n 分别是 $S_2O_8^{2-}$、I^- 的反应级数。

为测定 Δt 时间间隔内的 $\Delta c(S_2O_8^{2-})$，在 $(NH_4)_2S_2O_8$ 与 KI 开始混合的同时，加入一定体积的已知浓度的 $Na_2S_2O_3$ 溶液和淀粉溶液，使得在反应 $S_2O_8^{2-} + 3I^- {=\!=\!=} 2SO_4^{2-} + I_3^-$ 进行的同时，还发生如下反应：

$$2S_2O_3^{2-} + I_3^- {=\!=\!=} S_4O_6^{2-} + 3I^-$$

$S_2O_3^{2-}$ 和 I_3^- 反应的速率比 $S_2O_8^{2-}$ 和 I^- 反应的速率快得多，$S_2O_8^{2-}$ 和 I^- 反应所生成的 I_3^- 立即与 $S_2O_3^{2-}$ 作用，生成无色的 $S_4O_6^{2-}$ 和 I^-。一旦 $S_2O_3^{2-}$ 耗尽，则 $S_2O_8^{2-}$ 和 I^- 反应生成的微量 I_3^- 就立即与淀粉作用，使溶液显蓝色。根据以上两个反应可以看出，$S_2O_8^{2-}$ 减少 1 mol 时，$S_2O_3^{2-}$ 则减少 2 mol，因此，$\Delta c(S_2O_8^{2-}) = \dfrac{\Delta c(S_2O_3^{2-})}{2}$。

记录 $S_2O_8^{2-}$ 和 I^- 反应从开始到溶液出现蓝色所需的时间 Δt。由于在 Δt 时间间隔内 $S_2O_3^{2-}$ 全部耗尽，因此 $S_2O_3^{2-}$ 的初始浓度即为 $\Delta c(S_2O_3^{2-})$，由此可以求出 $\Delta c(S_2O_8^{2-})$，进而求出平均反应速率。

$$\overline{V} = -\frac{\Delta c(S_2O_8^{2-})}{\Delta t} \qquad (2-14)$$

将式（2-13）等号两边取对数，得到

$$\lg\overline{V} = \lg k + m\lg c(S_2O_8^{2-}) + n\lg c(I^-) \qquad (2-15)$$

当 I^- 浓度不变时，以 $\lg\overline{V}$ 对 $\lg c(S_2O_8^{2-})$ 作图，可以得到一直线，斜率即为 m。同理，当 $S_2O_8^{2-}$ 浓度不变时，以 $\lg\overline{V}$ 对 $\lg c(I^-)$ 作图，可以得到一直线，斜率即为 n。这样就求出反应级数，进而可以求出速率常数 k。

从阿累尼乌斯（Arrhenius）方程可知反应速率常数 k 与反应温度 T 之间存在如下关系：

$$\lg k = -\frac{E_a}{2.303RT} + \lg A \qquad (2-16)$$

式（2-16）中 E_a 为反应活化能，R 为气体常数，A 为频率因子。只要测出不同温度下的 k 值，以 $\lg k$ 对 $\frac{1}{T}$ 作图，可得一直线，其斜率等于 $-\frac{E_a}{2.303R}$，由此可求出反应活化能 E_a。

实验器材

1. 仪器

10 mL 吸量管，10 mL 量筒，秒表，温度计，磁力搅拌器，水浴锅。

2. 试剂

$0.20\ mol \cdot L^{-1}KI$，$0.20\ mol \cdot L^{-1}(NH_4)_2S_2O_8$，$0.01\ mol \cdot L^{-1}Na_2S_2O_3$，$2\ g \cdot L^{-1}$ 淀粉，$0.20\ mol \cdot L^{-1}KNO_3$，$0.20\ mol \cdot L^{-1}(NH_4)_2SO_4$，$0.20\ mol \cdot L^{-1}Cu(NO_3)_2$。

3. 低值易耗

冰、热水。

仪器概述

1. 秒表的使用

秒表可用来准确测定时间，读准至 0.01 s。秒表上端有柄头，可用来旋紧发条，控制启动、停止及复原。秒表一般有两个指针，长针指秒，短针指分。表面上也有相应的两圈刻度，分别表示秒和分的数值。

使用前应先检查零点（秒针正指在零），再旋紧发条。使用时用手握住表体，用拇指或食指按柄头，按一下启动，需停表时再按柄头，秒针及分针即停止，读数后，第三次按柄头(有的秒表需按侧柄头),指针回零复原。整个实验完成,结束时需要让秒表继续走完,使发条放松。

2. 磁力搅拌器的使用

接通电源(电源指示灯亮),将搅拌子放入烧杯内,烧杯置于搅拌器圆盘正中,开启搅拌开关(搅拌指示灯亮),转动调速旋钮,选择转速进行搅拌操作。

3. 温度计的使用

常用的有酒精温度计和水银温度计两种,且有不同的量程规格,按实验要求选择使用。测量正在加热的液体的温度时,要将温度计悬挂起来,注意使水银球完全浸在液体中,不要使水银球靠在容器的底部或器壁上。温度计不可作搅拌用,以免将水银球碰破。刚测量过高温的温度计不要立刻用水冲洗,以免水银球炸裂。

实验内容

1. 浓度对反应速率的影响

室温下先按下表的Ⅲ项进行操作:用两支吸量管分别吸取 10 mL 0.20 mol · L^{-1} KI 溶液、4 mL 0.01 mol · L^{-1} Na$_2$S$_2$O$_3$ 溶液,再用小量筒量取 2 mL 2 g · L^{-1} 淀粉溶液,全部加入 100 mL 烧杯内。将烧杯置于磁力搅拌器上(或用玻璃棒)搅拌,使溶液混合均匀。另用吸量管吸取 10 mL 0.20 mol · L^{-1} (NH$_4$)$_2$S$_2$O$_8$ 溶液于 50 mL 烧杯(或试管)内,再迅速将其倒入 100 mL 烧杯内,同时立即启动秒表。当溶液出现蓝色时,立即停表,记下时间读数,并记录室温。

	实验项目	实验序号				
		Ⅰ	Ⅱ	Ⅲ	Ⅳ	Ⅴ
试剂体积/mL	0.20 mol · L^{-1} KI 溶液	10	10	10	5	2.5
	0.01 mol · L^{-1} Na$_2$S$_2$O$_3$ 溶液	4	4	4	4	4
	2 g · L^{-1} 淀粉溶液	2	2	2	2	2
	0.20 mol · L^{-1} KNO$_3$ 溶液	0	0	0	5	7.5
	0.20 mol · L^{-1} (NH$_4$)$_2$SO$_4$ 溶液	7.5	5	0	0	0
	0.20 mol · L^{-1} (NH$_4$)$_2$S$_2$O$_8$ 溶液	2.5	5	10	10	10
反应物的初始浓度/(mol · L^{-1})	$c(S_2O_8^{2-})$					
	$c(I^-)$					
	$c(S_2O_3^{2-})$					
反应时间	$\Delta t/s$					
反应温度(室温)/℃						
S$_2$O$_8^{2-}$ 的浓度变化	$\Delta c(S_2O_8^{2-})/(mol · L^{-1})$					

实验项目		实验序号				
		I	II	III	IV	V
反应的平均速率	$\overline{V} = -\dfrac{\Delta c(S_2O_8^{2-})}{\Delta t}/(mol \cdot L^{-1} \cdot s^{-1})$ $\lg \overline{V}$ $\lg c(S_2O_8^{2-})$ $\lg c(I^-)$					
反应的速率常数	$k = \dfrac{\overline{V}}{c^m(S_2O_8^{2-}) \cdot c^n(I^-)}$ $/[(mol \cdot L^{-1})^{1-m-n} \cdot s^{-1}]$					

用同样方法将上表中另外四项内容进行实验。加入 KNO_3 溶液和 $(NH_4)_2SO_4$ 溶液是为了使每项实验中离子强度和溶液总的体积维持相同。计算各实验的反应平均速率 $\overline{V}$ 并填入上表中。

用以上实验 I、II、III 的数据作 $\lg \overline{V} - \lg c(S_2O_8^{2-})$ 图,求出 m;用以上实验 III、IV、V 的数据作 $\lg \overline{V} - \lg c(I^-)$ 图,求出 n。求出 m、n 后再计算反应的速率常数 k,将结果填入上表中。

2. 温度对反应速率的影响

按前面表中实验 IV 的用量,将 KI、$Na_2S_2O_3$、KNO_3 和淀粉溶液加入一个 100 mL 烧杯中,将 $(NH_4)_2S_2O_8$ 溶液加入另一个 100 mL 烧杯中。将两个烧杯同时放入冰水浴中冷却,待烧杯中溶液都冷却至 0 ℃时,将 $(NH_4)_2S_2O_8$ 溶液加入 KI、$Na_2S_2O_3$、KNO_3 和淀粉的混合溶液中,同时启动秒表计时,并搅拌溶液。当溶液出现蓝色时,立即停秒表,记录反应时间。

在 10 ℃、30 ℃ 条件下重复上述实验,得到四个不同温度(指 0 ℃、10 ℃、30 ℃ 及室温,室温是前面实验 IV 的结果)下的反应时间。求出这四个不同温度下的反应速率、速率常数,并将计算的结果填入下表中。

实验项目	反应序号			
	1	2	3	4
反应温度 T/K	273+室温	273+0	273+10	273+30
反应时间 $\Delta t/s$				
反应速率 $\overline{V}/(mol \cdot L^{-1} \cdot s^{-1})$				
反应速率常数 $k/[(mol \cdot L^{-1})^{1-m-n} \cdot s^{-1}]$				
$\lg k$				
$1/T/K^{-1}$				
活化能 $E_a/(kJ \cdot mol^{-1})$				

用上表中各次实验的 $\lg k$ 对 $1/T$ 作图,可得一直线,根据其斜率可求出活化能 E_a。

3. 催化剂对反应速率的影响

$Cu(NO_3)_2$ 可以使得过二硫酸铵与碘化钾的氧化还原反应加快。

按第一个表中实验Ⅳ的用量,将 KI、$Na_2S_2O_3$、KNO_3 和淀粉溶液加入一个 100 mL 烧杯中,再加入 2 滴 0.20 mol·L^{-1} $Cu(NO_3)_2$ 溶液,搅匀,将另一个 100 mL 烧杯中已准备好的 $(NH_4)_2S_2O_8$ 溶液迅速加入混合溶液中,同时启动秒表计时,并搅拌溶液。当溶液出现蓝色时,立即停秒表,记录反应时间,求出反应速率。将结果与前面第一个表中实验Ⅳ的结果进行比较,从而可以得出什么结论?

思考题

1. 实验中为什么可以根据反应溶液出现蓝色时间的长短来计算反应速率? 蓝色出现以后,反应 $S_2O_8^{2-}+3I^-\!\!=\!\!=\!\!=\!2SO_4^{2-}+I_3^-$ 是否就终止了?

2. 下列情况对实验结果有何影响?

(1) 取用六种试剂的吸量管或量筒没有专用;

(2) 先加 $(NH_4)_2S_2O_8$ 溶液,最后加 KI 溶液;

(3) 慢慢加入 $(NH_4)_2S_2O_8$ 溶液。

3. 影响反应速率的因素有哪些? 本实验如何分别试验浓度、温度对反应速率的影响?

(明　亮)

实验8　配位化合物的生成和性质

实验目的

1. 了解配离子的形成和配离子与简单离子的区别。

2. 了解配位平衡与沉淀反应、氧化还原反应和溶液酸度的关系。

实验原理

中心原子和一定数目的配体,由配位键结合成的、具有一定特征的离子叫做配离子,若结合成的是分子,则叫做配分子。配离子或配分子构成的化合物就是配合物。

配合物在水中所解离出的配离子或配分子,性质相当稳定,只有一小部分能够继续解离成简单离子,而复盐则全部解离成简单离子,如:

配合物:$K_3[Fe(CN)_6]\!\!=\!\!=\!\!=\!3K^+ +[Fe(CN)_6]^{3-}$

$[Fe(CN)_6]^{3-}\!\!=\!\!=\!\!=\!Fe^{3+}+6CN^-$

复盐:$NH_4Fe(SO_4)_2\!\!=\!\!=\!\!=\!NH_4^+ +Fe^{3+}+2SO_4^{2-}$

因此,在铁铵矾溶液中滴加 KSCN 时,溶液能显示血红色,但在铁氰化钾溶液中,不会因 KSCN 的加入而呈现红色。

配离子的稳定性可用稳定常数($K_稳$)或不稳定常数($K_{不稳}$)的大小衡量。如中心体 M 和配体 A 所形成的配离子$[MA_x]$(略去它们的电荷),在水溶液中存在下列配位平衡:

$$M + xA \Longrightarrow [MA_x]$$

$$K_稳 = \frac{[MA_x]}{[M][A]^x} = \frac{1}{K_{不稳}}$$

对于配位比相同的配离子来说,$K_稳$越大,表明生成该配离子的倾向性也越大,其稳定性亦越强。

根据平衡移动原理,当增加中心体或配体浓度时,有利于配离子的生成。相反,若减少中心体或配体浓度,将促使配离子破坏。例如,AgCl 溶于氨水形成$[Ag(NH_3)_2]^+$,若加入硝酸后,AgCl 沉淀又会重新生成。这是因为硝酸的加入使溶液中的配体 NH_3 转变成 NH_4^+ 后,配体浓度下降所造成的结果。这就是溶液酸度对配位平衡的影响。

形成配合物之后,原来物质的某些性质亦会发生变化,如颜色、溶解度、酸度等。

实验器材

试剂

$0.1\ mol \cdot L^{-1} CuSO_4$,$1\ mol \cdot L^{-1} BaCl_2$,$2\ mol \cdot L^{-1} NaOH$,$0.1\ mol \cdot L^{-1} NH_4Fe(SO_4)_2$,$0.1\ mol \cdot L^{-1}(NH_4)_2C_2O_4$,$0.1\ mol \cdot L^{-1} K_3[Fe(CN)_6]$,$0.1\ mol \cdot L^{-1} KI$,$0.1\ mol \cdot L^{-1} KBr$,$0.1\ mol \cdot L^{-1} KCl$,$0.1\ mol \cdot L^{-1} AgNO_3$,$0.1\ mol \cdot L^{-1} Hg(NO_3)_2$,$0.1\ mol \cdot L^{-1} CaCl_2$,$0.1\ mol \cdot L^{-1} Na_2CO_3$,$0.1\ mol \cdot L^{-1} KSCN$,$0.05\ mol \cdot L^{-1} EDTA$,$0.1\ mol \cdot L^{-1} FeCl_3$,$6\ mol \cdot L^{-1}$ 氨水,1%丁二肟溶液,$0.1\ mol \cdot L^{-1} NiCl_2$,$CCl_4$。

实验内容

1. 配合物的生成和组成

(1)取两支试管,各加 10 滴 $0.1\ mol \cdot L^{-1}$ $CuSO_4$ 溶液,再分别加入 2 滴 $1\ mol \cdot L^{-1}$ $BaCl_2$ 和 2 滴 $2\ mol \cdot L^{-1}$ $NaOH$ 溶液。观察现象,写出反应的化学方程式。

(2)取一支试管,加 20 滴 $0.1\ mol \cdot L^{-1}$ $CuSO_4$ 溶液,滴入 $6\ mol \cdot L^{-1}$ 氨水溶液至溶液成深蓝色时,再多加 1 mL 氨水。然后将此溶液分为三份,一份保留备用,另两份分别加入 2 滴 $1\ mol \cdot L^{-1}$ $BaCl_2$ 和 2 滴 $2\ mol \cdot L^{-1}$ $NaOH$ 溶液。观察现象,写出反应的化学方程式。

2. 简单离子和配离子的区别

(1)取一支试管,加入 10 滴 $0.1\ mol \cdot L^{-1}$ $FeCl_3$ 溶液,再加入 2 滴 $0.1\ mol \cdot L^{-1}$ $KSCN$ 溶液。观察实验现象,并写出反应的化学方程式。

(2)以 $0.1\ mol \cdot L^{-1} K_3[Fe(CN)_6]$代替 $FeCl_3$ 溶液,同样进行上述实验,观察现象有什么变化。为什么?

(3) 取三支试管,各加 10 滴 0.1 mol·L^{-1}NH$_4$Fe(SO$_4$)$_2$ 溶液,分别检验其中是否存在 NH$_4^+$、Fe^{3+}、SO$_4^{2-}$。根据实验事实,比较上一实验结果,能从中得出什么结论?

3. 配位平衡的移动

(1) 取一支试管,加入 1 滴 0.1 mol·L^{-1} FeCl$_3$ 溶液,再加入 0.1 mol·L^{-1}(NH$_4$)$_2$C$_2$O$_4$ 溶液 10 滴,即有配离子[Fe(C$_2$O$_4$)$_3$]$^{3-}$生成。然后加入 1 滴 0.1 mol·L^{-1} KSCN 溶液,观察现象。继续在此溶液中,逐滴加入 6 mol·L^{-1}HCl,又有何现象出现?写出反应的化学方程式,并加以解释。

(2) 取一支试管,加入 10 滴 0.1 mol·L^{-1}KI 和 2 滴 0.1 mol·L^{-1}FeCl$_3$ 溶液,然后加入 10 滴 CCl$_4$,充分振荡。观察 CCl$_4$ 层中的颜色。解释现象,并写出有关反应的化学方程式。

另取一支试管,以 0.1 mol·L^{-1} K$_3$[Fe(CN)$_6$]代替 FeCl$_3$ 溶液,同样进行上述实验。实验现象与上有何差异?并加以解释。

(3) 取三支离心试管,分别加入 0.1 mol·L^{-1}KCl、0.1 mol·L^{-1}KBr、0.1 mol·L^{-1}KI 溶液各 2 滴,然后在每支试管中再加入 0.1 mol·L^{-1}AgNO$_3$ 溶液 2 滴。观察沉淀的颜色,并写出反应的化学方程式。将三支离心试管离心分离后弃去溶液。在形成 AgCl 沉淀的试管中,逐滴加入 6 mol·L^{-1} 氨水,边滴边振荡,直至沉淀溶解,记下加入氨水的滴数。在形成 AgBr 沉淀的试管中,用同样方法加入 6 mol·L^{-1} 氨水,直至沉淀溶解,记下加入氨水的滴数。对于 AgI 沉淀亦用此法处理。根据实验现象比较 AgCl、AgBr、AgI 的溶度积的相对大小。(20 滴以上仍然不溶解的沉淀就不必再继续滴加氨水了,即可认为该沉淀不溶解)。

(4) 取一支试管,加入 2 滴 0.1 mol·L^{-1}Hg(NO$_3$)$_2$ 溶液,逐滴加 0.1 mol·L^{-1}KI 溶液,观察过程中沉淀的生成和溶解现象。写出反应的化学方程式,并加以解释。

碘化汞钾的碱性溶液叫做奈氏试剂,可用来检验 NH$_4^+$ 离子,因为该试剂与 NH$_4^+$ 离子反应生成红褐色沉淀。

4. 螯合物的形成

(1) 取两支试管,各加 0.1 mol·L^{-1} CaCl$_2$ 溶液 10 滴,并分别加入 0.05 mol·L^{-1}EDTA 溶液和去离子水各 20 滴。然后再各加入相同滴数的 0.1 mol·L^{-1} Na$_2$CO$_3$ 溶液,可以发现一支试管中有白色沉淀生成,另一支试管中没有沉淀。写出反应的化学方程式,并作解释。

(2) 取保留的硫酸四氨合铜(Ⅱ)溶液 10 滴置于一支试管中,然后滴加 0.05 mol·L^{-1}EDTA 溶液,观察溶液颜色有何变化,并作解释。

(3) 取一支试管,加入 1 滴 0.1 mol·L^{-1} FeCl$_3$ 溶液,然后加入 1 滴 0.1 mol·L^{-1} KSCN 溶液和去离子水 8 滴,再加入 0.05 mol·L^{-1}EDTA 溶液,观察颜色的变化,并作解释。

（4）取一支试管，在其中加入 2 滴 0.1 mol·L⁻¹NiCl₂ 溶液，10 滴去离子水和 1 滴 6 mol·L⁻¹ 氨水。混匀之后，再加入 2 滴 1％丁二肟溶液。观察现象，并写出反应的化学方程式。

思考题

1. 配离子和简单离子有何性质差异？如何用实验方法证明？

2. 本实验中有哪些因素能使配位平衡发生移动？试举例说明。

3. 丁二肟鉴定 Ni²⁺离子的反应，为什么要在碱性条件下进行？如果不用氨水，而用 NaOH 溶液控制溶液的酸度，是否可以？

（习　霞）

实验9　溶胶的制备和性质

实验目的

1. 了解溶胶常用的制备方法。

2. 加深对溶胶性质的认识。

实验原理

实验室里一般可用盐类水解或复分解反应的方法制备溶胶。本实验用复分解反应制备 AgI 溶胶：

$$AgNO_3+KI \Longrightarrow KNO_3+AgI$$

在 AgNO₃ 过量时，吸附 Ag⁺形成 AgI 正溶胶：

$$\underbrace{\underbrace{[(AgI)_m\cdot nAg^+(n-x)NO_3^-]^{x+}}_{胶粒}\cdot xNO_3^-}_{胶团}\quad 反离子$$

当 KI 过量时，吸附 I⁻形成负溶胶：

$$\underbrace{\underbrace{[(AgI)_m\cdot nI^-(n-x)K^+]^{x-}}_{胶粒}\cdot xK^+}_{胶团}\quad 反离子$$

当强光通过溶胶时，从侧面可以观察到由胶粒散射引起的明显光径，这就是丁达尔现象。

由于胶粒带一定电荷，所以在直流电作用下向电极移动，这种现象称为电泳。

由于溶胶是多相高分散的体系，所以能聚沉。常用的聚沉剂为电解质溶液，电解质在聚沉中起主要作用的是反离子，反离子电荷数愈高聚沉作用愈大。将带相反电荷的溶

· 45 ·

胶互相混合,由于胶粒电荷彼此中和,因此也可发生聚沉。

若在溶胶中加入足量的某些高分子溶液,高分子吸附在溶胶的胶粒面上使其对介质的亲和力增加,因而有防止聚沉的保护作用。

实验器材

1. 仪器

U 形管,蓄电池(连导线),手电筒,烧杯(100 mL),量筒(100 mL、10 mL),试管,黑纸袋。

2. 试剂

$0.01\ mol \cdot L^{-1} AgNO_3$,$0.01\ mol \cdot L^{-1} KI$,$0.004\ mol \cdot L^{-1} HCl$,$0.01\ mol \cdot L^{-1} NaNO_3$,$0.01\ mol \cdot L^{-1} K_2SO_4$,$0.01\ mol \cdot L^{-1} Na_3PO_4$,1% 白明胶。

实验内容

1. 溶胶的制备

取两个 100 mL 烧杯,用量筒按下表用量量取试剂,混合均匀后,观察现象,并确定溶胶的电性。

实验项目	烧杯 1	烧杯 2
蒸馏水	27 mL	27 mL
$AgNO_3$	15 mL	12 mL
KI	12 mL	15 mL
颜色、电性		
胶团结构		

2. 丁达尔现象

向试管中加入 8 mL 上述制备的 AgI 负溶胶,将试管装入黑纸袋中。在黑纸袋的下部打一小孔(孔径 2~3 mm),然后用手电筒的强光照射,此时从试管顶部观察,可看到明显的光径。

另用蒸馏水作同样的观察,比较结果。

3. 溶胶的电泳

取两支 U 形管,分别注入上述制备的溶胶,然后用滴管分别吸取等量的 $0.004\ mol \cdot L^{-1}$ 的 HCl 溶液,徐徐注入 U 形管的左右两臂(小心勿使溶胶与电解质界面破坏),记录两边界面位置。沉入二电极,接上 80~100 V 直流电源,0.5 h 后观察界面的移动,从而说明两种溶胶分别带有何种电荷。

4. 溶胶的聚沉

(1) 电解质使溶胶聚沉

取三支试管,分别加入 4 mL 自制的正溶胶,分别在三支试管中按相同速度逐步滴加 $0.01\ mol \cdot L^{-1}\ NaNO_3$ 溶液,$0.01\ mol \cdot L^{-1}\ K_2SO_4$ 溶液及 $0.01\ mol \cdot L^{-1}\ Na_3PO_4$ 溶液,每加入 1 滴,摇匀并注意观察现象直至产生沉淀为止,记录使溶胶聚沉所需滴数,从而根据加入电解质的量(物质的量浓度×滴数/20)来比较电解质对正溶胶聚沉能力的大小。

(2) 溶胶的相互聚沉

取三支试管,按下表用量,混匀后,观察现象,并加以解释。

正溶胶	4 mL	3 mL	2 mL
负溶胶	2 mL	3 mL	4 mL
现　象			

5. 高分子溶液对溶胶的保护作用

取两支试管,各取 AgI 正溶胶 5 mL,一支加 1% 白明胶 2 mL,另一支加蒸馏水 2 mL,摇匀后均滴入和本实验内容 4(1)中电解质使溶胶聚沉中引起 AgI 正溶胶发生聚沉等量的 $0.01\ mol \cdot L^{-1}\ K_2SO_4$ 溶液,观察两试管中发生的现象有何不同,并加以解释。

思考题

1. 为什么 $AgNO_3$ 与 KI 按不同比例混合以后形成的 AgI 溶胶所带电荷不同?

2. NO_3^-、SO_4^{2-}、PO_4^{3-} 对 AgI 正溶胶聚沉能力大小顺序如何?

(明　亮)

第三部分　分析化学实验

实验10　分析天平的结构和使用

实验目的

1. 了解分析天平的基本结构和性能。

2. 学会分析天平的使用方法。

实验器材

1. 仪器

分析天平,台秤,称量瓶,干燥器。

2. 试剂

Na_2CO_3,硼砂。

仪器概述

分析天平是定量分析的基本仪器,只要进行定量分析,几乎要使用分析天平,所以我们学习分析化学必须要掌握分析天平的构造、性能和使用方法。

我们讨论的是等臂分析天平,虽然其规格型号有多种,但称量原理、基本构造大体是相同的。

分析天平的称量原理

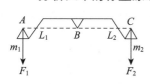

图3-1　杠杆原理

分析天平是根据杠杆原理制成的,设有一杠杆 ABC,如图 3-1所示。B 为支点,A 为重点,C 为力点。AB、BC 为杠杆的两臂,长度分别为 L_1 和 L_2。若在左端 A 上放一质量为 m_1 的物体,为使杠杆维持原来的平衡,必须在右端 C 上加一质量为 m_2 砝码。根据杠杆原理,支点两边的力矩应相等,即 $F_1L_1=F_2L_2$。由于力(F)等于质量乘重力加速度(g),故 $m_1gL_1=m_2gL_2$,而天平是等臂的,即 $L_1=L_2$,所以 $m_1=m_2$,即根据砝码的质量 m_2 就可以知道称量物的质量 m_1。同时可知,在天平上称出的量,实际上是它的质量,质量是不随地域改变的,而重力随地域的重力加速度不同会产生差异。

分析天平的构造

常用国产分析天平的型号与规格如表3-1所示。

表3-1　常用国产分析天平的型号、规格

名　称	型　号	最大载荷/g	分度值/mg
半机械加码电光天平	TG-328B	200	0.1
全机械加码电光天平	TG-328A	200	0.1
单盘减码式全自动电光天平	TG-729B	100	1
单盘电光天平	TG-429	100	0.1
微量天平	TG-332A	20	0.01

分析天平尽管种类繁多,名称各异,但其基本结构均大同小异。下面以目前我国最普遍使用的TG-328B双盘半机械加码的电光天平为例介绍分析天平的结构。图3-2为TG-328B型分析天平的正视图。

由图3-2可知,该分析天平是由天平梁、天平柱、天平箱、砝码、机械加码装置和光学读数系统等六大部分组成。

(1)天平梁　天平梁部分包括横梁、三棱体、指针、平衡调节螺丝、重心调节螺丝、吊耳和天平盘七个部件。横梁多用质轻而坚固的、膨胀系数较小的铝铜合金制成。梁上装有三个三棱形的玛瑙刀,一个在中间,刀口向下,称为支点刀;其余两个在离支点等距离的两端,刀口向上,称为承重刀。这三个刀口的棱边互相平行并处于同一水平面上。当天平工作时,中间刀口支持在天平柱上端的玛瑙平板上,作为支点;两端刀口支持着吊耳的玛瑙平板,作为重点和力点。玛瑙刀口的角度及锋刃完整程度直接影响天平的质量,故应注意保持刀刃锋利,避免损伤。玛瑙平板应保持光滑,避免磨损。梁的正中有一支垂直于横梁的指针,指针下端固定有一个透明的小标尺,称为微分刻度标尺,由指针标尺在光屏上的投影来衡量天平梁的倾斜程度(即天

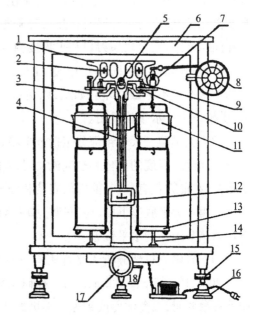

1—横梁;2—平衡调节螺丝;3—吊耳;4—指针;
5—支点刀(中刀);6—天平箱;7—环码;
8—指数盘;9—立柱;10—托叶;11—阻尼器;
12—光屏;13—天平盘;14—盘托;15—天平脚;
16—脚垫;17—升降枢纽;18—微调零点的拨杆。

图3-2　TG-328B型分析天平正视图

平梁的平衡位置),直接读取 10 mg 以下的质量。平衡调节螺丝装在天平梁的上部,用以调节天平的零点。在天平梁上方装有重心调节螺丝,上下移动重心螺丝可以调节天平梁的重心,改变天平灵敏度。重心调节螺丝在检定天平时已基本调好,一般不应随便调动。吊耳是用来把天平盘挂在梁上的部件。天平盘用来放置被称物和砝码。两个吊耳和两个天平盘都分别刻有"1"和"2"作标记,刻"1"者挂在天平左臂上,刻"2"者挂在天平右臂上。

(2)天平柱 此部分包括天平柱、空气阻尼器、盘托、升降枢纽、升降枢机件和气泡水平仪等六个部件。天平柱是金属制的中空圆柱,下端固定在天平底座的中央,柱的上端装有一个玛瑙平板。在天平柱的两旁固定两个无盖的金属圆筒,在两个吊耳上,各挂一个无底的金属圆筒,挂着的圆筒恰好悬在固定的圆筒里面而又互不相碰。这两个空筒便构成空气阻尼器。当天平梁摆动时,阻尼器的内筒也随着上下移动,筒内空气因而受到膨胀和压缩的力量,为保持筒内外空气的压力一致,它便产生抵制膨胀和压缩的力量,也就是抑制横梁摆动的力量,这样,天平的指针在摆动两三次后就会很快停止下来。升降枢纽是升降枢机件上升或下降的控制钮,升降枢机件的作用则是控制托叶、天平梁、吊耳和盘托的升降。打开升降枢纽时,升降枢机件下降即开启天平,托叶、天平梁、吊耳和盘托同时下降,三个玛瑙刀口和平板接触,这时天平梁自由摆动;关闭升降枢纽,则托叶、天平梁、吊耳和盘托也同时上升,这时三个玛瑙刀口离开平板,盘托托住天平盘,天平处于休止状态。不称量时即应如此,以免磨损刀口和平板。气泡水平仪位于天平柱后上方,供校正天平水平位置用。

(3)天平箱 天平箱部分包括天平箱、天平底座、天平脚、脚垫等四个部件。为了防止灰尘、湿度、温度的变化和空气流动对称量的影响,天平装在镶有玻璃的天平箱内。天平箱左、右前方各有一门,前门供安装和修理天平时用,左右两门是供称量时取放称量物和砝码用。天平底座下面有三只脚,脚下均有脚垫。前面两只脚装有调节螺丝,可以上下转动调节天平的水平位置。

(4)砝码 每架分析天平都附有一盒砝码。每盒砝码装有 9 个砝码(100 g、50 g、20 g、20 g、10 g、5 g、2 g、2 g、1 g)。砝码盒内尚附有一把镊子,用于夹取砝码,绝对不能用手去拿砝码,以免沾污或锈蚀。半机械加码电光天平 10~500 mg 的砝码都做成环状,称为环码,由机械加码装置进行加、减。10 mg 以下的质量则利用光学投影装置从光屏(或称投影屏)上读取(图 3-3)。

(5)机械加码装置 它是由骑放环码的横杆、控制环码升降的杠杆和连接杠杆的指数盘三部分构成。一般是将横杆固定在天平右盘上部,杠杆和指数盘(见图 3-4)固定在天平箱右侧。转动指数盘时,它所连接的杠杆就可将某一质量的环码骑放在横杆上或从横杆上钩起,通过指数盘上的数字,便可以读出所加环码的质量,如图 3-4 指数盘的读数为 0.230 0 g。

（6）光学读数系统　在天平指针下端透明的微分刻度标尺上刻有 10 个大格，每大格相当于 1 mg；每大格又分为 10 小格，每小格相当于 0.1 mg。开启天平时，标尺随指针向左或右摆动。标尺上的刻度很小，必须通过光学装置放大后才能看清楚。光学装置包括光源、聚光管、透镜、反射镜和光屏，如图 3-5 所示。

旋转升降枢纽开启天平后，光源（1）通电发出的光经聚光管（2）通过透明标尺（3）。经透镜（4）放大，再经反射镜（5 和 6）将带有刻度的标尺投影到光屏（7）上。光屏上有一条竖标线，在天平空载时，标线与透明标尺上的"0"恰好重合。10 mg 以下的质量是从指针标尺在光屏上的投影来直接读取。图 3-3 所示的读数为 1.6 mg。

分析天平的使用规则

（1）天平和砝码在使用前先检查有无损坏或不正常。在称量前检查天平是否水平，用毛刷清扫天平。在称量过程中，要保持天平及其周围和砝码的整洁。必要时应校正天平零点。

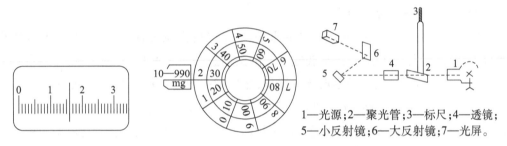

图 3-3　标尺在光屏上的读数　　图 3-4　指数盘图　　图 3-5　光学投影装置

1—光源；2—聚光管；3—标尺；4—透镜；5—小反射镜；6—大反射镜；7—光屏。

（2）启动和关闭天平时应该缓慢；在取放物体、加减砝码或环码前必须关闭天平，若未关闭而进行上述操作，则会突然破坏天平平衡而使天平梁剧烈晃动，进而使有些部件脱离正常位置导致天平不能正常使用，玛瑙刀口也会因此受到损坏。所以天平的升降枢纽一般只在判断平衡和读数时打开，其他时间升降枢纽都应处在休止状态。

（3）取放被称量物体和加减砝码时，只能打开天平的左右两个边门，天平前门不应随意打开，关闭所有天平门后方可启动天平称量。

（4）化学试剂和试样不得直接放在天平秤盘上，必须盛在洁净的容器中称量，具有腐蚀性或吸湿性物质必须放在称量瓶或其他适当密闭的容器中称量。

（5）在同一实验中，所有称量均应使用同一架天平相同一组砝码。

（6）砝码必须用镊子取放，严禁用手拿取。加砝码时，应由大到小按顺序逐一试放在天平秤盘上，砝码和物体都应放在称盘中央，以防称盘摆动。电光天平自动加码时亦应由大到小一挡一挡顺序地慢慢试加，防止环码跳落互撞。砝码应放在砝码盒中规定的位置里，任何时候不得将砝码放在砝码盒和天平盘以外的任何地方。

（7）天平载重不得超过天平的最大载质量。

（8）过冷过热的物体不得放入天平内称量，天平箱内应放有干燥剂。

（9）砝码质量读法应该是：先由砝码盒中的空位读出并记录质量，再检查秤盘上的砝码核对数据一次；半机械加码电光分析天平，克以下读取指数盘指示数值和投影屏数值，克以上看秤盘内的平衡砝码值，记录结果后也需要复核一次。

（10）在质量分析的恒重过程中，还应记录砝码的组合方式，面值相同的砝码应加以区别。

（11）称量的数据应及时记录在记录本上，不得记录在小纸片或其他草稿纸上。

（12）称量完毕，关闭天平，使天平横梁托起，取出物体和砝码，将指数盘还原，切断电源，并关好天平门，罩上天平罩，在天平使用登记簿上登记天平使用情况，签上使用人的姓名和使用日期。

称量方法

经常使用的称量方法有以下几种：

（1）直接称量法　接通电源，开启天平，观察光屏上微分标尺"0"位是否与标线相重合，若偏离不大，可以调节天平底座下部的微动拨杆使之重合，若偏离较大，经带教老师同意可先调节天平梁上的零点调节螺丝，然后调节微动拨杆使之重合，则天平的零点正好为 0.000 0 g，上述操作称"调天平零点"。零点调好后，初学者先用台秤初称一下被称物体的粗重（如为 18.5 g），然后将被称物体放在分析天平左盘上，右盘根据初称结果放入砝码（18 g），环码转到 400 mg 处，小心开启天平，观察指针摆动方向，若指针偏右，说明右边轻，需添加环码，若指针偏左，说明左边轻，需减环码，到指针偏移不明显时，天平基本达到平衡。初学者操作的难度是对平衡的判断，判断的方法除了根据指针的偏移方向进行判断外，还可以根据光屏上标尺移动的方向来判断，即标尺快速地向右边移动，则右边重，反之，则左边重。两种方法可用六个字概括"针偏轻，尺偏重"。注意判断平衡时，升降枢纽不需要完全打开，以便快速判断，读数时一定要完全打开升降枢的旋钮，待指针或标尺不再移动时读数。读数方法：以克为单位，大于等于 1 g 的读取右盘上砝码的质量，小于 1 g 的从指数盘读取环码的质量，从外圈读到里圈即为 0.××00 g，小数点后第三、四位从光标尺上读，图 3-3 所示的读数为 0.001 6 g。虽然标尺可估读到小数点后第五位，但天平的精度只能准确到 0.1 mg，因而根据"四舍六入五留双"的进位办法只读到第四位，并及时记录数据。

熟练者不一定需要初称，可直接在天平上称量，则加砝码、环码时按"从大到小，减半加入"的原则进行，直到达到平衡为止，最后直接读出所称物体的质量。

（2）差减称量法　分析工作中有时需连续称出几份试样，可以采用差减称量法，方法如下：将适量试样装入称量瓶中，称得质量为 $m_1(g)$；然后在指数盘上减去要称的指定的药品质量(如0.5~0.6 g);用纸条裹住称量瓶和瓶盖 (见图3-6),放在容器上方,将称量瓶倾斜,用称量瓶 盖轻敲瓶口上部(注意手勿直接接触称量瓶,以免手上 的汗渍沾污称量瓶),使试样慢慢落入容器中,当倾出的 试样已接近所需要的质量时,慢慢将称量瓶竖起,同时 用称量瓶盖轻敲瓶口上部,使粘在瓶口的试样落入称量 瓶内,然后盖好瓶盖,将称量瓶放回秤盘上,判断是否达 到平衡,若光标尺向左移动,则左边重,说明倒出的样品 质量还未达到指定的质量,还要取出称量瓶再倒,若光 标尺偏右,说明倒出的样品的质量已超过指定质量,若

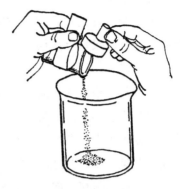

图3-6　倾样操作

超得太多使实验无法进行,则须重称。当倒出的药品质量在指定的称量范围内时,完全 开启升降枢纽,待平衡时读数,称得质量为$m_2(g)$,两次质量之差,就是试样的质量。如 此继续进行,就可称取多份试样:

第一份试样重$=m_1-m_2(g)$

第二份试样重$=m_2-m_3(g)$

第三份试样重$=m_3-m_4(g)$

若称出的样品的质量范围要求不严格,则称量时不一定需要先在天平右臂减去要称 药品的指定质量。

(3)指定质量称量法　在空气中稳定、不易吸水的样品,如金属、矿石、盐类等可用 此方法称量。先称器皿(如表面皿、铝铲等)的质量,然后在右盘上加指定称量质量的砝 码(如0.534 2 g),再用牛角匙向左盘器皿中逐渐加试样,在接近指定质量时要少量缓慢 地加,直至达到平衡点为止(最大允差0.2 mg)。

(4)置换称量法　先将被称物体放在天平右盘上,在左盘上放一配平物体(如另一 组砝码),使天平平衡,测定平衡点,然后取下被称物体,换上适当数值的砝码,再使天平 平衡达到同一平衡点,这时所换上的砝码的质量就是物体的真实质量。因为被称物体和 砝码都在同一秤盘上称量,不受天平不等臂影响。

例如天平的左臂和右臂长分别为L_1和L_2,被称物体重为m,配平物体重为P,砝码重 为P',则有$PL_1=mL_2$,$PL_1=P'L_2$。

从而可以得到$mL_2=P'L_2$,$m=P'$。

实验内容

1. 检查天平

在称量前,先检查天平横梁是否处于正常的位置上,托盘的吊耳是否脱开,并利用水 平仪来调整天平的位置。注意:在尚未确定天平是否完全正常以前,不可开启升降枢纽, 以免损伤天平的玛瑙三棱体和平板。

2. 零点调节

天平经检查正常后,则可按前面所述的方法进行零点调节,若零点偏离太远,应报告老师处理。记录零点读数。

3. 称量

称量时严格遵守前面讲的分析天平使用规则(2)条。

(1)直接称量法 将待称物体先在台秤上初称一下,记录初称数据,然后将待称物体放在分析天平的左盘中心(全自动天平则放在右托盘上),根据初称数据夹取相应砝码放在右盘中心,初称数据中小于 1 g 的加相应的环码,然后缓缓开启升降枢纽,观察指针或光标尺的偏移方向,"针偏轻,尺偏重",据此加减环码,直到光屏标尺缓缓移动,光屏标线落在标尺刻度内,即可读取被称物体的质量,记下数据。

(2)差减称量法 用差减法分别从称量瓶中称出 Na_2CO_3 0.4~0.5 g 两份、硼砂 0.5~0.6 g 两份于 4 个 250 mL 锥形瓶中。

4. 称量结束后,将药品放回干燥器中,把落在天平箱中的药品用天平刷清理干净,并按分析天平使用规则检查天平。

思考题

1. 在差减称量法称出样品的过程中,若称量瓶内的样品吸湿,对称量会造成什么误差?若试样倾入烧杯内再吸湿,对称量是否有影响?为什么?

2. 在称量过程中,如果天平受风的影响,略有变动,这属于什么误差?

(习 霞)

滴定分析

滴定分析法是分析化学中定量分析内容之一。分析化学是研究物质化学组成及其含量的科学,主要分为定性分析和定量分析两部分。定性分析的任务是鉴定物质的组成成分,定量分析的任务是测定物质各组分的相对含量。根据测定手段的不同,分析化学又可分为化学分析法和仪器分析法。以物质的化学反应为基础的分析方法称为化学分析法。化学分析法又可分为重量分析法和滴定分析法。滴定分析操作简便、快速,也具有足够的准确度,常用于临床检验和医疗卫生分析中。

这里将介绍滴定分析的一些基本知识及滴定分析中的酸碱滴定法、氧化还原滴定法及配位滴定法。

一 滴定分析概述

滴定分析是通过滴定来完成的分析方法。一般是将一种已知准确浓度的溶液(称为标准溶液或滴定剂)滴加到被测物质溶液中,或将被测物质的溶液滴加到标准溶液中,直到所加溶液与被滴定溶液按一定化学计量关系完全反应为止,然后通过所消耗的标准溶液的浓度、体积和被测物质溶液的体积,根据反应化学方程式来计算被测物质的含量。将标准溶液从滴定管滴加到被测物质溶液中的操作过程称为滴定。当加入的标准溶液与被测组分按照反应的化学方程式恰好反应完全时,即消耗的两种物质的量正好符合化学方程式所表示的化学计量关系时,称为化学计量点或理论终点,简称为计量点。在实际操作时,常借助指示剂的颜色变化等作为停止滴定的信号。根据指示剂发生的颜色变化,从而停止滴定的终点称为滴定终点。滴定终点与计量点越吻合,测定结果越准确。由滴定终点与计量点不完全重合导致的分析误差称为滴定误差。滴定分析法主要用于常量组分的测定。

二　滴定分析结果的误差和有效数字

(一) 准确度和精密度

1. 误差与准确度

准确度是指测得值与真实值相符合的程度。通常用误差大小表示,误差越小,准确度越高。误差分为绝对误差和相对误差。绝对误差表示测得值与真实值之差;相对误差表示绝对误差占真实值的百分率。

$$绝对误差(E) = 测得值(X) - 真实值(T) \qquad (3-1)$$

$$相对误差(RE) = \frac{E}{T} \times 100\% \qquad (3-2)$$

2. 偏差与精密度

精密度是指测得值与平均值相接近的程度,即指各次测得值相互接近的程度。通常用偏差来表示,偏差越小,精密度越高。偏差有多种表示方法。绝对偏差(d)是指各次测定值(X)与平均值$\overline{X}$之间的差值;相对偏差(Rd)是指绝对偏差占平均值的百分率。

$$d = X - \overline{X} \qquad (3-3)$$

$$Rd = \frac{d}{\overline{X}} \times 100\% \qquad (3-4)$$

在实际工作中,常用平均偏差($\overline{d}$)和相对平均偏差($R\overline{d}$)来表示分析结果的精密度。用公式表示为:

$$\overline{d} = \frac{|d_1| + |d_2| + |d_3| + \cdots + |d_n|}{n} \qquad (3-5)$$

$$R\overline{d} = \frac{\overline{d}}{\overline{X}} \times 100\% \qquad (3-6)$$

式(3-5)中|d|表示绝对偏差的绝对值,n 为测定次数。滴定分析测定常量组分时,分析结果的相对平均偏差一般应少于0.2%。

精密度反映了一系列平行测定数据之间相互接近的程度,精密度高表示测定结果偏差小,但并不表示准确度高,只有在消除或减免系统误差之后,精密度高,准确度才高。因此精密度高是准确度高的前提条件。若精密度低,说明测定结果是不可靠的。

例1 用同一方法测定某试样中硼砂含量时,三次结果分别为 59.98%,59.86%,59.95%,求其分析结果的精密度(相对平均偏差)。

解: 平均值 $\overline{X}=59.93\%$

$$d_1=59.98\%-59.93\%=+0.05\%$$
$$d_2=59.86\%-59.93\%=-0.07\%$$
$$d_3=59.95\%-59.93\%=+0.02\%$$
$$\overline{d}=\frac{|0.05\%|+|-0.07\%|+|0.02\%|}{3}\approx0.05\%$$
$$R\overline{d}=\frac{0.05\%}{59.93\%}\times100\%\approx0.08\%<0.2\%$$

(二)有效数字

在表达实验结果时,所用的数据不仅要反映测量值的大小,还应反映测量的准确程度。有效数字就是这种既能表达数值大小,又能表明测量值准确程度的数字表示方法。它是指在实际工作中能测量到的数字,包括测得的所有准确数字和最后一位可疑数字。记录数据和计算分析结果究竟应保留几位数字,是根据测定方法和使用的仪器精度来决定的。例如,分析天平能称准至±0.000 1 g,若称得某试样质量为 1.235 0 g,共有五位有效数字,不能记成 1.235 g 或 1.235 00 g,否则与分析天平准确度不符合。反过来,按照数字的精度要求也可选择合适的仪器。例如,要求加入某样品 20.00 mL,必须使用移液管或滴定管;加入某样品 2.00 mL,要求用刻度吸管;加入某样品 2.0 mL,用量筒即可;而若要加入样品 2 mL,则用滴管滴入 30~40 滴即可。

除"0"以外,每位"1~9"的数字均表示一位有效数字,例如 21.36 为四位有效数字,1.245 3 为五位有效数字。数字中的"0"有双重作用,有时只起定位作用,有时则为有效数字。一般有下面几种情况:凡"1~9"数字前面的"0"都不是有效数字,只表示定位,例如,0.053 为两位有效数字;凡"1~9"数字中间的"0"都是有效数字,例如,0.502 1 为四位有效数字;小数点后面末尾的"0"都是有效数字,例如,1.203 0 为五位有效数字;而像 4 500 这样的数字,有效数字不好确定,应根据实际情况加以明确表示,可用科学记数法规范写为 4.5×10^3(2 位),4.50×10^3(3 位),4.500×10^3(4 位)。

此外,在计算中还经常会遇到两种情况:一是在化学计量中,常遇到倍数或分数的换算,所乘系数的有效数字不受限制,因为这种自然数不是测量所得,可看作无限多位有效数字,在计算时需要几位就算几位;另一种是关于 pH、pK 等对数数值,其有效数字的位数仅取决于小数部分的位数,而整数部分只代表相应的数值真数中 10 的方次。例如,pH = 12.42,即[H^+] ≈ 3.8×10^{-13} mol·L^{-1},有效数字是两位而不是四位;pK_a = 4.75 为两位有效数字,换算为 K_a 时,K_a ≈ 1.8×10^{-5}。

在处理数据过程中,涉及各测量数据的有效位数可能不同。因此,为了达到分析目的所要求的准确度,同时减少计算麻烦,就要按一定规则弃去多余的数字,即数字的修约。在化学分析中为了使修约误差最小,应合理保留有效数字的位数,对于数字的取舍常采用"四舍六入五留双"的修约规则。即当测量数值中被修约的那个数字≤4 时,该数字舍去,数字≥6 时,则进位;等于 5 且后面的数皆为 0 时,则视 5 前面的数而定,若 5 前面的为偶数,则舍去,若 5 前面的数为奇数,则进位,总之,应使修约后的最后一位为偶数,这样可以避免舍入后数字取平均值时又出现 5 而造成系统误差。当 5 后面还有不为 0 的任何数时,无论 5 前面是偶数或奇数都进位。根据此规则,如将下列测定值修约为两位有效数字时,结果应为:4.487(4.5),2.350(2.4),2.450(2.4),2.450 1(2.5),2.349 9(2.3)。

在进行有效数字修约时,如多次修约可能会产生误差,因此要一次修约到所需位数。如 2.349 9 修约为两位有效数字时,不能先修约为 2.350,再修约为 2.4,而应一次修约为 2.3。

当几个数据相加减时,它们的和或差的有效数字位数的保留,应以小数点后位数最少(即绝对误差最大)的那个数据为准以保留其他数据的位数,然后相加减。例如,10.375 0、31.34 和 0.021 7 三个数相加,应先修约为 10.38,31.34 和 0.02,然后相加得 41.74。

当几个数据相乘除时,它们的积或商的有效数字位数的保留,应以有效数字位数最少(即相对误差最大)的那个数据为准以保留其他数据的位数,然后相乘除。例如,0.012 1、25.64 和 1.057 82 三个数相乘,应先修约为 0.012 1,25.6 和 1.06,然后相乘得 0.328。

使用计算器处理数据时,不必对每一步计算结果都进行修约,但要注意对最后的有效数字的位数应进行合理取舍。否则计算器计算得到的一长串数字将会降低结果的可信度,成为一堆"垃圾数字"。

三　酸碱滴定法

酸碱滴定法是以酸碱中和反应为基础的滴定分析方法。在酸碱滴定法中,标准溶液一般都是强酸或强碱溶液,如盐酸、硫酸、氢氧化钠、氢氧化钾等,可用于测定各种具有酸碱性质的物质。

(一)酸碱指示剂

在滴定中,为了使滴定终点尽量与计量点吻合,需选用合适的指示剂,借其颜色的变化来指示滴定终点的到达。酸碱滴定中所用指示剂叫酸碱指示剂(acid-base indicator),

它是一种在不同 pH 溶液中，能发生自身结构变化而显示不同颜色的有机化合物。常用的酸碱指示剂是一些有机弱酸(如酚酞)或有机弱碱(如甲基橙)。现以有机弱酸指示剂 HIn 为例简要说明酸碱指示剂的变色情况。

在溶液中，指示剂 HIn 存在以下解离平衡：

$$HIn \rightleftharpoons In^- + H^+$$

酸式　　碱式

HIn 代表指示剂的酸式，In^- 代表指示剂的碱式。HIn 和 In^- 具有不同的颜色，HIn 的颜色称为酸式色，In^- 的颜色称为碱式色。

达到平衡时，

$$K_{HIn} = \frac{[In^-][H^+]}{[HIn]} \tag{3-7}$$

式(3-7)中，该解离平衡的平衡常数 K_{HIn} 称为指示剂的解离常数，简称指示剂常数。$[In^-]$ 和 $[HIn]$ 分别为指示剂的碱式和其酸式的浓度。

由以上指示剂解离平衡式可改写得：$[H^+] = K_{HIn} \dfrac{[HIn]}{[In^-]}$ (3-8)

两边同取负对数得：$pH = pK_{HIn} - \lg \dfrac{[HIn]}{[In^-]}$ (3-9)

由上式可知：

(1) 由于在一定的温度下，每一种指示剂的 K_{HIn} 是一个常数，所以当含有指示剂的溶液的 pH 改变时，$[HIn]/[In^-]$ 的比值随之改变，因此溶液的颜色也就发生相应变化。这就是指示剂的变色原理。

(2) 当 $pH \leqslant pK_{HIn} - 1$ 时，$[HIn]/[In^-] \geqslant 10$，这时溶液中 HIn 多，$In^-$ 少，人的肉眼只能察觉到 HIn 的颜色，即此时溶液中指示剂显现其酸式色。

同样，当 $pH \geqslant pK_{HIn} + 1$ 时，$[HIn]/[In^-] \leqslant 0.1$，这时溶液中 HIn 少，$In^-$ 多，人的肉眼只能察觉到 In^- 的颜色，即此时溶液中指示剂显现其碱式色。

比如，酚酞的 $pK_{HIn} = 9.1$，当 $pH \leqslant 8.1$ 时，酚酞显示其酸式色(无色)；当 $pH \geqslant 10.1$ 时，酚酞显示其碱式色(红色)。

(3) 当溶液的 pH 介于 $pK_{HIn} - 1 \sim pK_{HIn} + 1$ 之间时，溶液显示指示剂的混合色。当 $pH = pK_{HIn}$ 时，$[HIn]/[In^-] = 1$，这时溶液中 $[HIn] = [In^-]$，溶液显现的颜色是酸式色和碱式色两种颜色的等量混合色，此时的 pH 称为指示剂的理论变色点。比如，甲基橙的理论变色点为 $pH = 3.7$，这时甲基橙显示橙色(酸式色红色与碱式色黄色的混合色)。

(4) 当溶液的 pH 由 $pK_{HIn} - 1$ 变化到 $pK_{HIn} + 1$ 时，溶液中指示剂由酸式色逐渐变到碱式色，因此将 $pH = pK_{HIn} \pm 1$ 称为指示剂的理论变色范围。比如，甲基橙的 $pK_{HIn} = 3.7$，则其理论变色范围为 2.7~4.7。

在实际应用中,指示剂的变色范围并不是根据 pK_{HIn} 计算出来的,而是根据人眼观察得到的。人眼对各种颜色的敏感度不同以及指示剂两种颜色之间的互相掩盖,使得实际观察到的变色范围与理论变色范围有差异。比如,甲基橙的理论变色范围为 2.7~4.7,而其实际变色范围为 3.1~4.4。大多数指示剂的变色范围一般都不到两个 pH 单位。

(二)滴定曲线和指示剂的选择

为了在酸碱滴定中选用一种适宜的指示剂来确定滴定终点,使滴定终点尽量与计量点吻合,就必须了解滴定过程中溶液 pH 的变化规律,尤其是计量点附近溶液 pH 的变化情况。以滴定过程中所加酸或碱标准溶液的体积为横坐标,以溶液的 pH 为纵坐标,作图所得的曲线称为滴定曲线。

现以 $0.100\ 0\ mol \cdot L^{-1}$ NaOH 滴定 $0.100\ 0\ mol \cdot L^{-1}$ HCl 20.00 mL 为例,讨论滴定过程中溶液 pH 的变化和滴定曲线。

滴定离子方程式为 $OH^- + H_3O^+ \Longrightarrow 2H_2O$

(1)滴定开始前　溶液的 $[H^+]$ 为 HCl 的原始浓度

$$[H^+] = 0.100\ 0\ mol \cdot L^{-1}$$
$$pH = 1.00$$

(2)滴定开始至计量点前　溶液的 $[H^+]$ 由 HCl 的剩余量和溶液体积决定。例如,当滴入 NaOH 溶液 19.98 mL 时,溶液的 $[H^+]$ 为

$$[H^+] = \frac{0.100\ 0 \times 0.02}{20.00 + 19.98} \approx 5.00 \times 10^{-5}(mol \cdot L^{-1})$$
$$pH = -lg(5.02 \times 10^{-5}) \approx 4.30$$

(3)计量点时　滴定反应恰好完成,溶液中只有 NaCl 和 H_2O,

$$[H^+] = [OH^-] = 1.00 \times 10^{-7} mol \cdot L^{-1}$$
$$pH = 7.00$$

(4)计量点后　溶液中有 NaCl、H_2O 和过量的 NaOH,溶液的 $[H^+]$ 由过量的 NaOH 的量和溶液体积决定。例如当加入的 NaOH 溶液为 20.02 mL 时,溶液的 $[OH^-]$ 为

$$[OH^-] = \frac{0.100\ 0 \times 0.02}{20.00 + 20.02} \approx 5.00 \times 10^{-5}(mol \cdot L^{-1})$$
$$pOH \approx 4.30$$
$$pH = 9.70$$

用上述方法可以计算出滴定过程中其他各点的 pH。表 3-2 列出了部分数据。

表 3 - 2 0.100 0 mol·L^{-1} NaOH 滴定 0.100 0 mol·L^{-1} HCl 溶液 pH 的变化

加入 NaOH 的体积/mL	滴定百分数/%	剩余 HCl 的体积/mL	过量 NaOH 的体积/mL	pH
0.00	0.00	20.00		1.00
18.00	90.00	2.00		2.28
19.80	99.00	0.20		3.30
19.98	99.90	0.02		4.30
20.00	100	0.00		7.00
20.02	100.1		0.02	9.70
20.20	101.0		0.20	10.70
22.00	110.0		2.00	11.70
	200.0		20.00	12.50

（4.30、7.00、9.70 处标注：突跃范围）

根据表 3 - 2 的数据作图可得强碱滴定强酸的滴定曲线,见图 3 - 7(1)。

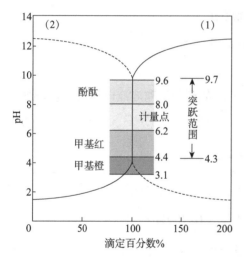

图 3 - 7 强酸和强碱的滴定曲线

(1) 0.100 0 mol·L^{-1} NaOH 滴定
0.100 0 mol·L^{-1} HCl 20.00 mL

(2) 0.100 0 mol·L^{-1} HCl 滴定
0.100 0 mol·L^{-1} NaOH 20.00 mL

从表 3 - 2 和图 3 - 7(1)可以看出滴定过程中 pH 的变化规律:

（1）从滴定开始到加入 19.98 mL NaOH 溶液,即滴定完成 99.9% 时,溶液的 pH 从 1.00 变化到 4.30,只改变了 3.30 个 pH 单位,pH 变化较慢,曲线较为平坦。

（2）在计量点(pH = 7.00)前后,从剩余 0.02 mL HCl 到过量 0.02 mL NaOH,仅一滴 NaOH 标准溶液之差,滴定完成程度由不足 0.1% 到过量 0.1%,就使溶液的酸度发生巨大的变化,曲线直线上升,此时 pH 由 4.30 急剧增至 9.70,增大了 5.40 个 pH 单位,溶液由酸性变为碱性。这种滴定过程中在计量点附近溶液的 pH 突变称为滴定突跃。突跃所包含的在计量点前后±0.1% 相对误差内的 pH 变化范围称为滴定突跃范围。

（3）突跃后,再继续滴加 NaOH 溶液,溶液 pH 的变化又逐渐减小,曲线变得比较平坦。

如果用强酸滴定强碱,得到的滴定曲线则与上述滴定曲线的形状相似,但 pH 变化方向相反,pH 突跃范围为 9.70~4.30,如图 3 - 7(2)所示。

滴定的突跃范围是选择指示剂的主要依据。理想的指示剂应恰好在反应的计量点时变色,但实际上这样的指示剂是很难找到的,而且也是没有必要的。因为,只要在突跃范围之内能发生颜色变化的指示剂,都能满足分析结果所要求的准确度。因此,将指示剂的变色范围在突跃范围内或至少占据突跃范围的一部分作为选择指示剂的原则,这样就可保证滴定误差在±0.1%的范围内。根据这一原则,在以上的滴定中,酚酞、甲基红与甲基橙等都是适用的指示剂。在实际滴定中,选择指示剂时还要考虑人的视觉对颜色变化的敏感性。一般当颜色由无到有或由浅到深时,人的视觉较敏感而容易辨别。因此如用强碱滴定强酸,常选用酚酞作指示剂,因为酚酞由无色变为粉红色容易辨别;而用强酸滴定强碱时,常选用由黄色变为橙色的甲基橙为指示剂。

滴定突跃范围的大小和溶液的浓度有关。从图3-8可见,溶液浓度越稀,滴定突跃范围越窄,可选用的指示剂越少;溶液浓度越大,突跃范围越宽,可选择的指示剂越多,但每滴溶液中所含酸碱量增多,会使滴定分析结果的误差增大。故通常多采用 $0.1\sim0.5$ mol·L^{-1} 的酸碱标准溶液。

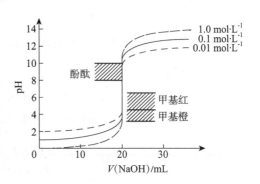

图 3-8 不同浓度 NaOH 滴定相应浓度 HCl 溶液 pH 的变化

下面以 0.1000 mol·L^{-1} NaOH 溶液滴定 20.00 mL 0.1000 mol·L^{-1} HAc 溶液为例,了解强碱滴定弱酸的 pH 变化,进而引出影响滴定突跃范围的另一因素。

其反应的化学方程式为:

$$NaOH + HAc = H_2O + NaAc$$

(1)滴定前

溶液的酸度主要决定于 HAc 的电离。HAc 的 K_a 值见附录1。

$$[H^+] = \sqrt{K_a c} = \sqrt{1.75 \times 10^{-5} \times 0.1000} \approx 1.32 \times 10^{-3}(mol \cdot L^{-1})$$

$$pH = -lg(1.32 \times 10^{-3}) \approx 2.88$$

(2)滴定开始至计量点前

溶液中未反应的 HAc 和反应产物 NaAc 组成一个缓冲体系,溶液的 pH 可按缓冲溶液计算公式求得:

$$pH = pK_a + lg\frac{[Ac^-]}{[HAc]}$$

当滴入 NaOH 溶液 19.98 mL 时,溶液中

$$[HAc] = \frac{0.1000 \times 0.02}{20.00 + 19.98} \approx 5.00 \times 10^{-5}(mol \cdot L^{-1})$$

$$[Ac^-] = \frac{0.100\ 0 \times 19.98}{20.00 + 19.98} \approx 5.00 \times 10^{-2}(\text{mol} \cdot L^{-1})$$

$$pH = 4.75 + \lg \frac{5.00 \times 10^{-2}}{5.00 \times 10^{-5}} \approx 8.45$$

（3）计量点时

HAc 恰好全部反应生成 NaAc，根据弱碱 Ac⁻ 的解离平衡来计算 pH。此时 NaAc 的浓度为 $0.050\ 00\ \text{mol} \cdot L^{-1}$，$c/K_b > 400$，则

$$[OH^-] = \sqrt{K_b c} = \sqrt{\frac{K_w}{K_a} c} = \sqrt{\frac{1.00 \times 10^{-14} \times 5.00 \times 10^{-2}}{1.75 \times 10^{-5}}} \approx 5.35 \times 10^{-6}(\text{mol} \cdot L^{-1})$$

$$pH = 14.00 - pOH = 14.00 + \lg(5.35 \times 10^{-6}) \approx 8.73$$

（4）计量点后

由于存在过量的 NaOH，抑制了 Ac⁻ 的解离过程，溶液的 pH 由过量的 NaOH 浓度决定。当滴入 20.02 mL NaOH 溶液时，即 NaOH 溶液过量 0.1%，这时

$$[OH^-] = \frac{0.100\ 0 \times 0.02}{20.00 + 20.02} \approx 5.00 \times 10^{-5}(\text{mol} \cdot L^{-1})$$

$$pH = 14.00 - pOH = 14.00 + \lg(5.00 \times 10^{-5}) = 14.00 - 4.30 \approx 9.70$$

用类似方法可计算出滴定过程中溶液的 pH，其结果列于表 3 - 3 中，并以此绘制滴定曲线（图 3 - 9）。

表 3 - 3　0.100 0 mol · L⁻¹ NaOH 滴定 0.100 0 mol · L⁻¹ HAc 时 pH 的变化

体积/mL	加入 NaOH/%	剩余 HAc/%	过量 NaOH/%	$[H^+]$/(mol · L⁻¹)	pH	
0.00	0.00	100.0		1.32×10^{-3}	2.88	
18.00	90.00	10.0		1.78×10^{-6}	5.75	
19.80	99.00	1.0		1.82×10^{-7}	6.74	
19.98	99.90	0.1		1.78×10^{-8}	7.75	突跃范围
20.00	100.0	0.0		1.90×10^{-9}	8.72	
20.02	100.1		0.1	2.00×10^{-10}	9.70	
20.20	101.0		1.0	2.00×10^{-11}	10.70	
22.00	110.0		10.0	2.10×10^{-12}	11.68	
40.00	200.0		100.0	3.00×10^{-13}	12.52	

比较图 3 - 7(1) 和图 3 - 9，可以看出强碱滴定一元弱酸有以下特点：

（1）由于 HAc 是弱酸，滴定前溶液中的 $[H^+]$ 不等于 HAc 的原始浓度，滴定曲线起点的 pH 在 2.88 而不是 1.00。

（2）滴定初期，由于生成的 NaAc 抑制了 HAc 的解离，溶液中的 $[H^+]$ 降低较迅速，于是出现坡度较陡的曲线部分；随着滴定的进行，溶液中 $c(Ac^-)$ 与 $c(HAc)$ 的比值越来越接近于 1，缓冲能力渐增，使溶液 pH 的变化幅度变小，从而出现较平坦的曲线部分；继续滴定，溶液中的 $c(Ac^-)$ 与 $c(HAc)$ 的比值经过等于 1 后又逐渐远离 1，缓冲能力渐减，使溶液 pH 的变化幅度变大，因而，又出现坡度较大的曲线部分；当滴定接近计量点时，溶液中的 $c(HAc)$ 已很低，这时滴加 1 滴 NaOH 溶液将会引起溶液 pH 的较大改变。因此，出现坡度更陡的曲线部分，即为滴定突跃。

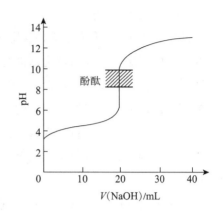

图 3-9 0.100 0 mol·L^{-1} NaOH 滴定 20.00 mL 0.100 0 mol·L^{-1} HAc pH 变化

（3）计量点时溶液的 pH 为 8.72 而不是 7.00。滴定达计量点时，HAc 与 NaOH 恰好反应完全生成 NaAc，而 Ac^- 是弱碱，因此溶液呈弱碱性而非中性。

（4）计量点后，溶液为 NaAc-NaOH 的混合溶液，Ac^- 碱性较弱，它的解离受到来自过量 NaOH 的抑制，使此部分曲线与 NaOH 滴定 HCl 的曲线基本重合。

（5）强碱滴定弱酸的突跃范围比滴定同样浓度的强酸的突跃小得多，而且是在弱碱性区域。突跃范围的 pH 为 7.75～9.70，只能选用在碱性范围内变色的指示剂，如酚酞、百里酚酞等。

显而易见，滴定突跃范围的大小不仅与酸碱的浓度有关，还与酸碱的强度有关。图 3-10 是用 0.100 0 mol·L^{-1} NaOH 滴定具有不同 K_a 的 0.100 0 mol·L^{-1} 弱酸的滴定曲线，可以看出，当酸碱浓度一定时，酸碱的强度越大，滴定突跃范围越大。实验证明，用强碱滴定弱酸时，只有在 $c_a K_a \geq 10^{-8}$ 的

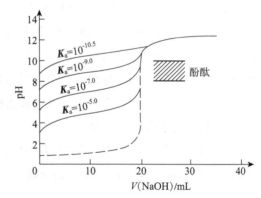

图 3-10 0.100 0 mol·L^{-1} NaOH 滴定 0.100 0 mol·L^{-1} 不同强度弱酸的滴定曲线

条件下滴定曲线才有明显的突跃，才能选择合适的指示剂，进行准确滴定；在用强酸滴定弱碱时，必须 $c_b K_b \geq 10^{-8}$，滴定曲线才有明显的突跃，才能选择合适的指示剂，进行准确滴定。

（三）滴定分析的操作程序

滴定分析的操作程序主要包括三个部分：标准溶液的配制、标准溶液的标定和被测物质含量的测定。

1. 标准溶液的配制

在滴定分析中,无论采用何种滴定法,都需要使用标准溶液,其配制方法分为直接配制法和间接配制法。如果试剂为基准物质,可采用直接配制法配制,即准确称量一定量的该物质,溶解后完全转移至容量瓶中,加水稀释至标线,摇匀,即得准确浓度的标准溶液。能用于直接配制准确浓度溶液的物质,称为基准物质。

作为基准物质必须具备下列条件:

(1)物质的组成应与化学式完全一致,若含结晶水,其结晶水的含量也应与化学式完全符合;

(2)试剂的纯度要足够高,一般要求纯度在99.9%以上,杂质的含量应不影响分析结果的准确度;

(3)试剂在一般情况下很稳定,如干燥时不分解,在空气中不吸收水分和二氧化碳,不易被空气氧化等;

(4)试剂参加反应时,应按反应化学方程式定量进行,没有副反应;

(5)试剂应具有较大的摩尔质量,这样可减少称量误差。

2. 标准溶液的标定

直接称取基准物质配制标准溶液,其浓度可以直接算出。如果试剂不够纯或不稳定,那么用间接法配制,即先配成接近于所需浓度的溶液,然后用基准物质或已知准确浓度的溶液来确定标准溶液准确浓度,这种操作称为标定。标定标准溶液的浓度,必须在同一条件下进行三次以上,标定的结果相对平均偏差必须小于0.2%。准确地标定一种溶液的浓度后,即可用它标定其他溶液的浓度。例如,用基准试剂无水碳酸钠标定盐酸的准确浓度后,此时也可用盐酸标准溶液来标定氢氧化钠溶液。

3. 被测物质含量的测定

标准溶液的浓度确定以后,就可以进行被测物质含量的测定。例如,可用已标定的盐酸标准溶液测定某些碱性物质的含量,用已标定的高锰酸钾溶液测定某些还原性物质的含量。

在滴定分析中,任何滴定反应都应按反应化学方程式所表示的化学计量关系进行。如物质 A 和物质 B 的滴定反应为:

$$a\text{A} + b\text{B} \Longrightarrow d\text{D} + e\text{E}$$

由反应化学方程式的计量关系可知,在计量点时有如下关系:

$$\frac{n_{\text{A}}}{n_{\text{B}}} = \frac{a}{b} \tag{3-10}$$

式(3-10)中,n_{A} 为 A 物质的物质的量,n_{B} 为 B 物质的物质的量。该式为滴定分析有关计算的依据。

用来配制酸标准溶液的有盐酸和硫酸,以盐酸最为常用。浓盐酸易逸出 HCl 气体,所以不能用直接配制法制备准确浓度的溶液,而是用间接法配制,即先配成近似于所需浓度(一般为 $0.1\ mol \cdot L^{-1}$)的溶液,然后用适当基准物质来标定。

例 2 用 $0.137\ 5\ g$ 无水碳酸钠作基准物质,以甲基橙为指示剂,标定 HCl 溶液浓度时,用去 HCl 溶液 $24.02\ mL$,计算该 HCl 溶液的浓度。

解:
$$Na_2CO_3 + 2HCl =\!=\!= 2NaCl + H_2O + CO_2 \uparrow$$

$$\frac{n(Na_2CO_3)}{n(HCl)} = \frac{1}{2}$$

$$n(HCl) = 2n(Na_2CO_3)$$

$$c(HCl) = \frac{2 \times m(Na_2CO_3)}{M(Na_2CO_3) \times V(HCl) \times 10^{-3}}$$

$$c(HCl) = \frac{2 \times 0.137\ 5}{106.0 \times 24.02 \times 10^{-3}} \approx 0.108\ 0\ (mol \cdot L^{-1})$$

常用来配制碱标准溶液的物质有氢氧化钠和氢氧化钾,以氢氧化钠用得最多。它们均有很强的吸湿性,且易吸收空气中的 CO_2,所以也只能先配成近似于所需浓度(约为 $0.1\ mol \cdot L^{-1}$)的溶液,然后进行标定。常用来标定 NaOH 标准溶液的基准物质是邻苯二甲酸氢钾和草酸等。

若已知酸标准溶液的浓度,则可选用甲基橙、甲基红或酚酞为指示剂,用酸标准溶液标定 NaOH 溶液,准确测出酸碱体积比,再计算 NaOH 溶液的准确浓度。

例 3 用 $0.102\ 3\ mol \cdot L^{-1}$ HCl 标准溶液滴定 $25.00\ mL$ NaOH 溶液时,用去 HCl $25.70\ mL$,计算 NaOH 溶液浓度。

解:
$$HCl + NaOH =\!=\!= NaCl + H_2O$$

$$\frac{n(HCl)}{n(NaOH)} = \frac{1}{1}$$

$$c(NaOH) = \frac{c(HCl)V(HCl)}{V(NaOH)}$$

$$c(NaOH) = \frac{1}{1} \times \frac{0.102\ 3 \times 25.70}{25.00} \approx 0.105\ 2\ (mol.\ L^{-1})$$

(四)酸碱滴定法的应用实例

酸碱滴定法既能测定一般的酸碱以及能与酸碱起反应的物质,还可以间接测定一些非酸及非碱物质,因此应用范围非常广泛。

例如,在食品检验中,常以测定食醋中乙酸的含量来检验食醋的质量。食醋中除乙酸外,还含有少量乳酸等有机酸,食醋总酸度的测定结果通常用乙酸来表示,一般用 NaOH 标准溶液直接滴定,以酚酞为指示剂,终点时溶液由无色变为微红色。

例4 吸取食醋试液 3.00 mL,加适量水稀释后,以酚酞为指示剂,用 0.115 0 mol·L⁻¹ NaOH 标准溶液滴定至终点,用去 20.22 mL,计算食醋中总酸度。

解：
$$HAc+NaOH \rule[0.5ex]{1.5em}{0.4pt} NaAc+H_2O$$

$$\rho(HAc) = \frac{c(NaOH)V(NaOH)M(HAc)}{V(食醋)}$$

$$\rho(HAc) = \frac{0.115\ 0 \times 20.22 \times 10^{-3} \times 60}{3.00 \times 10^{-3}} \approx 46.5\ g \cdot L^{-1}$$

再如临床上常用的小苏打片是碳酸氢钠加淀粉等辅料压制而成。测定小苏打片中碳酸氢钠含量,可用 HCl 标准溶液直接滴定,其反应的化学方程式为：

$$NaHCO_3+HCl \rule[0.5ex]{1.5em}{0.4pt} NaCl+H_2O+CO_2 \uparrow$$

计量点的 pH 为 3.87,可选用甲基橙作指示剂,溶液的颜色由黄变橙即达终点。小苏打片中 NaHCO₃ 的含量可通过下式求得：

$$w(NaHCO_3) = \frac{c(HCl)V(HCl)M(NaHCO_3)}{m(小苏打片)}$$

四 氧化还原滴定法

氧化还原滴定法是以氧化还原反应为基础的滴定分析方法,根据所用标准溶液的不同,氧化还原滴定法可分为高锰酸钾法、碘量法和重铬酸钾法等。这里只讨论碘量法。

(一) 碘量法的基本原理

碘量法是以 I_2 的氧化性和 I^- 的还原性为基础所进行的氧化还原滴定分析法,它的半反应为：

$$I_2+2e^- \rule[0.5ex]{1.5em}{0.4pt} 2I^-$$

其标准电极电势 $\varphi^\theta(I_2/I^-)$ = +0.534 5 V。由此可见,I_2 是一种较弱的氧化剂,能与较强的还原剂作用。而 I^- 又是一种中等强度的还原剂,能与一般的氧化剂作用,生成 I_2,因此碘量法应用范围相当广泛。

碘量法分直接碘量法和间接碘量法。用碘的标准溶液直接滴定某些还原性物质的方法,称为直接碘量法,或称碘滴定法。一些氧化性物质,可在一定条件下,用 I^- 来还原该氧化性物质,定量析出 I_2,然后用 $Na_2S_2O_3$ 标准溶液来滴定析出的碘,这种方法称为间接碘量法,或称滴定碘法。

直接碘量法一般在中性或弱碱性条件下进行,因为在酸性较强的溶液中进行时,空气中的氧可将 I^- 氧化,从而导致误差：

$$4I^-+O_2+4H^+ \rule[0.5ex]{1.5em}{0.4pt} 2I_2+2H_2O$$

同样,滴定也不能在强碱性溶液中进行,因为 I_2 在强碱性溶液中会发生如下的副反应:

$$3I_2+6OH^-\!=\!=\!=\!IO_3^-+5I^-+3H_2O$$

为保证反应正常进行,通常在溶液中加入 $NaHCO_3$,使溶液的 pH 保持在 8 左右而呈弱碱性。

(二)标准溶液的配制和标定

1. 硫代硫酸钠标准溶液的配制和标定

硫代硫酸钠($Na_2S_2O_3 \cdot 5H_2O$)是无色晶体,在空气中不稳定,易风化潮解,且常含有 S^{2-}、Na_2S、Na_2SO_3、Na_2SO_4 等少量杂质,因此不能用直接法配制标准溶液。通常先配制近似浓度的溶液,保存在棕色瓶中,放置暗处 7~10 天,待其浓度稳定后,再用碘标准溶液或基准物质标定。常用的基准物质为 $K_2Cr_2O_7$,在酸性溶液中,$K_2Cr_2O_7$ 与 KI 作用生成 I_2,然后用 $Na_2S_2O_3$ 标准溶液滴定所析出的 I_2。其反应的化学方程式为:

$$K_2Cr_2O_7+6KI+7H_2SO_4\!=\!=\!=\!Cr_2(SO_4)_3+3I_2+4K_2SO_4+7H_2O$$
$$I_2+2Na_2S_2O_3\!=\!=\!=\!2NaI+Na_2S_4O_6$$

由上述反应的化学方程式可知,当滴定至计量点时,有如下关系:

$$\frac{n(K_2Cr_2O_7)}{n(Na_2S_2O_3)}=\frac{1}{6}$$

$$\text{故 } c(Na_2S_2O_3)=\frac{6m(K_2Cr_2O_7)\times1\,000}{M(K_2Cr_2O_7)\cdot V(Na_2S_2O_3)} \tag{3-11}$$

式(3-11)中 $m(K_2Cr_2O_7)$ 表示基准物质 $K_2Cr_2O_7$ 的质量。

2. 碘标准溶液的配制和标定

用升华法制得的纯 I_2 可以直接配制成碘标准溶液,但由于 I_2 易挥发,准确称量比较困难,且难溶于水,所以一般仍用间接法来配制碘的标准溶液。I_2 在水中溶解度不大,但易溶于 KI 溶液中。配制时加入过量的 KI 和少量蒸馏水溶解,充分搅拌,待碘完全溶解后,将溶液倒入棕色试剂瓶中,加水稀释至所需的近似浓度,置于暗处存放。

配成的碘溶液,可用 $Na_2S_2O_3$ 标准溶液来标定,也可用基准物质标定。若用 $Na_2S_2O_3$ 标准溶液标定,计量点时的关系式为:

$$c(I_2)=\frac{c(Na_2S_2O_3)\cdot V(Na_2S_2O_3)}{2V(I_2)} \tag{3-12}$$

(三)碘量法的应用实例——直接碘量法测定维生素 C 的含量

维生素 C($C_6H_8O_6$),即抗坏血酸,其分子结构中的烯二醇基 $-\!\overset{|}{\underset{OH}{C}}\!=\!\overset{|}{\underset{OH}{C}}\!-$ 具有较强的

还原性,能被碘定量地氧化成二酮基,故可用 I_2 标准溶液直接滴定。

维生素 C 还原性很强,易被空气氧化,在碱性溶液中氧化更快,所以滴定时需加入 HAc,使反应在弱酸条件下进行。

反应达计量点时,有下列关系:

$$w(维生素\ C) = \frac{c(I_2) \cdot V(I_2) \times 10^{-3} \times M(C_6H_8O_6)}{m(样品)} \qquad (3-13)$$

式(3−13)中:

$w(维生素\ C)$——样品中维生素 C 的质量分数;

$c(I_2)$——碘标准溶液的物质的量浓度($mol \cdot L^{-1}$);

$V(I_2)$——所消耗掉的碘标准溶液的体积(mL);

$M(C_6H_8O_6)$——维生素 C 的摩尔质量($g \cdot mol^{-1}$);

$m(样品)$——所取样品的质量(g)。

五 配位滴定法

以配位反应为基础的滴定分析法称为配位滴定法,该法广泛应用于金属离子含量的测定。常用的配位剂是乙二胺四乙酸二钠盐,它与乙二胺四乙酸统称为 EDTA,故配位滴定法又称为 EDTA 滴定法。下面先讨论 EDTA 及其配合物的性质,然后讨论 EDTA 滴定法的原理和应用。

(一)乙二胺四乙酸及其配合物的性质

乙二胺四乙酸(H_4Y)在水溶液中解离平衡如下式所示:

$$Y^{4-} \underset{+H^+}{\overset{+H^+}{\rightleftharpoons}} HY^{3-} \underset{+H^+}{\overset{+H^+}{\rightleftharpoons}} H_2Y^{2-} \underset{+H^+}{\overset{+H^+}{\rightleftharpoons}} H_3Y^- \underset{+H^+}{\overset{+H^+}{\rightleftharpoons}} H_4Y \underset{+H^+}{\overset{+H^+}{\rightleftharpoons}} H_5Y^+ \underset{+H^+}{\overset{+H^+}{\rightleftharpoons}} H_6Y^{2+}$$

在水溶液中,EDTA 总是以七种形式存在,即 H_6Y^{2+}、H_5Y^+、H_4Y、H_3Y^-、H_2Y^{2-}、HY^{3-} 及 Y^{4-}。在这七种形式中,只有 Y^{4-} 能直接与金属离子配位结合。溶液的酸度愈低,Y^{4-} 的浓度就愈大,因而在碱性溶液中,EDTA 的螯合作用更强。

EDTA 与大多数金属离子形成十分稳定的 1:1 的螯合物,所形成的螯合物的稳定性,可从配合物的稳定常数 K_{MY} 反映出来。

$$M + Y \rightleftharpoons MY$$

$$K_{MY} = \frac{[MY]}{[M] \cdot [Y]} \qquad (3-14)$$

式(3-14)中[Y]是指达到平衡时的Y^{4-}的浓度,并不包括 EDTA 的其他存在形式。K_{MY}愈大,表示配合反应愈完全,配合物愈稳定。

(二) EDTA 滴定的原理

1. 滴定曲线

在配位滴定中,被滴定的是金属离子,随着 EDTA 标准溶液的加入,溶液中的金属离子浓度不断地减小。因为金属离子浓度[M]很小,与 pH 类似,常用 pM 即$-\lg[M]$表示。例如,用 EDTA 标准溶液滴定Ca^{2+}时,以 pCa 为纵坐标,滴入的 EDTA 溶液体积为横坐标,可得 EDTA 滴定Ca^{2+}的滴定曲线如图 3-11。

影响计量点前后突跃范围大小的主要因素是配合物的稳定性,一般说来,K_{MY}愈大,滴定的突跃范围也愈大。

2. 酸度对配位滴定的影响

在水溶液中,EDTA 的七种存在形式所占的比例随溶液的 pH 的改变而改变,因此 EDTA 与金属离子所形成的配合物的稳定性受到溶液酸度的影响。显然,酸度愈大(即 pH 愈小)时,Y 的浓度愈小,愈不利于 MY 的形成。这种由溶液酸度引起的对 EDTA 螯合能力的影响称为酸效应。每一种金属离子都有一个能被 EDTA 滴定的最低 pH,在这个 pH 以下,无法用 EDTA 准确滴定该金属离子。表 3-4 列出了部分金属离子被 EDTA 滴定的最低 pH。

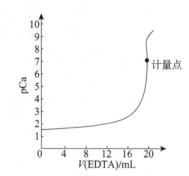

图 3-11　0.02 mol · L⁻¹ EDTA 滴定 20 mL 0.02 mol · L⁻¹ Ca²⁺溶液的滴定曲线

表 3-4　部分金属离子能被 EDTA 滴定的最低 pH

金属离子	$\lg K_{MY}$	最低 pH	金属离子	$\lg K_{MY}$	最低 pH
Mg^{2+}	8.64	9.7	Zn^{2+}	16.40	3.9
Ca^{2+}	11.00	7.5	Pb^{2+}	18.30	3.2
Mn^{2+}	13.80	5.2	Ni^{2+}	18.56	3.0
Fe^{2+}	14.33	5.0	Cu^{2+}	18.70	2.9
Al^{3+}	16.11	4.2	Hg^{2+}	21.80	1.9
Co^{2+}	16.31	4.0	Sn^{2+}	22.10	1.7
Cd^{2+}	16.40	3.9	Fe^{3+}	24.23	1.0

pH 愈高,酸效应愈弱,但金属离子与OH^-结合成氢氧化物沉淀的水解效应却增大了,MY 也不稳定,所以 EDTA 滴定中选择合适的 pH 是十分重要的。

另外,在滴定过程中,随着螯合反应的进行,H^+不断产生,使溶液的酸度提高,为此,应加入一定量的缓冲溶液来控制溶液的酸度。

3. 其他配位剂的影响

在配位滴定时,溶液中若有可与金属离子配位的其他配位剂 L 存在,也会对 MY 螯合物的稳定性有影响:配位剂 L 的配位能力越强,生成的配合物 ML_n 越稳定,MY 配离子也就越易解离。例如,在 pH 为 5~6 时,用 EDTA 滴定 Al^{3+},若溶液中存在 F^-,则因 F^- 与 Al^{3+} 形成很稳定的配离子 $[AlF_6]^{3-}$,从而降低溶液中 Al^{3+} 的浓度,使 AlY^- 配合物的解离度增大。这种由于其他配位剂的存在而使金属离子与 EDTA 生成的螯合物的稳定性降低的现象称为配位效应。

(三)金属指示剂

在配位滴定中,可以选用一类能与金属离子形成有适度稳定性的配合物的配位剂作指示剂,指示在滴定过程中金属离子浓度的变化,这类指示剂称为金属指示剂。

金属指示剂大多是水溶性的有机染料,本身具有一定的颜色,并能与被滴定的金属离子生成与其本身具有不同颜色的、能溶于水的有色配合物。例如,常用的金属指示剂铬黑 T,可用 NaH_2In 表示。它溶于水时,随溶液的 pH 不同而呈现出三种不同的颜色:

$$pK_1 = 6.3 \quad pK_2 = 11.5$$
$$H_2In^- \rightleftharpoons HIn^{2-} \rightleftharpoons In^{3-}$$
紫红　　　　蓝色　　　　橙色

在实际工作中,一般用 NH_3-NH_4Cl 缓冲溶液控制溶液的 pH 在 10 左右,用铬黑 T 作指示剂,进行滴定。例如,用 EDTA 滴定 Mg^{2+},其变色情况为:

滴定前　　　$Mg^{2+} + HIn^{2-} \rightleftharpoons MgIn^- + H^+$
　　　　　　　　　　蓝色　　　　红色

终点前　　　$Mg^{2+} + HY^{3-} \rightleftharpoons MgY^{2-} + H^+$
　　　　　　　　　　　　　　　　无色

终点时　　　$MgIn^- + HY^{3-} \rightleftharpoons MgY^{2-} + HIn^{2-}$
　　　　　　　红色　　　　　　　　　　蓝色

即滴定至红色变为蓝色时,指示终点到达。

(四)提高 EDTA 滴定选择性的方法

EDTA 可与许多种金属离子配位,因而其滴定的选择性就显得比较差。为了提高 EDTA 滴定的选择性,通常采用控制溶液的酸度或加入掩蔽剂的方法。

1. 控制溶液的酸度

溶液的酸度影响 EDTA 与金属离子所形成的螯合物的稳定性,因此可利用各种金属离子与 EDTA 所形成的螯合物的稳定性不同,采用控制酸度的方法,从数种金属离子的混合溶液中选择性地滴定某一种离子。例如 ZnY^{2-} 的 $\lg K_{ZnY^{2-}}$ 为 16.40,滴定时的最低 pH 为 3.9,MgY^{2-} 的 $\lg K_{MgY^{2-}}$ 为 8.64,滴定时最低 pH 为 9.7。若在 Zn^{2+} 和 Mg^{2+} 的混合液中加 NH_3-NH_4Cl 缓冲液,调节 pH 为 10 左右,便可用 EDTA 标准溶液滴定 Zn^{2+} 和 Mg^{2+} 的总量;若要测定混合液中 Zn^{2+} 的含量,可另取一份等体积的同一试样溶液,调节 pH 为 6.8 左右,用 EDTA 标准溶液滴定 Zn^{2+},此时 Mg^{2+} 不干扰滴定。根据两次滴定时消耗的 EDTA 标准溶液体积差,还可算出 Mg^{2+} 的含量。

2. 掩蔽法

当几种被测金属离子都能与 EDTA 形成稳定性相近的配合物时,或者当干扰离子与 EDTA 形成的配合物比被测金属离子与 EDTA 形成的配合物更稳定时,就不可能用调节酸度的方法来消除干扰,进行选择性滴定。这时可加入一种适当的试剂,以降低干扰离子的浓度,从而消除对待测离子测定的干扰,这种试剂叫掩蔽剂,这种方法叫掩蔽法。例如,用 EDTA 滴定 Ca^{2+}、Mg^{2+} 时,少量的 Fe^{3+}、Al^{3+} 有干扰。此时可加入三乙醇胺,由于 Fe^{3+}、Al^{3+} 与三乙醇胺形成的配合物比它们与 EDTA 形成的配合物更稳定,因而 Fe^{3+}、Al^{3+} 被掩蔽而不会妨碍 EDTA 对 Mg^{2+}、Ca^{2+} 的滴定。

(五)配位滴定法的实验程序

1. EDTA 标准溶液的配制和标定

EDTA 标准溶液一般用乙二胺四乙酸二钠盐($Na_2H_2Y \cdot 2H_2O$)配制,如试剂符合标准,可用直接法配成所需浓度的溶液,否则必须先配制成近似浓度,然后用基准物质予以标定。

2. 应用实例——水的总硬度测定

天然水中常含有各种可溶性的钙盐和镁盐,所谓水的总硬度就是指水中 Ca^{2+}、Mg^{2+} 的总含量,含量越多,硬度越大。硬度通常以 $mmol \cdot L^{-1}$ 为单位表示,或将每升水中所含 Ca^{2+}、Mg^{2+} 换算成 $CaCO_3$ 的质量表示,单位为 $mg \cdot L^{-1}$。

测定时,加 NH_3-NH_4Cl 缓冲液调节 pH 为 10 左右,以铬黑 T 为指示剂,用 EDTA 标准溶液滴定,溶液由红色变为蓝色时,即为终点。计算公式为:

$$总硬度(mg \cdot L^{-1}) = \frac{c(EDTA)V(EDTA)M(CaCO_3)}{V(水样) \times 10^{-3}} \qquad (3-15)$$

式(3-15)中:

$c(EDTA)$——EDTA 的物质的量浓度($mol \cdot L^{-1}$);

$V(EDTA)$——所消耗掉的 EDTA 的体积(mL);

$M(CaCO_3)$——$CaCO_3$ 的摩尔质量($g \cdot mol^{-1}$);

$V(水样)$——所取水样的体积(mL)。

习题

1. 下列数值,各有几位有效数字?

(1) 0.060 4; (2) 0.005; (3) 28.40; (4) 1.8×10^{-5};

(5) 1.008; (6) 3 500; (7) pH=9.05; (8) lg$c$=11.50。

2. 测定绿矾中铁的含量时,三次结果分别为:20.08%,20.05%和20.03%,求其分析结果的精密度(即计算三次测定结果的相对平均偏差)。

3. 为什么用 NaOH 标准溶液可直接滴定 HAc,而不能直接滴定 H_3BO_3? 又为什么用 HCl 标准溶液可滴定硼砂而不能直接滴定 NaAc?(设各物质浓度 $c = 0.1000 \ mol \cdot L^{-1}$)

4. 准确称取工业硼砂 1.023 4 g,溶解后以甲基红为指示剂,用 $0.2030 \ mol \cdot L^{-1}$ HCl 滴至终点,用去 24.75 mL,求试样中 $w(Na_2B_4O_7 \cdot 10H_2O)$ 及 $w(Na_2B_4O_7)$。

5. 称取含有 Na_2CO_3 与 NaOH 的试样 0.589 5 g,溶解后用 $0.3014 \ mol \cdot L^{-1}$ HCl 标准溶液滴至酚酞变色时,用去 24.08 mL,继续用甲基橙作指示剂,用 HCl 标准溶液滴至终点又用去 12.02 mL,试求试样中 Na_2CO_3 和 NaOH 的质量分数。

(明　亮)

实验 11　滴定分析常用仪器介绍及基本操作

实验目的

1. 学习正确使用滴定管、移液管、容量瓶等常用仪器。
2. 练习滴定操作,初步掌握滴定分析方法。
3. 学习滴定管的读数方法和数据处理。

实验器材

1. 仪器

酸式滴定管,碱式滴定管,移液管,容量瓶,锥形瓶。

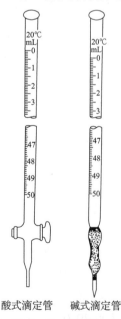

酸式滴定管　碱式滴定管

图 3 - 12　滴定管

2. 试剂

$0.1 \ mol \cdot L^{-1}$ NaOH,$0.1 \ mol \cdot L^{-1}$ HCl,甲基橙指示剂,酚酞指示剂,凡士林。

仪器概述

容量分析中经常要用一些已知容量的玻璃仪器来测量溶液的体积,如滴定管、移液管和容量瓶等。这些仪器在使用时,必须掌握正确的操作方法,否则不能量得准确的体积,引入误差,影响测定的结果。下面介绍这些仪器的使用方法。

1. 滴定管　滴定管是具有准确刻度的细长玻璃管,常用的滴定管的容量为 25 mL 和 50 mL 两种,它的刻度精确到 0.1 mL,可以估计到 0.01 mL,因此一般滴定管的读数可达到小数点后第二位。滴定管有两种形式,一种具有玻璃活塞的叫酸式滴定管,另一种下端用橡胶管连有尖玻璃管的叫碱式滴定管(图 3 - 12)。酸式滴定管用来装酸性及中性溶液,不能装碱性溶液,因为酸式滴定管的玻璃活塞易被碱性溶液腐蚀而黏合,以致难于转动。碱式滴定管用来装碱性溶液,但不能装氧化性溶液(如 $KMnO_4$、I_2、$AgNO_3$ 等溶液),它们能与橡胶管反应。

滴定管使用前必须仔细洗涤,当没有明显污渍时,可直接用自来水冲洗,否则,要先用洗涤液浸洗,然后用自来水冲洗,最后用少量去离子水润洗 2~3 次。清洁的滴定管当放去水后,内壁应不留水滴。滴定管在滴定前要用滴定溶液润洗 2~3 次,每次 5~10 mL,以除去留在滴定管内的水分,以免滴定溶液被稀释而改变浓度。溶液通常应从试剂瓶中直接倾倒入滴定管内。

酸式滴定管在使用前,应先取下旋塞,用吸水纸擦净旋塞和旋塞槽,用手指蘸少量凡士林,在旋塞的两头涂上薄薄的一层,在离旋塞孔的两旁要少涂凡士林,以免凡士林堵住旋塞孔,如图 3-13。把旋塞插入旋塞槽内,向同一方向转

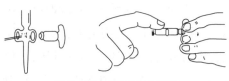

图 3-13　活塞涂油操作

动旋塞,观察旋塞与旋塞槽接触的地方是否都呈透明状,转动是否灵活,并检查旋塞是否漏水。如不符合要求则需要重新涂凡士林。若管尖出口被凡士林堵塞,可将管尖插入热水中温热片刻,迅速打开活塞,使管内水将软化的凡士林冲出。

将溶液装满滴定管后,检查活塞下端或橡胶管内是否有气泡。如酸式滴定管活塞下端有气泡,应转动活塞,使溶液急速流下以除去气泡。如果是碱式滴定管,应使橡胶管向上,并用手指捏玻璃珠附近的橡胶管,在玻璃珠旁会形成一条狭窄的小缝,溶液就从这条小缝中流出,存在于橡胶管内的气泡亦将随之而逸出(图 3-14),赶完气泡后调节液面在零刻度或零刻度以下。

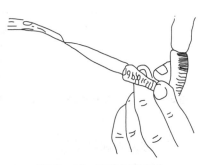

图 3-14　排除气泡方法

滴定管装入或放出溶液后,应稍停 1~2 min,使附着在内壁上的溶液流下来后再读。读数时管内壁不应挂水珠,管尖不应有气泡或悬液滴。读数时,滴定管应保持垂直。无色或浅色溶液的液面呈弧形(弯月形),读数时取与弧形液面最低处相切之点[图 3-15(a)],视线必须与弧形液面的最低点在同一水平上,偏高或偏低都会引起读数误差。有色溶液因为弯月面不清,则应从液面的最高边上读取读数[图 3-15(b)]。有些滴定管背后有一条白底蓝线,它显出两个比较清楚的弧形液面,相交于滴定管蓝色线上[图 3-15(c)],读

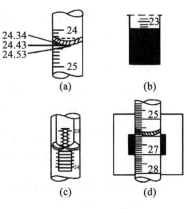

图 3-15　滴定管读数

数以此为准。读数时必须读到小数点后第二位,即要求估读到 0.01 mL。为便于读数,可以制作一读数卡(白纸卡中有一黑色长方形,约 3 cm×1.5 cm),此时可以看到弯月面的反射层为黑色,然后读此黑色弯月面下边缘的最低点[图 3-15(d)]。

滴定前要读取和记录滴定管的初读数,滴定到终点后再读取和记录终读数,两次读数相减即得到滴定所用去的溶液的体积。在滴定时,一般用左手控制开关。在使用酸式滴定管时,用左手控制滴定管的活塞,大拇指在前,食指和中指在后,手指略微弯曲,轻轻向内扣住活塞,手心空握,以免活塞移动甚至顶出(图 3-16)。在使用碱式滴定管时,左手拇指在前,食指在后,捏住橡胶管中玻璃珠所在部位朝下或水平捏挤橡胶管,使其与玻璃珠之间形成一条缝隙,溶液即可流出(图 3-17)。注意,不能捏挤玻璃珠下面的橡胶管,否则空气将吸入滴定管尖端形成气泡。滴定一般在锥形瓶中进行。用右手握住锥形瓶,边滴边摇,滴定速度不宜过快,一般为 10 mL·min^{-1}(图 3-18)。临近滴定终点时,应一滴一滴甚至半滴半滴地加入,并用洗瓶将沾在锥形瓶内壁的溶液冲洗下去。继续滴定直至到达终点为止。

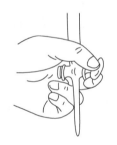 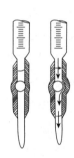 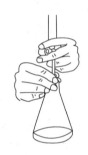 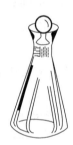

图 3-16 左手旋转活塞图　图 3-17 碱式滴定管　图 3-18 滴定操作　图 3-19 碘量瓶

2. 移液管和容量瓶

移液管和容量瓶的使用方法参阅第二部分实验 1 的有关内容。

3. 碘量瓶

为了避免挥发引起误差,在涉及碘量法测定时,常在碘量瓶中进行反应。它的塞子及瓶口内壁都是磨砂的(图 3-19),在碘量瓶中进行反应时,要用蒸馏水封住瓶口。

实验内容

HCl 和 NaOH 溶液的比较滴定:

先将酸式滴定管和碱式滴定管洗净。

碱式滴定管用 0.1 mol·L^{-1}NaOH 溶液润洗 2~3 次,每次约用 5 mL,然后从滴定管两端分别流出弃去。再将 NaOH 溶液装满滴定管,赶走气泡,调节液面在零刻度或零刻度以下,记下初读数 V_1(NaOH)。

酸式滴定管用 0.1 mol·L^{-1}HCl 溶液润洗 2~3 次,每次约用 5 mL,然后从滴定管两端分别流出弃去。再将 HCl 溶液装满滴定管,赶走气泡,调节液面在零刻度或零刻度以下,记下初读数 $V_1(\text{HCl})$。

从碱式滴定管中放出约 25 mL 0.1 mol·L⁻¹NaOH 溶液于 250 mL 锥形瓶中(以每分钟约 10 mL 的速度放出),加入约 50 mL 去离子水和 2 滴甲基橙指示剂,用 0.1 mol·L⁻¹HCl 溶液滴定,在接近终点时用洗瓶吹洗锥形瓶内壁,使挂在内壁上的液滴冲洗下去,再继续滴定至溶液由黄色转变为橙色,再滴入少量 NaOH 溶液,又由橙色变为黄色,再加少量 HCl 又变为橙色。如此反复,直至加入半滴 NaOH 则溶液变为黄色,加半滴 HCl 则溶液变为橙色,此时即为滴定终点,记下滴定管中 NaOH 和 HCl 溶液的终读数 $V_2(\text{NaOH})$ 和 $V_2(\text{HCl})$,用 0.1 mol·L⁻¹ NaOH 和 HCl 溶液重新装满两支滴定管,按上述方法再重复滴定两次(最好用滴定管的同一段体积)。

按式(3-16)计算 NaOH 和 HCl 的体积比 $V_{\text{NaOH}}/V_{\text{HCl}}$,还可根据式(3-3)、式(3-5)、式(3-6)计算三次滴定结果的相对平均偏差。

$$V_{\text{NaOH}}/V_{\text{HCl}} = \frac{V_2(\text{NaOH}) - V_1(\text{NaOH})}{V_2(\text{HCl}) - V_1(\text{HCl})} \tag{3-16}$$

思考题

1. 盛放被滴定溶液的锥形瓶,是否需要用待盛放溶液清洗?为什么?

2. 为什么滴定时每次都应从滴定管零刻度或零刻度以下附近开始?第二次滴定能否用第一次滴定后剩余的溶液继续滴定?为什么?

实验 12   酸碱标准溶液的配制和标定

实验目的

1. 学习配制酸碱标准溶液。

2. 掌握用基准物质及标准溶液标定酸碱溶液浓度的方法。

3. 学习滴定过程中的操作技能和正确判断滴定终点。

实验原理

HCl 和 NaOH 溶液是酸碱滴定中最常用的酸碱标准溶液。由于浓盐酸易挥发,而 NaOH 易吸收空气中的水分和 CO_2,不能用它们直接配制成具有准确浓度的标准溶液。只能先配成近似浓度的溶液,再用基准物质标定出它们的准确浓度,或者用另一已知准确浓度的标准溶液滴定该溶液,然后根据它们的体积比求该溶液的准确浓度。

标定 HCl 溶液的基准物质常用无水 Na_2CO_3(摩尔质量为 106.0 g·mol⁻¹),其反应的化学方程式如下:

$$Na_2CO_3 + 2HCl == 2NaCl + H_2O + CO_2 \uparrow$$

滴定至化学计量点时,溶液的 pH 为 3.89,可选用甲基橙为指示剂。

标定 NaOH 溶液的基准物质常用邻苯二甲酸氢钾(KHC$_8$H$_4$O$_4$,摩尔质量为 204 g·mol^{-1}),反应的化学方程式如下:

滴定至化学计量点时溶液呈弱碱性,故采用酚酞作指示剂。

此外还可以用已知准确浓度的 HCl(或 NaOH)标准液标定 NaOH(或 HCl)溶液,根据滴定消耗的 HCl(或 NaOH)标准液体积和 NaOH(或 HCl)溶液的体积,计算 NaOH(或 HCl)溶液的准确浓度。

实验器材

1. 仪器

分析天平,台秤,酸式滴定管,碱式滴定管,锥形瓶,量筒。

2. 试剂

浓盐酸(A. R.),氢氧化钠(A. R.),基准邻苯二甲酸氢钾 KHC$_8$H$_4$O$_4$(A. R.,在 115 ℃时烘 1 h 保存在干燥器中),基准无水碳酸钠 Na$_2$CO$_3$(A. R.,270~300 ℃干燥至恒重,保存在干燥器中),甲基橙指示剂,酚酞指示剂。

实验内容

1. 0.1 mol·L^{-1} HCl 和 NaOH 标准溶液的配制

若在实验 1 中已配制并保留着,则本实验不需要配制了。具体配制步骤见实验 1。

2. HCl 溶液准确浓度的标定

干净的酸式滴定管先用待标定 HCl 溶液润洗 2~3 次,每次约 5 mL,再从滴定管两端分别流出弃去,然后将 HCl 溶液装满滴定管,排去气泡,调节液面在零刻度或零刻度以下,记下初读数。

用差减法准确称取 1.3~1.6 g 基准 Na$_2$CO$_3$ 于 250 mL 烧杯中加少量去离子水溶解,再定量转移到 250 mL 容量瓶中,加去离子水稀释到刻度,摇匀。

用移液管准确移取 25.00 mL 配制好的基准 Na$_2$CO$_3$ 溶液三份于三个锥形瓶中,加去离子水 50 mL,再加甲基橙指示剂 2 滴,摇匀,用待标定的 HCl 溶液滴定至溶液由黄色恰变橙色,即为终点,记下终读数。

由称取的 Na$_2$CO$_3$ 质量及消耗的 HCl 溶液的体积,计算 HCl 溶液的准确浓度。

$$c(\text{HCl}) = \frac{2 \times m(\text{Na}_2\text{CO}_3) \times \dfrac{25.00}{250.0}}{V(\text{HCl}) \times M(\text{Na}_2\text{CO}_3)} \times 1\ 000 \qquad (3-17)$$

式(3-17)中,$M(\text{Na}_2\text{CO}_3) = 106.0$ g·mol^{-1}。

三份实验结果的相对平均偏差不应大于 0.2%。

3. NaOH 溶液准确浓度的标定

干净的碱式滴定管先用待标定 NaOH 溶液润洗 2~3 次,每次约 5 mL,再从滴定管两端分别流出弃去,然后将 NaOH 溶液装满滴定管,排去气泡,调节液面在零刻度或零刻度以下,记下初读数。

用差减法准确称取 0.5~0.6 g 基准 $KHC_8H_4O_4$ 三份于三个 250 mL 锥形瓶中(瓶上做好标记),加去离子水约 100 mL 溶解,加酚酞指示剂 2 滴,摇匀,然后用待标定的 NaOH 溶液滴定至溶液由无色恰变微红色且半分钟内不褪色即为滴定终点,记下终读数。由称取的 $KHC_8H_4O_4$ 的质量及实际消耗的 NaOH 溶液的体积,计算 NaOH 溶液的准确浓度。

$$c(NaOH) = \frac{m(KHC_8H_4O_4)}{V(NaOH) \cdot M(KHC_8H_4O_4)} \times 1\,000 \qquad (3-18)$$

式(3-18)中,$M(KHC_8H_4O_4) = 204$ g·mol^{-1}。

三份实验结果,相对平均偏差不应大于 0.2%。

4. 用 HCl 标准溶液标定 NaOH 溶液

将已洗净的碱式滴定管用 0.1 mol·L^{-1} 的 NaOH 溶液润洗 2~3 次,每次约 5 mL,再将 NaOH 溶液装入滴定管,排去气泡,调节液面在零刻度或零刻度以下,记下初读数。

用移液管移取 25.00 mL HCl 标准溶液于锥形瓶中,加入 50 mL 水和 2 滴酚酞,摇匀,用上述 NaOH 溶液滴定至锥形瓶中,溶液由无色恰变微红色且半分钟内不褪色即为滴定终点,记下终读数。

重复滴定两次。

按式(3-19)计算 NaOH 溶液的准确浓度:

$$c(NaOH) = \frac{c(HCl) \cdot V(HCl)}{V(NaOH)} \qquad (3-19)$$

5. 用 NaOH 标准溶液标定 HCl 溶液

将已洗净的酸式滴定管用 0.1 mol·L^{-1} 的 HCl 溶液润洗 2~3 次,每次约 5 mL,再将 HCl 溶液装入滴定管,排去气泡,调节液面在零刻度或零刻度以下,记下初读数。

用移液管移取 25.00 mL NaOH 标准溶液于锥形瓶中,加入 50 mL 水和 2 滴甲基橙指示剂,摇匀,用上述 HCl 溶液滴定至锥形瓶中,溶液颜色由黄色刚好转为橙色,记下终读数。

重复滴定两次。

按式(3-20)计算 HCl 溶液的准确浓度:

$$c(HCl) = \frac{c(NaOH) \cdot V(NaOH)}{V(HCl)} \qquad (3-20)$$

将实验数据进行处理,按规定格式完成报告。

思考题

1. 为什么 HCl 和 NaOH 标准溶液都用标定法配制,而不用直接法配制?

2. 溶解样品或稀释样品溶液时所加水的体积为何不需很准确?

3. 从滴定管滴入半滴标准溶液的要领是什么?

(习　霞)

实验 13　醋酸和硼砂含量的测定

实验目的

1. 通过酸碱性物质含量的测定,熟悉酸碱滴定法的应用。

2. 巩固滴定操作及容量瓶、移液管、滴定管的正确使用。

实验原理

1. 醋酸含量测定

醋酸含量测定常用 NaOH 标准溶液来滴定。其反应的化学方程式为:

$$HAc+NaOH \Longrightarrow NaAc+H_2O$$

滴定达到计量点时,由于 NaAc 的水解而使溶液呈弱碱性,所以采用酚酞作为指示剂。

2. 硼砂含量的测定

硼砂($Na_2B_4O_7 \cdot 10H_2O$)在水溶液中水解呈碱性,其反应的化学方程式为:

$$Na_2B_4O_7+7H_2O \Longrightarrow 4H_3BO_3+2NaOH$$

因此,硼砂可以被看作一个二元碱,用 HCl 标准溶液进行滴定。滴定反应的化学方程式为:

$$Na_2B_4O_7+2HCl+5H_2O \Longrightarrow 4H_3BO_3+2NaCl$$

其计量点的 pH 近于 5,可选用甲基橙作为指示剂。

实验器材

1. 仪器

分析天平,酸式滴定管,碱式滴定管,10 mL 吸量管,25 mL 移液管,250 mL 容量瓶,锥形瓶,量筒。

2. 试剂

实验 12 标定过的 HCl 标准液和 NaOH 标准液,醋酸样品溶液($\rho = 120 \sim 180$ g·L^{-1}),硼砂样品或硼砂样品溶液[ρ(样品)$= 20.00$ g·L^{-1}],甲基橙指示剂,酚酞指示剂。

实验内容

1. 醋酸含量测定

（1）将已洗净的碱式滴定管用 NaOH 标准溶液润洗 2~3 次，每次约 5 mL，再将 NaOH 溶液装入滴定管，排去气泡，调节液面位置为"0.00"或"0.00"以下附近，记下初读数。

（2）用吸量管吸取醋酸样品 10.00 mL，置于 250 mL 容量瓶中，用去离子水稀释至刻度线，充分摇匀。

（3）用移液管吸取稀释后醋酸溶液 25.00 mL，置于锥形瓶中，加去离子水 50 mL，加酚酞指示剂 2 滴，然后用 NaOH 标准液滴定到溶液由无色变为微红色且半分钟内不褪色即为滴定终点，记下终读数。

（4）按步骤 3 重复滴定两次。

（5）按要求的格式处理实验数据，按式（3-21）计算原样品中醋酸的质量浓度（以 $g \cdot L^{-1}$ 计），还可根据式（3-3）、式（3-5）、式（3-6）计算测定的相对平均偏差。

$$\rho(HAc) = \frac{c(NaOH) \cdot V(NaOH) \cdot M(HAc)}{25.00 \times \dfrac{10.00}{250.0}} \qquad (3-21)$$

式（3-21）中，$M(HAc) = 60 \ g \cdot mol^{-1}$。

2. 硼砂含量的测定

（1）将已洗净的酸式滴定管用 HCl 标准溶液润洗 2~3 次，每次约 5 mL，再将 HCl 标准液装入滴定管，排去气泡，调液面位置为"0.00"或"0.00"以下附近，记下初读数。

（2）在分析天平上准确称量 0.4~0.5 g 硼砂样品 2 份，分别置于 250 mL 锥形瓶中，记录数据并将锥形瓶作好标记，各加去离子水 50 mL 溶解，滴入甲基橙指示剂 2 滴，摇匀。

或：若实验室提供的是硼砂样品溶液，则直接用移液管吸取 25.00 mL 样品溶液于 250 mL 锥形瓶中，加去离子水 50 mL，滴入甲基橙指示剂 2 滴，摇匀。

（3）用 HCl 标准液滴定，到溶液由黄色刚刚变为橙色，即为滴定终点，记下终读数。

（4）重复滴定两次。

（5）按要求的格式处理实验数据，按式（3-22）计算样品中硼砂的含量（以质量分数计），还可根据式（3-3）、式（3-5）、式（3-6）计算测定的相对平均偏差。

$$w(硼砂) = \frac{c(HCl) \cdot V(HCl) \cdot \dfrac{M(硼砂)}{2 \times 1\ 000}}{m(样品)} 或$$

$$w(硼砂) = \frac{c(HCl) \cdot V(HCl) \cdot \dfrac{M(硼砂)}{2 \times 1\ 000}}{\rho(样品) \times 25.00 \times 10^{-3}} \qquad (3-22)$$

式（3-22）中，M（硼砂）$= 382 \ g \cdot mol^{-1}$。

思考题

1. 能否利用酸碱滴定法来测定 HCl 和 HAc 混合液中 HCl 的含量？Na_2CO_3 和 $NaHCO_3$ 混合物能否利用酸碱滴定法来分别测定其含量？

2. 用 NaOH 标准溶液测定醋酸含量时能否用甲基橙作为指示剂？

3. 计量点与滴定终点有何不同？

（明　亮）

实验 14　双指示剂法分析 NaOH、Na_2CO_3 混合碱

实验目的

1. 进一步巩固酸碱滴定法的原理及操作。

2. 掌握双指示剂滴定分析法。

实验原理

对 NaOH 与 Na_2CO_3 混合物溶液,先以酚酞作指示剂,用 HCl 标准溶液滴定至溶液刚好褪色(或略带微红色),这是第一滴定终点。此时 NaOH 完全被中和,而 Na_2CO_3 被中和至 $NaHCO_3$(只中和了一半),其反应的化学方程式为:

$$HCl+NaOH=\!=\!=NaCl+H_2O$$
$$HCl+Na_2CO_3=\!=\!=NaCl+NaHCO_3$$

设用去标准酸溶液 V_1 mL。再向溶液中加入甲基橙指示剂,继续用 HCl 标准溶液滴定至由黄色恰变橙色,这是第二滴定终点。此时反应的化学方程式为:

$$HCl+NaHCO_3=\!=\!=NaCl+H_2O+CO_2\uparrow$$

设用去 HCl 标准溶液 V_2 mL。由反应的化学方程式可知:在 NaOH 与 Na_2CO_3 共存的情况下,用双指示剂滴定时 V_1 大于 V_2,且 NaOH 消耗标准酸的体积为 (V_1-V_2)。Na_2CO_3 消耗标准酸的体积为 $2V_2$。根据标准酸的浓度和所消耗的体积,可计算出样品中所含 NaOH 和 Na_2CO_3 的量。

实验器材

1. 仪器

酸式滴定管,100 mL 容量瓶,10 mL 吸量管,25 mL 移液管,250 mL 锥形瓶等。

2. 试剂

NaOH 和 Na_2CO_3 混合样品溶液,HCl 标准溶液,酚酞指示剂,甲基橙指示剂。

实验内容和步骤

用移液管吸取 NaOH 和 Na_2CO_3 混合样品溶液 10.00 mL,置于 100 mL 容量瓶中,加

水稀释至刻度,摇匀。从容量瓶中吸取 25.00 mL 溶液,置于 250 mL 锥形瓶中,加 2 滴酚酞指示剂,用 HCl 标准溶液慢慢滴定,不断振摇,至红色刚好消失,记下 HCl 溶液所消耗的体积 V_1。然后向被滴定的溶液中加入 2 滴甲基橙指示剂,继续用 HCl 标准溶液滴定,直至溶液颜色由黄色变为橙色,记录所消耗的 HCl 标准溶液体积 V_2。

重复测定两次,且使每两次对应体积相差不超过 0.1 mL,根据式(3-23)、式(3-24)计算原混合碱样品溶液中 NaOH 和 Na_2CO_3 的质量浓度(以 $g \cdot L^{-1}$ 计)。

$$\rho(NaOH) = \frac{(V_1 - V_2) \times c(HCl) \times 40.00}{25.00 \times \dfrac{10.00}{100.0}} \quad (3-23)$$

$$\rho(Na_2CO_3) = \frac{2V_2 \times c(HCl) \times \dfrac{106.0}{2}}{25.00 \times \dfrac{10.00}{100.0}} \quad (3-24)$$

数据记录及结果处理

		I	II	III
样品体积/mL		$25.00 \times \dfrac{10.00}{100.0}$	$25.00 \times \dfrac{10.00}{100.0}$	$25.00 \times \dfrac{10.00}{100.0}$
第一滴定终点	HCl 终读数			
	HCl 初读数			
	V_1/mL			
第二滴定终点	HCl 终读数			
	HCl 初读数			
	V_2/mL			
$\rho(NaOH)/(g \cdot L^{-1})$				
$\bar{\rho}(NaOH)/(g \cdot L^{-1})$				
$\bar{Rd}$				
$\rho(Na_2CO_3)/(g \cdot L^{-1})$				
$\bar{\rho}(Na_2CO_3)/(g \cdot L^{-1})$				
$\bar{Rd}$				

思考题

1. 估计 HCl 溶液滴定 NaOH 与 Na_2CO_3 混合碱样品时,第一突跃范围的大小是多少?

2. 推导双指示剂法测定 Na_2CO_3 和 $NaHCO_3$ 混合碱样品的结果计算公式。

(习　霞)

实验 15　维生素 C 含量的测定

实验目的

1. 学习标准碘溶液的配制与标定。

2. 掌握直接碘量法测定维生素 C 含量的原理和方法。

实验原理

I_2 作氧化剂时,电极反应为 $I_2 + 2e^- \rightleftharpoons 2I^-$,其标准电极电位为 $\varphi^\theta(I_2/I^-) = +0.534\ 5\ V$,用碘标准溶液直接滴定还原性物质,从而求出该还原性物质含量的方法称为直接碘量法。

I_2 是易升华的固体,在水中的溶解度很小($0.001\ 33\ mol \cdot L^{-1}$),故通常将 I_2 与 KI 按质量比 $1:1.5$ 混合,研磨后,加水溶解,这时,因为生成了 I_3^- 离子,所以 I_2 的溶解度显著增大,而且可以降低 I_2 的挥发性。

在实际工作中,一般用 $Na_2S_2O_3$ 标准溶液来标定 I_2 溶液。滴定的基本反应的化学方程式为:

$$I_2 + 2Na_2S_2O_3 =\!=\!= 2NaI + Na_2S_4O_6$$

可见 1 mol I_2 与 2 mol $Na_2S_2O_3$ 定量反应,故 I_2 溶液的浓度可按式(3-25)计算:

$$c(I_2) = \frac{c(Na_2S_2O_3) \cdot V(Na_2S_2O_3)}{2V(I_2)} \qquad (3-25)$$

在碘量法中,常用新配制的淀粉溶液为指示剂。碘与淀粉反应生成蓝色配合物,反应非常灵敏。

维生素 C 又称抗坏血酸,分子中含有烯二醇基,故具有还原性,能与碘直接作用,定量地被氧化成二酮基:

从上述反应的化学方程式可见,1 mol 的维生素 C 与 1 mol 的 I_2 定量反应。

维生素 C 的还原性很强,在空气中极易被氧化。尤其在碱性介质中,氧化就更快。因此,在测定时,常在溶液中加入少量 HAc 溶液,使反应在弱酸条件下进行,以减少维生素 C 被氧化的副反应。

实验器材

1. 仪器

酸式滴定管,台秤,研钵,棕色试剂瓶,100 mL 容量瓶,25 mL 移液管。

2. 试剂

I_2,KI,维生素 C 样品,$Na_2S_2O_3$ 标准溶液,2 mol·L^{-1}HAc,5 g·L^{-1} 的淀粉溶液。

实验内容及步骤

1. I_2 标准溶液的配制与标定

（1）0.05 mol·L^{-1} I_2 溶液的配制

在台秤上称取 I_2 6.6 g 和固体 KI 10 g,置于研钵中,加少量的水研磨,待 I_2 全部溶解后,将溶液转入棕色试剂瓶中,用少量水洗涤研钵,洗液并入试剂瓶中,最后加蒸馏水至 500 mL,充分摇匀,置暗处保存。

（2）I_2 溶液浓度的标定

将已洗净的酸式滴定管用 $Na_2S_2O_3$ 标准溶液润洗 2~3 次,每次约 5 mL,再将 $Na_2S_2O_3$ 标准液装入滴定管,排去气泡,调液面位置为"0.00"或"0.00"以下附近,记下初读数。

用移液管移取 25.00 mL I_2 溶液于 250 mL 锥形瓶中,加水 50 mL,用 $Na_2S_2O_3$ 标准溶液滴定至溶液呈淡黄色时,加入 5 g·L^{-1} 的淀粉溶液 2 mL,继续用 $Na_2S_2O_3$ 标准溶液滴定至蓝色恰好消失,即为终点。

按照上法重复两次。根据滴定数据计算出 I_2 溶液的准确浓度和测定的相对平均偏差。

2. 维生素 C 含量的测定

精确称取维生素 C 样品 0.6~0.8 g,置于 100 mL 烧杯中,加入新煮沸的冷却去离子水约 30 mL,2 mol·L^{-1}HAc 溶液 40 mL,使其溶解。然后小心转入 100 mL 容量瓶中,用少量蒸馏水洗涤烧杯 2~3 次,洗液并入容量瓶中,加水稀释至刻度,摇匀,备用。

将已洗净的酸式滴定管用 I_2 标准溶液润洗 2~3 次,每次约 5 mL,再将 I_2 标准液装入滴定管,排去气泡,调液面位置为"0.00"或"0.00"以下附近,记下初读数。

用移液管移取上述维生素 C 样品溶液 25.00 mL,置于 250 mL 锥形瓶中。加入 5 g·L^{-1} 淀粉溶液 2 mL,立即用 I_2 标准溶液滴定至溶液由无色刚好转变成稳定的蓝色且半分钟内不褪色,即为终点。重复测定两次。记录结果,按式（3-13）计算维生素 C 的质量分数,还可根据式（3-3）、式（3-4）计算测定的相对偏差。

思考题

1. 为什么不能用直接法配制 I_2 标准溶液?

2. 配制 I_2 溶液时,为什么要加 KI?

3. 测定维生素 C 样品时,为什么要加 HAc 溶液?

（习 霞）

实验16 水的总硬度测定

实验目的

1. 学习 EDTA 标准溶液的配制和标定方法。

2. 掌握用配位滴定法测定水的硬度的原理和方法。

实验原理

水的硬度与医药关系密切。测定水的总硬度就是测定水中钙、镁的总含量（一般以 $CaCO_3$ 的形式表示）。水的总硬度包括暂时硬度和永久硬度。在水中，以碳酸氢盐形式存在的钙、镁盐，加热能被分解，析出沉淀而除去，这类盐所形成的硬度称为暂时硬度；而钙、镁的硫酸盐、氯化物、硝酸盐等形成的硬度称为永久硬度，它们经加热不能分解。

水中钙、镁离子含量的测定，一般以铬黑 T 为指示剂，在 pH＝10 的氨性缓冲溶液中用 EDTA 标准液滴定。反应过程如下：

滴定前：$Ca^{2+}+HIn^{2-} \Longrightarrow CaIn^-+H^+$

$\qquad\quad Mg^{2+}+HIn^{2-} \Longrightarrow MgIn^-+H^+$

终点前：$Ca^{2+}+HY^{3-} \Longrightarrow CaY^{2-}+H^+$

$\qquad\quad Mg^{2+}+HY^{3-} \Longrightarrow MgY^{2-}+H^+$

终点时：$CaIn^-+HY^{3-} \Longrightarrow CaY^{2-}+HIn^{2-}$

$\qquad\quad MgIn^-+HY^{3-} \Longrightarrow MgY^{2-}+HIn^{2-}$

$\qquad\quad$红色$\qquad\qquad\qquad\quad$蓝色

由于 EDTA 与金属离子形成络合物比为 1∶1，因此已知 EDTA 标准溶液的浓度和用量即可算出水的总硬度。

实验器材

1. 仪器

滴定分析仪器，100 mL、250 mL 容量瓶，25 mL 移液管。

2. 试剂

乙二胺四乙酸二钠，碳酸钙（A. R. ，110～120 ℃ 干燥 2 h），1∶1 盐酸溶液，氨-氯化铵缓冲液[1]，铬黑 T 指示剂[2]，K－B 指示剂[3]。

---

[1]氨-氯化铵缓冲液的配制（pH＝10）：将 20 g 氯化铵溶解于少量水，加入 100 mL 浓氨水，用水稀释至 1 L。

[2]5 g·L^{-1} 铬黑 T 指示剂的配制：称取 0.25 g 铬黑 T，加 10 mL 三乙醇胺，加水稀释至 50 mL。

[3]K－B 指示剂的配制：称取 0.2 g 酸性铬蓝 K 和 0.4 g 萘酚绿 B，放于烧杯中，加水溶解稀释至 100 mL。

实验内容及步骤

1. 0.01 mol·L⁻¹ EDTA 溶液的配制

用台秤称取 1.9 g EDTA,置于 500 mL 烧杯中,加蒸馏水使其溶解,然后用水稀释至 500 mL,摇匀,贮存于硬质玻璃瓶中。

2. EDTA 标准溶液的标定

(1) 准确称取分析纯 CaCO₃0.26~0.28 g,置于 100 mL 小烧杯中,用少量水润湿,盖上表面皿,慢慢滴加 1:1 稀盐酸 5 mL 使其溶解,加少量水稀释,并定量转移至 250 mL 容量瓶中,加水稀释至刻度,摇匀。

(2) 用移液管吸取 25.00 mL CaCO₃ 溶液置于锥形瓶中,加入 10 mL 氨性缓冲溶液和 2~3 滴 K-B 指示剂,用 EDTA 标准溶液滴定至溶液由紫红色刚好变为蓝绿色即为终点。记下所用 EDTA 体积数。

(3) 按同样方法重复一次,EDTA 溶液的浓度按式(3-26)计算,并根据式(3-3)、式(3-5)、式(3-6)计算测定的相对平均偏差。

$$c(\text{EDTA}) = \frac{m(\text{CaCO}_3) \times \dfrac{25.00}{250.0}}{V(\text{EDTA}) \times 10^{-3} \times M(\text{CaCO}_3)} \qquad (3-26)$$

3. 水的总硬度的测定

量取 100.0 mL 水样于锥形瓶中,加氨-氯化铵缓冲液 5 mL,铬黑 T 指示剂 3~4 滴,用 EDTA 标准溶液缓慢滴定并充分振摇,当溶液由紫红色变为纯蓝色时,即为终点。记下所用 EDTA 溶液体积并按同样方法重复一次。按式(3-15)计算水的硬度,还可根据式(3-3)、式(3-5)、式(3-6)计算测定的相对平均偏差。

思考题

1. 是否可用直接法配制 EDTA 标准溶液?

2. EDTA 滴定法中用铬黑 T 作指示剂是如何指示滴定终点的?

(明　亮)

分光光度法

基于物质对光的选择性吸收而建立起来的分析方法称为分光光度法。依物质吸收光的波长区域不同,分光光度法可分为比色分析法、可见-紫外分光光度法及红外光谱法等。

分光光度分析法与滴定分析法相比,其灵敏度高,一般能达到 1~10 μg·L⁻¹ 的数量级,若样品先经过分离富集,则可测定含量更低的物质。因此分光光度分析法特别适用于微量组分的测定。但是该法相对误差较大,一般可达到 2%~5%,但因绝对误差相当小,故仍能满足对微量组分的分析要求。对于常量分析来说,因测定准确度较低而不适用。由于分光光度法具有操作方便、迅速、仪器设备可自动化等优点,因此在当前的药物分析、卫生分析及医学检验等部门得到广泛的应用。

一 分光光度法的基本原理

(一) 物质的颜色和光的关系

光是一种电磁波,它具有一定的频率和波长。波长范围在 400~750 nm 的电磁波可被人们的视觉辨别,称为可见光;波长范围在 200~400 nm 的光称为紫外光;波长范围在 0.75~300 μm 范围的光称红外光。只具有一种波长的光称为单色光。混合光是由两种或两种以上波长的光所组成。白光就是一种混合光,它是由红、橙、黄、绿、青、蓝、紫等色光按一定的比例混合而成的。若两种颜色的光按一定的强度比例混合能得到白光,则这两种色光就称为互补色光,如绿色光与紫色光为互补色光。

物质的颜色是由于物质对不同波长的光具有选择性吸收作用而产生的。例如,当白光照射 $KMnO_4$ 溶液时,溶液将其中的绿色光大部分吸收,我们能看到的是透过 $KMnO_4$ 溶液的紫色光,即 $KMnO_4$ 溶液呈紫色。因此,物质呈现的颜色与吸收光的颜色之间的关系是互补关系,如表 3-5 和图 3-20 所示。图 3-20 中处于一条直线的两种色光都是互补色光。

以上只是粗略地用物质对各种色光的选择性吸收来说明物质呈现的颜色。如果测定某种物质对不同波长单色光的吸收程度(用吸光度 A 表示),以波长为横坐标,吸光度为纵坐标作图可得一条曲线,称为吸收光谱,又称吸收曲线,它清楚地描述了物质对光的吸收情况。如图 3-21 为 $KMnO_4$ 溶液的光吸收曲线。

表 3-5 物质颜色和吸收光颜色的关系

物质的颜色	吸收光	
	颜色	波长/nm
黄绿	紫	400~450
黄	蓝	450~480
橙	绿蓝	480~490
红	蓝绿	490~500
紫红	绿	500~560
紫	黄绿	560~580
蓝	黄	580~600
绿蓝	橙	600~650
蓝绿	红	650~760

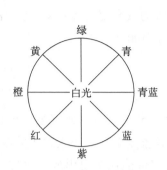

图 3-20 互补色光示意图

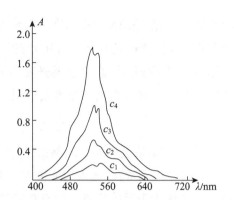

图 3-21 $KMnO_4$ 溶液的光吸收曲线

从图 3-21 可以看出,$KMnO_4$ 溶液对 525 nm 波长附近的绿色光吸收能力最强,而对紫色光吸收能力最弱。光吸收程度最大处的波长称为最大吸收波长,用 λ_{max} 表示。不同浓度(c_1、c_2、c_3、c_4)的 $KMnO_4$ 溶液所得的吸收光谱的形状相似,其特点是最大吸收波长不变,而相应的吸光度大小有所不同。从上面的讨论可知:有色溶液呈现的颜色,正是它所选择吸收的光的补色,吸收愈多,则其补色的颜色愈深(即有色溶液的颜色愈深)。比较颜色的深浅,其实质是比较溶液对于吸收光的吸收程度之强弱。

吸收曲线可作为分光光度分析中选择测定波长的依据,测定时一般选择最大吸收波长(λ_{max})的单色光作为光源。这样即使被测物质浓度较低,也可以得到较大的吸光度,因而提高了分析的灵敏度。

(二)光的吸收定律——朗伯-比尔定律

朗伯(Lambert)和比尔(Beer)分别研究了光的吸收与溶液液层厚度及浓度的定量关系。当一束平行的单色光照射到有色溶液时,光的一部分将被溶液吸收,一部分透过溶液,还有一部分被器皿表面等所反射。由于在实际测量时都是采用同样质料及厚度的比色皿,因而反射光的强度基本不变,故其影响可以忽略不计。设入射光的强度为 I_0,透过光的强度为 I_t,溶液的浓度为 c,液层的厚度为 b(图 3-22),经实验表明它们之间有下列关系:

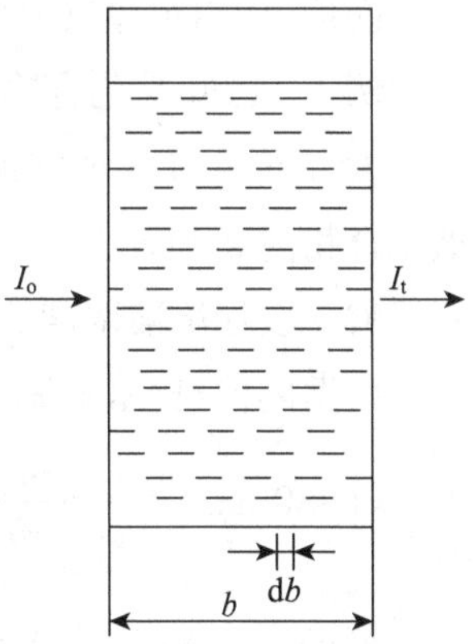

$$\lg(I_0/I_t) = kcb \tag{3-27}$$

图 3-22 光吸收示意图

$\lg(I_0/I_t)$ 值越大,说明光被吸收得越多,故通常将 $\lg(I_0/I_t)$ 称为吸光度 A,又称消光度 E 或吸光度 D,式(3-27)可写成:

$$A = \lg(I_0/I_t) = kcb \tag{3-28}$$

式(3-28)即为朗伯-比尔定律的数学表达式,它表明:当一束单色光通过有色溶液时,其吸光度 A 与溶液浓度 c 和厚度 b 的乘积成正比。

通常我们还把透过光 I_t 和入射光 I_o 的比值(I_t/I_o)称为透光度或透光率,用 T 表示,实际工作中多用百分透光度,百分透光度为 $T\% = (I_t/I_o) \times 100\%$。

透光度 T、吸光度 A 与溶液浓度及液层厚度的关系为:

$$A = \lg(I_o/I_t) = \lg(1/T) = kcb \qquad (3-29)$$

由此看出,溶液浓度与厚度的乘积只与吸光度 A 成正比,而不是与透光度 T 成正比,以上三式中 k 是比例常数,与入射光波长、溶液的性质及温度有关。当入射光的波长和溶液温度一定时,k 表示单位浓度的有色溶液放在单位厚度的比色皿中的吸光度,其单位由溶液浓度和厚度的单位所决定,当 c 的单位为 $g \cdot L^{-1}$、b 的单位为 cm 时,k 以 α 表示,称为吸光系数,其单位为 $L \cdot g^{-1} \cdot cm^{-1}$,此时式(3-28)变为:

$$A = \alpha bc \qquad (3-30)$$

如果式(3-28)中浓度的单位为 $mol \cdot L^{-1}$,b 的单位为 cm,这时 k 常用 ε 表示。ε 称为摩尔吸光系数,其单位为 $L \cdot mol^{-1} \cdot cm^{-1}$,它表示吸光质点的浓度为 $1\ mol \cdot L^{-1}$,溶液的厚度为 1 cm 时,溶液对光的吸收能力。此时式(3-28)变为:

$$A = \varepsilon bc \qquad (3-31)$$

ε 越大,表示吸光质点对某波长的光吸收能力越强,故吸光度测定的灵敏度越高。因此 ε 是吸光质点特性的重要参数,也是衡量分光光度分析方法灵敏度的指标。一般 ε 值在 10^3 以上即可进行分光光度法测定。

朗伯-比尔定律仅适用于单色光和稀溶液。

例 1 已知某化合物的相对分子质量为 251,将此化合物用乙醇作为溶剂配成浓度为 $0.15\ mmol \cdot L^{-1}$ 的溶液,在 480 nm 波长处用 2 cm 比色皿测得透光率为 39.8%。求该化合物的 ε 和 α。

解 已知溶液浓度 $c = 0.15 \times 10^{-3}\ mol \cdot L^{-1}$,$b = 2$ cm,$T = 0.398$

根据朗伯-比尔定律

$$\varepsilon(480\ nm) = \frac{A}{cb} = \frac{-\lg T}{cb} = \frac{-\lg 0.398}{0.15 \times 10^{-3} \times 2} \approx 1.33 \times 10^3 (L \cdot mol^{-1} \cdot cm^{-1})$$

$$\alpha(480\ nm) = \varepsilon(480\ nm) \times \frac{1}{M_r} = 1.33 \times 10^3 \times \frac{1}{251} \approx 5.299 (L \cdot g^{-1} \cdot cm^{-1})$$

例 2 若波长为一定值的单色光通过液层厚度为 1 cm 的溶液,则透过光强度为入射光的 1/4。若将该溶液的液层厚度改为 2 cm 时,它的透光率有什么变化?

解 在液层厚度 $b = 1$ cm 时透光率 T_1 是:

$$T_1 = \frac{I_t}{I_0} = \frac{1}{4}$$

吸光度 $A_1 = -\lg T_1$

则 $A_1 = -\lg 1/4 \approx 0.60$　已知 $A_1 = \alpha c \times 1$

根据朗伯-比尔定律 $A_2 = \alpha c \times 2$

则 $A_2 = \alpha c \times 2 = 2A_1 = 2 \times 0.60 = 1.20$

在浓度不变时,透光率与液层厚度成指数函数关系,即

$T_1 = 10^{-\alpha c \times 1}$　　$T_2 = 10^{-\alpha c \times 2} = (T_1)^2$

故 $T_2 = (1/4)^2 = 0.0625$

从计算可知液层厚度为 2 cm 时的 A_2 是液层厚度为 1 cm 时 A_1 的 2 倍,而透光率 T_2 为原 T_1 的 1/4。

二　显色反应及其影响因素

(一) 显色反应及显色剂

在进行分光光度分析中,首先要利用显色反应使被测组分在适当的条件下转化为有色化合物(或配合物)。所谓显色反应是指被测组分在某种试剂的作用下,转变为有色化合物的反应,所加入的试剂称为显色剂。

显色反应按反应类型分氧化还原反应和配位反应两大类。如测锰时,可将 Mn^{2+} 氧化成 MnO_4^- 再测定。这类利用氧化还原反应进行显色的并不多,较多的还是利用配位反应进行显色。因为显色剂大多为有机配位剂,特别是螯合剂,它们与金属离子生成稳定的配合物,具有特征颜色,选择性、灵敏度都较高。

显色反应一般应满足下列要求:

(1) 选择性好　所谓选择性好就是所用的显色剂仅与被测组分显色而与其他共存组分不显色,或其他组分干扰少。实际上特效显色剂几乎是没有的,通常是选用干扰少或干扰容易消除的显色反应进行显色。

(2) 灵敏度要足够高　由于光度法一般用于微量组分的测定,故要求显色反应中所生成的有色化合物有较大的摩尔吸光系数。摩尔吸光系数越大,表示显色剂与被测物质所形成有色物质的颜色越深,因而被测物质在含量较低的情况下也能测出。

(3) 有色配合物的组成要恒定　所谓有色配合物的组成要恒定,即符合一定化学式。对于形成不同配位数的配位反应,必须注意控制实验条件,使生成一定组成的配合物,以免引起误差。

(4) 生成的有色配合物稳定性好　即要求配合物有较大的稳定常数,这样显色反应进行得比较完全。同时要求有色配合物不易受外界环境条件的影响,亦不受溶液中其他化学因素的影响。这样才能有较好的重现性,结果才准确。

(5) 有色配合物与显色剂之间的颜色差别要大　这样显色时颜色变化才明显。

（二）影响显色反应的因素

显色反应的条件控制对显色反应影响很大,如果条件不一致,反应程度也不一致,这样必然影响测定的灵敏度和重现性。现将影响显色反应的主要因素讨论如下:

（1）显色剂的用量　为保证显色反应进行完全,一般应使用过量的显色剂。在实际工作中,通常可根据实验结果来确定显色剂的用量,同时注意使标准溶液和被测溶液中显色剂过量的程度基本一致。

（2）溶液的酸度　溶液的酸度对显色反应影响很大,因为许多显色剂是有机弱酸,溶液的酸度将影响显色剂的解离度和颜色。溶液的酸度还影响被测金属离子的存在状态及生成的配合物的组成及稳定性。显色反应通常是通过实验确定最适宜的酸度条件,并常用缓冲溶液来保持其 pH 基本不变。

（3）显色温度　显色反应的进行与温度有关,有些反应需要加热才能进行完全。但有些显色剂或有色配合物在较高的温度下易分解褪色。此外温度对光的吸收及颜色深浅也有影响,因此不同显色反应应选择相应的最适温度,通常要求标准溶液和被测溶液在测定过程中温度一致。一般情况下,显色反应在室温条件下进行。

（4）显色时间　有些反应瞬时完成,溶液的颜色很快即达到稳定,并在较长的时间内保持不变。有的反应进行缓慢,溶液须经过一段时间颜色才能稳定,还有的有色配合物容易褪色,因此不同的显色反应需放置不同的时间,并在一定的时间范围内进行测定。

三　分光光度法的误差和测量条件的选择

（一）分光光度法的误差

分光光度法的误差主要来源于以下四个方面:

1. 溶液不遵守朗伯-比尔定律所引起的误差

分光光度法是以朗伯-比尔定律为根据的,但在实际工作中经常发现标准工作曲线不是直线,这种情况称为偏离朗伯-比尔定律,其偏离的原因主要有三种:

（1）入射光不是单色光所引起的偏离　朗伯-比尔定律仅适用于单色光,但目前各种方法得到的入射光都是一定波长范围内的混合光,这样便引起了对朗伯-比尔定律的偏离。一般说来,单色光纯度愈差,被测物质的浓度愈大,标准曲线在上部弯曲现象愈明显。如发生这类情况,只能在标准曲线的直线范围内确定被测溶液的浓度。

（2）溶液中化学反应所引起的偏离　溶液中物质发生解离、缔合及形成不同组成的配合物,从而改变有色物质的浓度,导致对朗伯-比尔定律的偏离,特别是当被测溶液过浓或过稀时,偏离现象尤为显著。为了减少这种误差,实际工作中须确定测定适用的浓度范围。

（3）由于被测溶液与溶剂对光的反射不同所引起的偏离　如果溶液和溶剂对光的反射有较大的差别,就会引起误差。实际应用中应尽可能使空白溶液和被测溶液的组成接近,以减少此种误差。

2. 吸光度测量误差

在 721 型等通过刻度读数的分光光度计中,透光度 T 读数的刻度是均匀的,其读数的误差基本上是一定值;因为吸光度与透光度呈负对数关系,所以吸光度 A 的标尺刻度是不均匀的,其读数误差就不再为定值,这可由吸光度与透光度的标尺上看出。在标尺左端,由于吸光度刻度较密,同样的读数误差所引起的测定误差就较大,而在标尺右端,吸光度刻度较疏,虽然读数误差所引起的测定误差较小,但由于测定的浓度较低,所以测定的相对误差还是较大。因此一般来说百分透光度为 $20\% \sim 65\%$(吸光度为 $0.2 \sim 0.7$)时,浓度测量的相对误差都不太大。这就是分光光度分析中比较适宜的吸光度范围。对于像 722 型等液晶显示屏读数的分光光度计,吸光度读数误差可忽略不计。

3. 仪器误差

仪器误差包括机械误差和光学系统的误差,如比色皿的质量、检流计的灵敏度都属于机械误差。对于光学系统来说,光源稳定性、棱镜的性能、安装条件及光电池或光电管的质量等都可以使分析产生误差。

4. 主观误差

凡是在测定过程中由于个人操作方面所引起的误差都称为主观误差。如实验条件的偶然变动及读数不准都可以引起误差。因此在测定的过程中特别是在显色、稀释及测定条件的时间、温度、试剂用量等方面都应严格控制。

(二)分光光度法的测量条件选择

为了提高吸光分析法的灵敏度和准确度,除了选择高效的显色剂外,还必须选择适当的测定条件。

1. 入射光波长的选择

在一般情况下,入射光波长对于分析的灵敏度、准确度和选择性影响很大。在溶液中如无干扰物质存在时,应选择最大吸收波长(λ_{max})为入射光波长,因为在 λ_{max} 波长时溶液的吸光系数最大,测定的灵敏度最高。当被测物质存在干扰物,且干扰物的吸收光谱与被测物吸收光谱部分重叠时,可以根据"干扰小,吸收大"的原则,即在干扰最小的条件下选择吸光度最大的波长。为了消除其他离子的干扰,常可加入合适的掩蔽剂。

2. 控制适当的吸光度范围

对于使用刻度读数的分光光度计,为了使测定结果有较高的准确度,应该控制标准溶液和被测溶液的吸光度在 $0.2 \sim 0.7$ 范围以内(理论上当 $T = 36.8\%$,或 $A = 0.434$ 时测定的相对误差最小),为此首先是选择不同厚度的吸收池,其次是控制溶液的浓度及改变溶液的稀释程度。

3. 选用适当的参比溶液

在分光光度测量时,为消除溶剂或其他有色物质对入射光的吸收,以及光在溶液中散射和吸收池界面对光的反射等因素的影响,必须采用空白溶液作对照,即将空白溶液置于光路,调节仪器相应旋钮,使吸光度 $A=0$。常用空白溶液有以下三种:

(1)溶剂空白 当试液、试剂、显色剂均为无色,且溶液中除被测物质外无其他有色物质干扰时,可用溶剂作空白溶液,这种空白溶液称为溶剂空白。

(2)试剂空白 若显色剂有色,试样溶液在测定条件下无吸收或吸收很小时,可用试剂空白进行校正。所谓试剂空白,就是按显色反应相同的条件加入各种试剂和溶剂(唯独不加试样溶液)后所得的溶液,相当于用标准溶液配制不同浓度溶液来绘制标准曲线时标准溶液浓度为"0"的溶液。

(3)试样空白 当试样有色(如试样溶液中混有其他有色离子),但显色剂无色,且不与试样中被测成分以外的其他成分显色时,可用试样空白。试样空白是指不加显色剂但按显色反应相同条件进行配制的试样溶液。

四 分光光度测定的方法

(一)标准曲线法

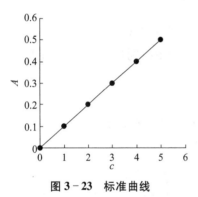

图 3 - 23 标准曲线

标准曲线法是分光光度法中最经典的定量方法。首先配制一系列浓度不同的标准溶液,用选定的显色剂进行显色,在一定的波长下分别测定它们的吸光度 A。再以 A 为纵坐标,浓度 c 为横坐标,作图可得一条通过原点的直线,称为标准曲线,如图 3 - 23。然后用完全相同的方法和步骤测定被测溶液的吸光度,便可从标准曲线上找出对应的被测溶液浓度或含量,这就是标准曲线法。在仪器、方法和条件都固定不变的情况下,标准曲线可以多次使用而不必重新制作,因而标准曲线法适用于大量的经常性的工作。

(二)标准对照法

标准对照法又称直接比较法。朗伯-比尔定律只适用于稀溶液,对较高浓度的溶液其吸光度与浓度往往为非线性关系。若样品浓度在线性范围内,可将试样溶液和一个标准溶液在相同的条件下进行吸光度测定,按式(3-32)计算被测溶液的浓度:

$$\frac{A_{测}}{A_{标}}=\frac{k_{测}\,c_{测}\,b_{测}}{k_{标}\,c_{标}\,b_{标}} \qquad (3-32)$$

在相同入射光及用同样比色皿测量同一物质时

$$k_{标}=k_{测} \qquad\qquad b_{标}=b_{测} \qquad (3-33)$$

所以

$$c_{测}=\frac{A_{测}}{A_{标}}c_{标} \qquad (3-34)$$

标准对照法要求 A 与 c 线性关系良好,被测样品溶液与标准溶液浓度接近,以减小测定误差。由于该法仅用一份标准溶液即可计算出被测溶液的含量或浓度,这给非经常性分析工作带来方便,操作亦简单。

(三)吸光系数法

在没有标准品可供比较测定的条件下,可查阅文献,找出被测物质的吸光系数,然后按文献规定条件测定被测物的吸光度,从样品的配制浓度、测定的吸光度及文献查出的吸光系数即可计算出样品的百分含量。

因为 $\alpha_{样} = \dfrac{A}{c \cdot b}$,

所以样品的百分含量 $= \dfrac{\alpha_{样}}{\alpha_{标}} \times 100\% = \dfrac{\dfrac{A}{c \cdot b}}{\alpha_{标}} \times 100\%$ \hfill (3-35)

例3 已知维生素 B_{12} 在 361 nm 条件下 $\alpha_{标} = 20.7$,准确称取样品 30 mg,加水稀释至 1 000 mL,在波长 361 nm 下用 1.00 cm 比色皿测得溶液的吸光度为 0.618。试计算样品的百分含量。

解 $A = \alpha_{样} bc$

则 $\alpha_{样} = \dfrac{A}{c \cdot b} = \dfrac{0.618}{1 \times 30/1\,000} = 20.6\,(\mathrm{L \cdot g^{-1} \cdot cm^{-1}})$

$w(维生素\,B_{12}) = \dfrac{20.6}{20.7} \times 100\% \approx 99.5\%$

习题

1. 某溶液用 2.5 cm 比色皿测量时 $T = 60\%$。若用 1.0 cm 或 3.0 cm 的比色皿测量时,则 T 分别等于多少?

2. 有一化合物的摩尔质量为 125 $\mathrm{g \cdot mol^{-1}}$,摩尔吸光系数为 2.5×10^5 $\mathrm{L \cdot mol^{-1} \cdot cm^{-1}}$。今若准确配制该化合物溶液 1 L,使其在稀释 200 倍后,于 1.0 cm 的比色皿中测得的吸光度为 0.60,应该取该化合物多少克?

3. 称取不纯维生素 C($C_6H_8O_8$)0.050 g,用 0.01 $\mathrm{mol \cdot L^{-1}}$ 硫酸溶解成 100.0 mL 溶液,再取 2.00 mL 溶液使其稀释成 100.0 mL,用 1.0 cm 石英比色皿测定,在 $\lambda_{max} = 245$ nm 处测得其吸光度 A 为 0.551,求原样品维生素 C 的质量分数 w。〔$\alpha(245\,\mathrm{nm}) = 560$ $\mathrm{L \cdot g^{-1} \cdot cm^{-1}}$〕

4. 体内血容量(即体内血液的总体积)可用下法测定:将已知的无害染料注入静脉,经循环混匀后测定血浆中染料的浓度,将血浆的体积除以血浆在血液中的所占百分数,即是血液的体积。现将 1.00 mL 伊凡氏蓝注入体重为 75 kg 的某人体内,10 min 后抽出血液,先将血浆离心分离,测知血浆占血液 53%,然后测定血浆中染料的浓度,在 1 cm 的比色皿中以空白作参比,测得吸光度为 0.380。另取一份 1.00 mL 伊凡氏蓝样品,在容量瓶中稀释至 1 L,吸出 10.00 mL,再在容量瓶中稀释至 50.00 mL,按上述同样方法测得其吸光度为 0.200。试计算该人体内的血容量(单位为 L)。

(习 霞)

实验 17 KMnO₄ 吸收光谱的测定

实验目的

1. 掌握测定吸收光谱的方法。

2. 了解不同浓度的吸收光谱的特点及最大吸收波长在分析化学上的意义。

3. 学习分光光度计的使用方法。

实验原理

物质对光的吸收是有选择性的。当一束单色光通过某物质溶液时,除一部分光被物质反射外,一部分光被物质吸收,另一部分光则透过溶液。根据朗伯-比尔定律,物质的吸光度 A 的大小与其溶液浓度 c 以及液层厚度 b 成正比:$A = kbc$。

由于各种不同波长的光被物质吸收的程度不同,因此在定量分析中,常在液层厚度和溶液浓度不变的情况下用各种不同波长及其对应的吸光度作图,得一吸收曲线(又称吸收光谱),并用该物质最大吸收波长(λ_{max})进行测定,可提高检测灵敏度。

实验器材

1. 仪器

5 mL 吸量管,10 mL 刻度试管或小烧杯,722 型或 721 型分光光度计(公用)。

2. 试剂

4×10^{-4} mol·L^{-1} KMnO₄。

实验内容

1. 用 5 mL 吸量管分别吸取 2.5 mL 和 5 mL 的 4×10^{-4} mol·L^{-1} KMnO₄ 溶液于两支试管或烧杯中,加蒸馏水稀释至 10 mL,分别得 1×10^{-4}、2×10^{-4} mol·L^{-1} KMnO₄ 溶液。

2. 用分光光度计分别测定 1×10^{-4}、2×10^{-4}、4×10^{-4} mol·L^{-1} 三种不同浓度 KMnO₄ 溶液的吸收曲线。测量的波长范围为:从 460 nm 至 600 nm。一般间隔 10 nm 测定一次,灵敏处间隔 5 nm 测定一次,测得的吸光度数据填入下表(A_1、A_2、A_3 分别表示 1×10^{-4}、2×10^{-4}、4×10^{-4} mol·L^{-1} 三种不同浓度 KMnO₄ 溶液的吸光度):

λ/nm	A_1	A_2	A_3	λ/nm	A_1	A_2	A_3	λ/nm	A_1	A_2	A_3
460				520				550			
470				525				560			
480				530				570			
490				535				580			
500				540				590			
510				545				600			

3. 以吸光度为纵坐标,波长为横坐标作吸收光谱曲线图,标出 λ_{max} 值;比较不同浓度的 $KMnO_4$ 吸收光谱曲线的异同。

思考题

1. 为何不同浓度的 $KMnO_4$ 溶液的吸收光谱曲线图形却相似?

2. λ_{max} 在定量分析中有何重要意义?

（明　亮）

实验 18　邻二氮菲法测定微量铁

实验目的

1. 了解分光光度法测定微量铁的原理和方法。

2. 熟悉分光光度计的使用方法。

实验原理

邻二氮菲(又称邻菲罗啉)在 pH $= 2 \sim 9$ 的溶液中与 Fe^{2+} 生成稳定的橙红色配合物 $[(C_{12}H_8N_2)_3Fe]^{2+}$,其 $\lg K_稳 = 21.3$,摩尔吸光系数 $\varepsilon_{508} = 1.1 \times 10^4$ L $\cdot$ mol^{-1} $\cdot$ cm^{-1}。反应的化学方程式如下:

该配合物的最大吸收峰在 508 nm 处,如果铁以 Fe^{3+} 存在,那么应预先用还原剂盐酸羟胺或对苯二酚将 Fe^{3+} 还原:

$$2Fe^{3+} + 2NH_2OH \longrightarrow 2Fe^{2+} + 2H^+ + N_2 \uparrow + 2H_2O$$

本实验采用标准曲线法。配制一系列不同浓度的标准铁溶液,测定在 508 nm 处的吸光度,以标准铁溶液浓度 c(或以配制时加入的标准铁溶液的体积)为横坐标,以吸光度 A 为纵坐标,绘制标准曲线。

在相同条件下测定样品溶液的吸光度,对照标准曲线找到对应的体积,通过计算得到样品溶液铁的含量。

本实验样品溶液无干扰物质,测定方法简单,如有干扰物质存在时,应注意消除干扰。

实验器材

1. 仪器

722 型或 721 型分光光度计(公用),1 cm 比色皿,25 mL 容量瓶,1 mL、2 mL、5 mL 吸量管。

2. 试剂

$1.0×10^{-3}$ mol·L^{-1} 标准铁溶液[1],1 mol·L^{-1}NaAc 溶液,1.5 g·L^{-1} 邻二氮菲水溶液,100 g·L^{-1} 盐酸羟胺水溶液(临用时配制),样品溶液(含铁量在 30~100 mg·L^{-1})。

实验内容及步骤

1. 空白、标准、待测溶液的配制

取 7 只 25 mL 容量瓶,从 0~6 依次编号。用吸量管向 0~5 号容量瓶内分别加入标准铁溶液 0.00 mL、0.50 mL、1.00 mL、1.50 mL、2.00 mL、2.50 mL,用吸量管向 6 号容量瓶内加入待测液 1.00 mL,再向各容量瓶中分别加入 1.00 mL 100 g·L^{-1} 盐酸羟胺,1.00 mL 1.5 g·L^{-1} 邻二氮菲水溶液,5.00 mL 1 mol·L^{-1}NaAc 溶液,用去离子水稀释至刻度,摇匀,备用。

2. 标准曲线的制作

选测定波长为 510 nm,用 1 cm 比色皿,以 0 号溶液作参比,在同一台分光光度计上分别测定 1~5 号溶液的吸光度,以标准铁的加入体积 V_s(mL)为横坐标,相应的吸光度为纵坐标,绘制标准曲线。

3. 样品溶液中微量铁的测定

同样条件下,测定 6 号容量瓶的吸光度 A_x,在标准曲线上找出对应的体积 V_x,计算样品溶液中铁的含量(以 mol·L^{-1} 计),计算公式如下:

$$c(Fe^{2+}) = \frac{V_x \cdot c_s}{V_{样}} \qquad (3-36)$$

思考题

1. 未知液为什么要在与标准液相同的条件下测定?

---

[1] $1.0×10^{-3}$ mol·L^{-1} 标准铁溶液的配制方法:准确称取 0.482 2 g 铁铵钒[$NH_4Fe(SO_4)_2·12H_2O$],用 10 mL 1:1 H_2SO_4 溶解后,定量转移至 1 L 容量瓶中。以水稀释至刻度,摇匀。

2. 如何将被测溶液的吸光度控制在 0.2~0.7？

3. 使用 722 型或 721 型分光光度计时应注意哪些问题？

（习 霞）

实验 19 原料药扑尔敏的吸光系数测定

实验目的

1. 了解测定药物吸光系数的知识。

2. 掌握测定药物吸光系数的操作方法。

3. 学会使用紫外分光光度计。

实验原理

紫外吸收光谱和可见吸收光谱一样，属于电子吸收光谱，是分子中价电子在不同的轨道之间跃迁的能量吸收。其电子跃迁类型也和可见吸收光谱跃迁类型相同。

若物质有紫外吸收，则可配制一种溶液，使其浓度于最大吸收波长处的吸光度在 0.4~0.7 之间，测定完整的吸收光谱，找出干扰小而比较能准确测定的最佳吸收波长。然后再配制准确浓度的溶液在选定的吸收峰波长处测定吸光度，按朗伯-比尔定律计算其吸光系数 α 和摩尔吸光系数 ε。ε 值越大，表示吸光质点对某波长的光吸收能力越强，故分光光度测定的灵敏度越高。因此 ε 是吸光质点特性的重要参数，也是衡量分光光度法灵敏度的指标。一般 ε 值在 10^3 以上即可进行分光光度法测定。

测定吸光系数的药品，必须重结晶数次或用其他方法提纯，使熔点敏锐、熔距短，在纸上或薄层色谱板上色谱分离时，无杂斑。此外，所用分光光度计及分析天平、容量瓶、吸量管等都必须按照标准经过校正，合乎规定标准的才能用于测定药品的吸光系数。

样品应事先干燥至恒重或测定干燥失重，在计算中扣除。称重时要求称量误差不超过 2%，例如称取 100 mg 应称准至 0.2 mg，测定时应同时称取两份样品，准确配制成吸光度在 0.2~0.7 的溶液，分别测定吸光度，换算成吸光系数，两份误差值也应在 1% 以内。

实验器材

1. 仪器

紫外分光光度计 1 台（公用），100 mL 容量瓶 4 只，50 mL 容量瓶 6 只，10 mL、5 mL 吸量管各两支。

2. 试剂

扑尔敏（纯、干燥至恒重），0.05 mol·L^{-1} H$_2$SO$_4$ 溶液。

· 97 ·

实验内容及步骤

1. 溶液的配制

用作称量的天平与配制溶液的容量瓶、吸量管等仪器都需要预先经过校正,所用溶剂须先测定其空白透光度,应符合规定。

精密称取干燥至恒重的高纯度扑尔敏 0.015 0 g 两份,分别用 0.05 mol·L^{-1}H$_2$SO$_4$ 溶液溶解,定量转移至 100 mL 容量瓶中,用 0.05 mol·L^{-1}H$_2$SO$_4$ 溶液稀释至刻度,得标准溶液 I 和 II 两组。每组各取 3 只 50 mL 容量瓶,用吸量管分别加入 5 mL 和 10 mL 扑尔敏标准溶液,另一只容量瓶作空白,分别用 0.05 mol·L^{-1}H$_2$SO$_4$ 溶液稀释至刻度,摇匀。

2. 吸光系数的测定

(1) 比色皿的配对(所用 1 cm 比色皿须先用浓 HNO$_3$ 浸洗,蒸馏水冲洗,乙醇浸泡,晾干待用)。将所用比色皿全部盛空白溶液,测试各皿的透光度,取透光度最大的一只作空白溶液,测定其余各皿的吸光度,编号记录,用作校正。校对和测试中都应注意比色皿放置的方向和位置不变。

(2) 测定溶液吸光度用已经检验校正的紫外分光光度计进行测定,以选定的比色皿盛空白溶液,用已测校正值的编号的比色皿盛样品溶液,在选定吸收峰波长处按常规方法测定吸光度,然后再逐次减小狭缝宽度测定,直至减小狭缝宽度时吸光度不再增加为止,固定此狭缝宽度并记录。

用上述选定的波长和狭缝宽度,分别测定两份浓、稀样品溶液,各测 3 次吸光度值,并减去空白值为实测吸光度值。按 $A = kcb$ 计算吸光系数。

关于吸光系数 α 和摩尔吸光系数 ε 具体见前面相关的介绍。

α 和 ε 可通过式(3-37)相互换算:

$$\varepsilon = \alpha M \tag{3-37}$$

式(3-37)中,M 表示被测物质的摩尔质量。

3. 注意事项

(1) 药品的吸光系数应经过 2 台以上不同型号的紫外分光光度计测定,所得结果再经统计检验处理,相对偏差在 1% 以内,最后确定吸光系数的值。

(2) 样品若非干燥至恒重,应扣除干燥失重,即:样品重 = 称量值×(1-干燥失重%)。

(3) 光源采用氘灯(或氢灯),比色皿采用石英比色皿。

(4) 752 型紫外可见分光光度计的操作与 721 型分光光度计类似,751 型紫外可见分光光度计操作需调节狭缝宽度。

思考题

1. 吸光系数是物质的物理常数之一,这是一个理论值还是一个经验值? 要使用吸光系数作测定依据,需要哪些实验条件?

2. 确定一个药品的吸光系数为什么要这么多的要求? 它的测定和使用将涉及哪些主要因素?

3. 吸光系数与摩尔吸光系数的意义和作用有何区别? 怎样换算? 将你测得的吸光系数换算成摩尔吸光系数。为何摩尔吸光系数的表示方法常用 3 位有效数字?

实验 20　医学基础化学实验设计选题

实验设计的具体项目要求

1. 设计实验方案

通过阅读有关书籍、资料,拟定出合适的实验方案。实验方案应包括实验目的、实验原理、实验器材(仪器和试剂)、实验步骤、实验数据处理和结果、讨论等方面。实验方案经教师审定后,确认设计合理、实验条件具备,即可进行实验。

2. 独立完成实验

基本操作要正确,观察现象要仔细,要如实记录实验数据和现象。

3. 独立完成实验报告

要正确处理实验数据,分析实验结果。报告要整洁、规范。

实验设计选题的具体内容

可从下面选一题或多题进行实验:

1. 渗透现象与渗透压的测定;

2. 同离子效应和溶度积原理;

3. $PbCl_2$ 的标准焓变的测定;

4. 葡萄糖含量的测定;

5. 小苏打片中 $NaHCO_3$ 含量的测定;

6. 漂白粉中有效氯含量的测定;

7. 电极电位与氧化还原反应;

8. 氟离子选择电极测定自来水中的含氟量;

9. 磺基水杨酸合铁稳定常数的测定;

10. 蛋壳中钙镁含量的测定。

（明　亮）

第四部分 有机化学实验

基本操作

一 玻璃仪器的干燥

有机化学实验所用的玻璃仪器，洗涤干净后，往往还要求干燥。这是因为水会干扰很多有机反应的正常进行，降低产率，甚至有些反应在有水存在下根本得不到产物。所以，玻璃仪器干燥与否，有时是实验成败的关键。

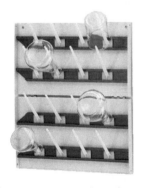

图4-1 玻璃仪器的晾干

实验室里常用干燥装置主要有：电热干燥箱、气流烘干器、电吹风等，具体的干燥方法有以下几种：

（1）倒置晾干

不急用的仪器，在洗净后可倒挂在干净的实验柜内或仪器架上（图4-1），这种干燥方法较为常用。如试管、量筒、锥形瓶等可倒置在试管架的小木桩上，烧杯可倒扣于实验柜内任其自然干燥。实验人员也要养成在每次实验后马上把玻璃仪器洗净并倒置使之干燥的习惯，以方便下次实验时直接使用。

（2）烘箱烘干

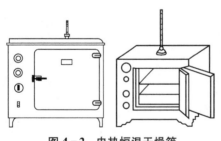

图4-2 电热恒温干燥箱

实验室内经常会用到带有自动温度控制系统的电热鼓风干燥箱（简称烘箱，图4-2），其使用温度一般为50~300 ℃，通常使用温度控制在100~200 ℃的范围内。将洗净的仪器尽量沥干水后（不能甩水），放进带鼓风机的电热恒温干燥箱内，放置时应使仪器口朝下，而倒置后不稳的仪器则应平放，并在烘箱最下层放一个搪瓷盘，承接从仪器上滴下来的水珠，以免水滴到电热丝上，损坏电热丝。烘箱内温度一般控制在105 ℃左右，恒温约半小时即可。待烘箱内的温度降至室温时才能取出。如需趁热取出仪器，要用夹子或戴隔热手套以防烫伤。热的仪器也不能骤然碰到冷水或冷的台面、金属表面,以免破裂。当烘箱已工作时不能往上层放入湿的器皿,以免水滴下落,使下层热的仪器骤冷而破裂。厚壁玻璃仪器(如吸滤瓶)以及有刻度的仪器(如量筒)不宜在烘箱中干燥。分液漏斗等带有玻璃塞的仪器要拔出塞子并擦去油脂后一同干燥,这样可防止烘干后塞子被卡住而拿不下来,但木塞和橡胶塞不能放入烘箱烘干,可放入干燥器中干燥。

（3）烤干

烧杯、蒸发皿等这些可加热耐高温仪器,可放在石棉网上,用小火烤干。试管可用试管夹夹住,在火焰上来回移动,直至烤干,但操作时必须使管口低于管底(图4-3),以免水珠倒流至试管灼热部分,使试管炸裂,待烤到水珠消失后,将试管口朝上赶尽水汽。

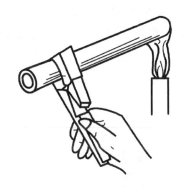

图4-3　烤干试管

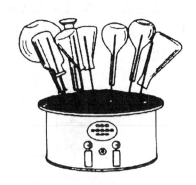

图4-4　气流烘干器

（4）气流烘干

试管、量筒、锥形瓶、烧瓶等也适合于在气流烘干器(图4-4)上烘干。

（5）电吹风吹干

仪器急需干燥,则可用电吹风吹干。对一些不能受热的容量器皿可用冷风吹干。

（6）用有机溶剂干燥

带有刻度的计量仪器,由于加热会影响仪器的精密度,不能用加热方法进行干燥,可以加一些易挥发的有机溶剂(最常用的是乙醇、丙酮或乙醚)到洗净的仪器中,倾斜并转动仪器,使器壁上的水与这些有机溶剂互相溶解混合,然后倒出混合液,再将仪器口向上,少量残留在仪器中的混合物很快就挥发而干燥。若用电吹风向仪器中吹风,可干得更快。

二　加热与冷却

许多化学反应在室温下反应很慢甚至不能进行,常需在加热条件下加快反应,一般情况下温度每升高10 ℃,反应速率就会增加一倍;也有一些反应,因反应非常剧烈,常释放出大量热能而使反应难以控制或增加副产物,或者反应产物在常温下容易分解,需控制在室温或低于室温条件下进行,这时,就需要对反应体系进行冷却。除此之外,许多操作如蒸馏、重结晶等也都需要加热或冷却。所以加热和冷却技术是化学实验中十分普通而又非常重要的实验技术。

（一）加热

1. 加热工具

有机化学实验常用的热源有酒精灯、酒精喷灯、煤气灯、电炉、电（加）热套、恒温水浴锅、马弗炉及微波炉等。

（1）酒精灯

对于缺少煤气（或天然气）的实验室，酒精灯是最常用的加热工具。其加热温度一般在 $400\sim500$ ℃，适用于温度要求不太高的实验。酒精灯由灯罩、灯芯和灯体三部分组成。酒精灯的正常火焰分为三层（图 4 - 5）。内层为焰心，温度最低；中层为内焰（还原焰），温度较高；外层为外焰（氧化焰），酒精蒸气完全燃烧，温度最高。进行实验时，一般都用外焰来加热。

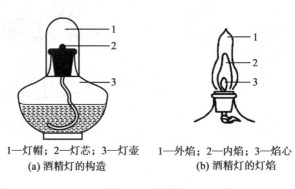

1—灯帽；2—灯芯；3—灯壶　　　1—外焰；2—内焰；3—焰心
(a) 酒精灯的构造　　　　　　(b) 酒精灯的灯焰

图 4 - 5　酒精灯

使用酒精灯时，先要检查灯芯。如果灯芯顶端不平或已烧焦，需要拔出并剪去少许使其平整，灯芯不要过紧，最好松些。然后检查灯里有无酒精，当酒精灯中的酒精少于 1/4 时，需拿出灯芯，用漏斗往里添加酒精（添加时一定是火熄灭的状态），添加的量以不超过酒精灯容积的 2/3 为宜[图 4 - 6(a)]。

在使用酒精灯时应注意：

a. 绝对禁止用酒精灯引燃另一只酒精灯[图 4 - 7(a)]，而应用燃着的火柴或木条从侧面移向灯芯点燃[图 4 - 6(b)]；

b. 用完酒精灯，必须用灯帽从火焰侧面轻轻罩上盖灭[图 4 - 6(c)]，不可用嘴去吹灭[图 4 - 7(b)]，盖灭后轻提一下灯帽，再重新盖好，否则可能将火焰沿灯颈压入灯内，引起着火或爆炸；

c. 不要碰倒酒精灯，万一洒出的酒精在桌上燃烧起来，不要惊慌，应立即用湿抹布扑盖；

d. 绝对禁止向燃着的酒精灯里添加酒精,以免失火。

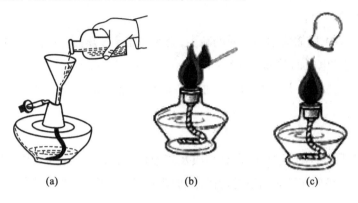

(a)　　　　　(b)　　　　　(c)

图 4 - 6　酒精灯的正确操作

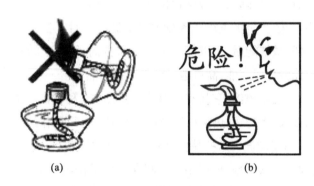

(a)　　　　　(b)

图 4 - 7　酒精灯的错误操作

　　长期不用的酒精灯,在第一次使用时,应先打开灯罩,用嘴吹去其中聚集的酒精蒸气,然后点燃,以免发生事故。

　　(2) 电(加)热套

　　电(加)热套是专为加热圆底容器而设计的,由玻璃纤维包裹着电热丝编织成碗状半圆形的电加热器(图 4 - 8)。电(加)热套有 50 mL、100 mL、150 mL、250 mL、500 mL 等不同容积规格,可用于放入各种相应规格的反应瓶。因其保温性能好,热效率很高,加热迅速,通过控温装置可调节温度,最高加热温度可达 400 ℃左右。由于它不是明火加热,且受热均匀,故可用于直接加热易燃的有机物,不易引起火灾。电(加)热套是回流、蒸馏等实验常用的简便、安全加热工具。

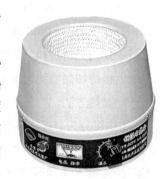

图 4 - 8　电(加)热套实物图

　　使用时应注意:

a. 电(加)热套相当于一个均匀加热的空气浴,所以,圆底烧瓶等不能与玻璃纤维内壁有接触,以免加热不均匀。

b. 蒸馏过程中,随着容器内物质的减少,会使容器壁过热而引起蒸馏物的炭化。故要选择适当大一些的电(加)热套,蒸馏时不断调节电(加)热套的高低位置,以避免炭化。

c. 使用时不要将药品或水洒在电(加)热套内,以免药品挥发污染环境或腐蚀内部的电热丝造成损坏。

d. 不能空烧。

e. 因玻璃纤维在生产过程中含有油质及其他化合物,新的电(加)热套首次使用会有白烟和异味散发,最好在通风橱里进行操作,加热一段时间后,这种情况会消失。

(3) 微波炉

微波炉作为一种新型的加热工具已被引入化学实验室。微波炉的加热完全不同于常见的明火加热或电加热。工作时,微波炉由磁控管辐射出 2 450 MHz 的微波,在炉内形成微波能量场,并以 24.5 亿次/s 的速度不断地改变着正负极性。当待加热物体中的极性分子,如水、蛋白质等吸收微波能后,也以高频率改变着方向,使分子间相互碰撞、挤压、摩擦而产生热量,将电磁能转化成热能,简单地讲就是摩擦起热。

微波是一种高频率的电磁波,它具有反射、穿透、吸收三种特性。微波碰到金属会被反射回来,而对一般的玻璃、陶瓷、耐热塑料、竹器、木器则具有穿透作用。它能被碳水化合物(如各类食品)吸收。由于微波的这些特性,微波炉在实验室中可用来干燥玻璃仪器,加热、消解或烘干试样,提取有效成分。也可用于有机化学中的微波反应,加快反应进程。反应物质先装在瓷坩埚、玻璃器皿和聚四氟乙烯制作的容器中,再放入微波炉内加热。

微波炉加热具有快速、能量利用率高、被加热物体受热均匀等优点,但不能恒温、不能准确控制所需的温度。因此,只能通过试验确定微波炉的功率和加热时间,以达到所需的加热程度。

使用时的注意点:

a. 金属器皿、细口瓶或密封的器皿不能放入炉内加热。不要在炉内烘干布类、纸制品类,因其含有容易引起电弧和着火的杂质。

b. 炉内无待加热物体时,不能开机,以免空载运行(空烧)而损坏机器。

c. 将待加热物均匀地放在炉内玻璃转盘上。

2. 加热方法

加热可分为直接加热和间接加热两种方式。为保证加热均匀,实验室中一般使用间接加热,不采用直接加热。根据加热试剂的性质和用量、盛放试剂的仪器、加热的温度、升温速度、控温要求等,可采取不同的加热手段。

(1) 直接加热

直接加热是指受热仪器与热源(如火焰)直接接触加热,即让盛在容器中的物料直接从热源(如酒精灯、煤气灯)得到热量的加热方法。直接加热适用于反应需要加热时间不是很长、需要加热温度不是很高且对温度的控制要求不严格的实验。一般只适用于沸点高而且不易燃烧的物质。

化学实验中使用的玻璃器皿,不能直接受热的有吸滤瓶、比色管、离心管、表面皿及一些量具(如量筒、容量瓶等);加热时要隔以石棉网的有烧杯、锥形瓶等;试管是可以直接置于火焰中加热的,有时也用陶瓷器皿(如蒸发皿、瓷坩埚)和金属器皿(如铁坩埚),它们可耐受较高的温度。无论玻璃器皿或陶瓷器皿,受热前均应将其外壁的水擦干;开始加热时,应尽可能使用小火和弱火;它们都不能骤冷和骤热,否则会使器皿破裂。如果加热有沉淀的溶液,加热时更要注意受热均匀,应不断搅拌,防止沉淀受热不均而溅出。

对于在较高温度下不易分解的液体,一般把装有液体的器皿(如烧杯、烧瓶)放在石棉网上,用酒精灯、煤气灯、电炉或电(加)热套(不需石棉网)等加热。液体体积不超过烧杯容积的1/2、烧瓶的1/3。煮沸时注意要不断搅拌或放入几粒沸石,以防止暴沸。

盛装液体的试管一般可直接放在火焰上加热,但应注意以下几点:

a. 要用试管夹夹持试管的中上部大约距试管口的1/3处,不能用手持试管加热。

b. 试管管口应向上倾斜,与桌面约成45°角倾斜,如图4-9所示。试管口不要对着他人或自己,以免发生意外。

c. 应使液体各部分受热均匀,先加热液体的中上部,再慢慢移动试管到下部,然后不时地移动或振荡试管,不要集中加热某一部分,以避免局部过热产生的蒸气带液冲出。

d. 试管中被加热液体的体积不要超过试管高度的1/3,火焰上端不能超过管里液面。

e. 对带有沉淀的溶液,加热时更要注意受热均匀。热试管应该用试管夹夹住,悬放在试管架上,以免它接触试管架底部的水骤冷而破裂。

使用酒精灯或煤气灯对玻璃仪器直接加热的优点是升温快,热度高,操作简单方便;缺点是器皿受热不均匀,温度不易控制,玻璃容器容易破裂,物料也可能由于局部过热而分解。减压蒸馏或加热低沸点和易燃物料,都不宜用直接加热。而加热低沸点的物质、易分解的物质或易燃烧物质时,绝不可用明火直接加热,仍应放在热浴中加热。所以在有机实验室里一般不用直接加热,而是采用热浴作为间接加热。

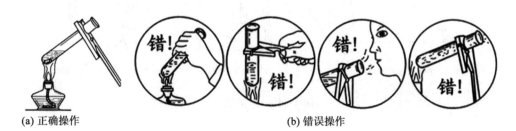

(a) 正确操作　　　　　　　　　　(b) 错误操作

图4-9　盛液体的试管加热

（2）间接加热

如果需要在一定温度范围内进行较长时间加热,可用间接加热法。它是指受热仪器与热源不直接接触,热能通过介质传递给受热仪器的加热方式,主要有以下几种。

① 空气浴

空气浴就是让热源把局部空气加热,热空气再把热能传导给反应容器的间接加热方式。沸点在 80 ℃以上的液体原则上可采用空气浴加热。把容器放在石棉网上加热,这就是最简单的空气浴。但是受热仍不均匀,不能用于回流低沸点易燃的液体或者减压蒸馏。电(加)热套是较好的空气浴,所以安装电(加)热套时,要使反应瓶外壁与电(加)热套内壁保持 1~2 cm 的距离,以便利用热空气传热和防止局部过热。

② 水浴

当被加热物质要求受热均匀而温度又不能超过 100 ℃时,可用水浴加热(图 4 - 10)。水浴是在水浴锅中盛水(一般不超过容量的 2/3),将要加热的器具浸入水中(但不能触及锅底),就可以在一定温度(或沸腾)下加热。若盛放加热物的容器并不浸入水中,而是通过蒸发出的水蒸气来加热,则称之为水蒸气浴。

与空气浴相比,水浴加热方法更适用于低沸点物质的回流加热,而且温度更好控制,物质受热更均匀。

使用水浴加热时,水会不断蒸发,应及时添加水。

如果加热温度稍高于 100 ℃时,可用水蒸气浴,或用无机盐类的饱和水溶液作为热浴液。

实验室中水浴加热常用恒温水浴锅,加热控温方便。也可用大烧杯代替水浴锅(水量为烧杯容量的 1/3~2/3)。

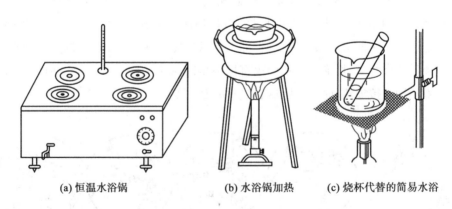

(a) 恒温水浴锅　　　　(b) 水浴锅加热　　　　(c) 烧杯代替的简易水浴

图 4 - 10　水浴加热

③ 油浴

油浴适用于沸点在 100~250 ℃的液体加热,它加热均匀,加热速度快。容器内反应物的温度一般要比油浴温度低 20 ℃ 左右。常用的油类有甘油、液体石蜡、豆油、棉籽油、硬化油（如氢化棉籽油）、硅油等。

　　a. 甘油可加热到 140~150 ℃，温度过高则会分解。

　　b. 石蜡油能加热到 200 ℃ 左右，温度再高时并不分解，但较易燃烧。

　　c. 石蜡可以加热到 200 ℃ 左右，冷却到室温时凝成固体，保存方便。

　　d. 常用的植物油有菜籽油、蓖麻油和大豆油等，可以加热到 220 ℃，常加入 1‰ 对苯二酚等抗氧化剂，便于长期使用。即便如此，植物油使用后易老化、变黏、变黑。当温度过高时会分解，达到闪点时可能会燃烧，所以使用时要小心。

　　e. 硅油是无色、无味、无毒、难挥发的硅的有机化合物，价格较昂贵，在 250 ℃ 时仍稳定，透明度好，但价格较昂贵。

　　使用油浴时，要特别注意防止着火。当油受热冒烟时，要立即停止加热；油量要适量，不可过多，以免受热膨胀溢出；油锅外不能沾油；油浴所用的油中不能溅入水，否则加热时会产生泡沫或爆溅；如遇油浴着火，要立即拆除热源，用石棉布盖灭火焰，切勿用水浇。

　　水浴和油浴的优点是受热均匀、容易控制、比较安全。但若需要更高温度，则需要砂浴。

　　④ 砂浴

　　加热温度在 250~350 ℃ 之间可用砂浴。一般用铁盘装细砂，将容器下部埋在砂中，并保持底部有薄砂层，四周的砂稍厚些，热源可以是电炉或酒精灯（图 4-11）。因为砂的导热效果较差，温度分布不均匀，温度计水银球要紧靠容器。使用砂浴加热时，桌面要铺石棉板，以防辐射热烤焦桌面。由于砂浴温度上升较慢，且不易控制，因而使用不广泛。

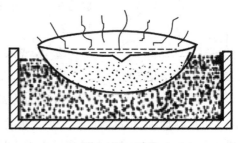

图 4-11　砂浴

　　⑤ 酸浴

　　常使用的酸浴为浓 H_2SO_4，可加热至 250~270 ℃，300 ℃ 时则分解，生成白烟，若适当加入 K_2SO_4 可加热到 350 ℃ 左右。高熔点化合物测定熔点时，泰勒管里的传热介质就有可能是浓 H_2SO_4。

　　（二）冷却

　　相对于加热，低温操作在有机实验中的使用也非常普遍，如重氮化反应、亚硝化反应等。有的放热反应，常产生大量的热，使反应难以控制，体系温度的升高会引起易挥发反应物或溶剂的损失，或导致有机物的分解或增加副反应，甚至引起冲料和爆炸事故。为了除去过剩的热量，就需用冷却技术转移多余热量，把温度控制在一定的范围，使反应正常进行。而随着科学技术的发展,制冷技术也在不断提高。利用深度冷却,可使很多在室温下不能进行的反应(如负离子反应或有些有机金属化合物的反应)都能顺利进行。此外,蒸馏、回流时要使蒸气冷凝;重结晶时为了减少固体化合物在溶剂中的溶解度,使其易于析出结晶,也常需要冷却。可以说,冷却技术往往对实验的成败起到关键的作用。

可根据具体的温度要求来选择合适的冷却剂和冷却方法。

(1)自然冷却:将热的液体在空气中放置一段时间,使其自然冷却至室温。

(2)流水冷却和吹风冷却:当进行快速冷却时,可将盛有液体的器皿放在冷水流中冲淋或用吹风机冷风冷却,加快热量交换。

(3)回流冷凝:许多化学反应需要使反应物在较长时间内保持沸腾才能完成。为了防止反应物以气体逸出,常用回流冷凝装置(具体见"回流"一节),使蒸气不断地在冷凝管中冷凝成液体,返回反应器中。

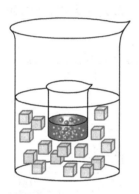

(4)冷冻剂冷却:在实验室中使用的冷冻剂有水、冰-水混合物、冰-盐混合物、干冰、液氮等。

① 冰-水冷却

用水和碎冰组成冰-水混合物的冷却温度为0~5 ℃,它比单纯使用冰的冷却效果要好。如果水分不妨碍反应的进行,也可把碎冰直接投入反应器中,可以更有效地保持低温(图4-12)。

② 冰-盐冷却

要在0 ℃以下进行操作时,常用按不同比例混合的碎冰和

图4-12 冰水浴示意图

无机盐作为冷却剂,即冰-盐混合物,其冷却温度随组成而不同。可把盐研细,把冰砸碎成小块后混合搅拌,使盐均匀包在冰块上,实际操作中能冷却到-5~-18 ℃的低温。在使用过程中应随时加以搅拌。

③ 干冰或干冰与有机溶剂混合冷却

干冰(即固态二氧化碳)和乙醇、异丙醇、丙酮、乙醚或氯仿混合,可冷却到-50~-78 ℃。一般将这种冷却剂放在杜瓦瓶(广口保温瓶)中或其他绝热效果好的容器中,以保持其冷却效果。注意在加入干冰混合时会猛烈起泡,干冰在加入之前必须在铁研钵或木箱中用木锤粉碎,操作时戴好防护眼镜和手套。

④ 液氮冷却

如果还需要更低的温度可用液氮,最低可达-196 ℃(而液氦可达-268.9 ℃的低温)。使用时为了防止低温冻伤,必须戴皮(或棉)手套和防护眼镜。

各种冷却剂的组成及其可达最低温度见表4-1。

表 4-1 各种冷却剂的组成及其可达最低温度

冷却剂组成	混合比(质量比)	温度/℃
碎冰或冰-水	—	0~5
碎冰-$CaCl_2 \cdot 6H_2O$	10:3	-11
碎冰-NH_4Cl	4:1	-15
碎冰-$NaNO_3$	2:1	-18
碎冰-NaCl	3:1	-20
干冰-乙腈	—	-55
干冰-乙醇	—	-72
干冰-异丙醇	—	-72
干冰-丙酮	—	-78
干冰-乙醚	—	-78~-100
液氮	—	-196

(5)低温循环泵:采用机械制冷的低温循环设备,具有提供低温液体、低温水浴的作用,使用时根据要求调节到所需冷却温度。

值得注意的是,有些化学试剂需要长期低温保存,可将其放入冰箱中,但必须严格密封,否则水蒸气会进入容器,而容器内泄漏出的腐蚀性气体也会腐蚀冰箱。更有甚者,逸出的有机溶剂还可能会引起爆炸。没有特殊说明不应将化学试剂放入冰箱的冷冻室。

还应当注意低温条件下温度计的选择,如果温度低于-38 ℃时,水银会凝固,因此不能用水银温度计。应采用添加少许颜料的有机溶剂温度计,如甲苯可达-90 ℃、戊烷可达-130 ℃等。

三 固体、液体的干燥

很多有机化学反应必须在无水条件下进行,这不仅仅要求反应的玻璃仪器要去水处理,反应原料也要去除水分。有的化学试剂必须在干燥条件下储存,还有一些精密仪器如分析天平也要求防潮。这些都离不开干燥。干燥是除去固体、气体或液体中含有少量水分或少量有机溶剂的物理、化学过程。

根据其工作原理,干燥方法大致可分为物理法与化学法两种。物理法有加热、冷冻、真空干燥、分馏、恒(共)沸蒸馏及吸附等。化学法是用干燥剂进行脱水,干燥剂是能与水可逆地结合成水合物或与水发生化学反应生成其他化合物的物质。根据干燥剂除水作用的不同又可分为两类:一类能与水可逆结合生成水合物,如无水 $CaCl_2$、无水 $MgSO_4$等。另一类与水发生不可逆的化学反应而生成一种新的化合物,如金属钠、五氧化二磷。目前实验室中应用最广泛的是第一类干燥剂。

近些年也常用离子交换树脂和分子筛来进行干燥。离子交换树脂和分子筛均属多孔性吸水固体,加热后会释放出水分子,故可反复使用。

(一) 固体的干燥

干燥固体有机化合物,主要是为除去残留在固体中的少量低沸点溶剂,如水、乙醚、乙醇、丙酮、苯等(由重结晶得到的固体就常带有水分)。由于固体有机物的挥发性比溶剂小得多,可采用蒸发或吸附的方法来达到干燥的目的,常用干燥法如下。

1. 自然晾干

这是一种简单、经济的干燥方法。一般需要过夜或数天才能彻底干燥。对于在空气中稳定不吸潮或含有易燃易挥发溶剂的固体,可将其平摊在一张滤纸上,再盖上一张滤纸挤压,除去一部分水或有机溶剂。最后把固体化合物平摊在滤纸上,再盖上一张滤纸在空气中晾干。

也可直接将其放在干燥洁净的表面皿上或培养皿中,尽量平铺成一薄层,再用滤纸或培养皿覆盖上,以免灰尘沾污,在空气中慢慢晾干。

2. 加热干燥

对于熔点较高、遇热不分解、对空气稳定的固体有机化合物,可使用烘箱或红外线干燥器干燥。

烘箱用来干燥无腐蚀、无挥发性、热稳定的物品,比如无机固体的干燥、干燥剂(如硅胶、氧化铝等)的焙烘或再生。而熔点高的不易燃有机固体也可用烘箱干燥,但必须保证其中不含易燃溶剂,而且要严格控制温度以免造成熔融或分解,即加热的温度不可超过待烘干物的熔点。切忌将挥发、易燃、易爆物放在烘箱内烘烤,以免发生危险。

操作时,一般是将待烘干的固体或结晶体放在表面皿中,再将表面皿放入烘箱中烘干。有时把含水固体放在蒸发皿中,在水浴或石棉网上先直接加热干燥后,再送入烘箱中烘干。

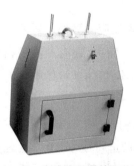

对于受热时易分解或易升华的固体有机物,或被干燥的物质数量较大时,可采用真空恒温干燥箱(相当于带有抽气管口的烘箱)进行干燥。其优点是样品在一定温度和真空度下进行干燥,两种作用协同后效率更高。

固体中如含有不易挥发的溶剂时,为了加速干燥,常用红外线干燥箱进行干燥(图 4-13)。红外线干燥箱是利用其内的红外灯发出的红外线有很强的穿透能力,使水分或溶剂从固体内部的各部分蒸发出来。其干燥较快,且安全。用红外线干燥箱干燥时需注意要经常翻

图 4-13 红外线干燥箱实物图

搅固体,这样既可加速干燥,又可维持干燥的温度低于待干燥物的熔点,避免"烤焦",还要严防水滴溅在红外灯泡上而发生炸裂。

3. 干燥器干燥

常用的干燥器有普通干燥器和真空干燥器两种[图4-14(a)、(b)]。还有一种叫真空恒温干燥器或干燥枪,它可以快速而彻底地干燥少量样品,实际使用不多[图4-14(c)]。

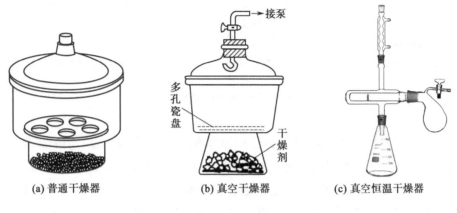

(a) 普通干燥器   (b) 真空干燥器   (c) 真空恒温干燥器

图4-14 干燥器

普通干燥器是用来保存经烘干或灼烧过的物质和器皿(如保存烘干的基准物、试样、干燥的坩埚、称量瓶等),保持这些物质和器皿的干燥,也可用来干燥少量制备的产品。凡已干燥但又易吸水、分解、升华或需长时间保持干燥的固体都应放在干燥器内保存,尤其对于痕量水或干燥保存化学品很有效。

普通干燥器是一种具有磨口盖子的密闭厚质玻璃器皿,磨口上涂有一层凡士林,使其能很好地密合。底部放有无水氯化钙、变色硅胶或浓硫酸等干燥剂,上面有洁净的带孔瓷板,用于放置需干燥或保持干燥的物品。

使用干燥器前应用干的洁净抹布擦净内壁和瓷板,一般不用水洗,以免不能很快干燥。按图4-15(a)的方法放入干燥剂。干燥剂应装至干燥器下室一半为宜。开启干燥器时,不能把盖子往上提,应用左手挡扶住下部,右手握住盖的圆顶,向前小心平推开器盖[图4-15(b)]。取下盖时,应倒置在安全处,谨防滑动。取出或放入物体后,应及时加盖。加盖时,要拿住盖上圆顶,平推盖严。当放入温热的坩埚时,应将盖留一缝隙,稍等几分钟再盖严。也可前后推动器盖稍稍打开2~3次。搬动干燥器时,应用两手的拇指按住盖子,以防盖子滑落[图4-15(c)]。长期存放物品或在冬天,磨口上的凡士林可能凝固而难以打开,可以用热湿的毛巾温热一下或用电吹风热风吹干燥器的边缘,使凡士林熔化再打开盖。

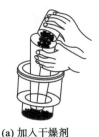
(a) 加入干燥剂

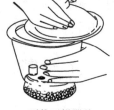
(b) 平推干燥器盖

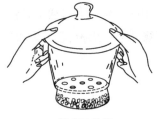
(c) 搬动干燥器

图 4 - 15　干燥器的使用

真空干燥器[图 4 - 14(b)]与普通干燥器基本相同,仅在盖上有一玻璃活塞,可接真空泵抽真空,使干燥器内的压力降低,提高干燥效率。使用前必须试压,试压时用网罩或防爆布盖住干燥器,然后抽真空,关上活塞放置过夜。使用时,必须十分注意,防止干燥器破碎时玻璃碎片飞溅而伤人。解除器内真空时,打开活塞放入空气的速度宜慢不宜快,以免吹散被干燥的物质。

4. 有机溶剂干燥

有些带结晶水的晶体,可以用能与水混溶的低沸点有机溶剂(如酒精、丙酮)洗涤后晾干,有机溶剂容易挥发,所以干燥速度快。

5. 冷冻干燥

对于一些热敏感物质,如果用常规蒸馏甚至减压蒸馏脱水会分解造成损失时,可考虑采用低压冻干法。将待干燥的物质在高真空的容器中冷冻至固体状态,使其中的水分或溶剂升华脱去。低压冻干法多用于热不稳定或易潮解物质的干燥。如生物活性物质的脱水,微生物菌种的保存等通常采用冷冻干燥法。

还有类似于酶、多糖、多肽等水溶液中除去水,可使用快克飞特(quickfit)通用冻干器,这也是生物化学的一种技术手段。

(二) 液体的干燥

有机液体中的水分均可用合适的干燥剂干燥。通常是将干燥剂直接加到被干燥的液体有机物中进行干燥。选择合适的干燥剂非常重要,选择干燥剂时应注意以下几点。

1. 不影响被干燥物

干燥剂应与被干燥的液体有机化合物不发生化学反应、无配位和催化等作用,也不溶解于要干燥的液体中,与水结合有固体析出。例如酸性化合物不能用碱性干燥剂,碱性化合物不能用酸性干燥剂等。氯化钙容易与醇、胺形成配合物,因而不能用来干燥这些液体。氢氧化钾和氢氧化钠会溶解于醇中,这两种干燥剂就不能用于醇的干燥。还有氧化钙、氢氧化钾等强碱性的干燥剂能催化一些醛或酮而发生缩合、自氧化等反应,这些都值得注意。

2. 干燥剂的性质

使用干燥剂时要考虑干燥剂的吸水容量和干燥效能。吸水容量是指单位质量的干燥剂的吸水量。干燥效能是指达到平衡时液体被干燥的程度。

对于形成水合物的无机盐干燥剂,常用吸水后结晶水的蒸汽压来表示干燥剂效能。如硫酸钠形成 10 个结晶水,吸水容量为 1.25,蒸汽压为 260 Pa(25 ℃);氯化钙最多能形成 6 个水的水合物,其吸水容量为 0.97,蒸汽压为 39 Pa(25 ℃)。因此硫酸钠的吸水容量较大,但干燥效能弱;而氯化钙吸水容量较小,但干燥效能强。在干燥含水量较大而又不易干燥的化合物时,常先用吸水容量较大的、价格低廉的干燥剂除去大部分水分,再用干燥效能强的干燥剂进行干燥。

除了考虑干燥剂的吸水容量和干燥效能,实际操作时还要把干燥速度(水结合成水合物的速度)、适合干燥的物质以及干燥剂的价格等因素综合考虑进去。表 4-2 定性地列举了一些常用干燥剂的各项指标。

表 4-2　有机化合物常用的干燥剂特性

物质	容量	速度	效能	价格	简便	适合
$CaCl_2$	H	M	M	L	H	a
$CaSO_4$	L	H^+	H^+	M	H	b
$MgSO_4$	H	H	MH	L	M	c
分子筛	H	H	H	H	H	c
K_2CO_3	M	M	M	M	M	d
Na_2SO_4	H^+	L	L	L	M	e

注:强弱顺序　$H^+>H>MH>M>L$

a:可与醇类、酚、胺类、氨基酸、酰胺、酮和一些醛及酯结合,它不能用于干燥这些类型的溶剂,除非也希望除去它。氢氧化钙与酸反应,不能使用在有酸性的物质中,六水合物超过 30 ℃时不稳定。

b:一般使用,半水合物温度低于 100 ℃是稳定的。

c:一般使用。

d:与酸和酚反应,不能用于干燥含酸的溶剂,除非酸是要除去的。

e:一般使用, $Na_2SO_4 \cdot 10H_2O$ 超过 30 ℃不稳定。

溶剂(如乙醚、乙酸乙酯)中溶解了水后常用的干燥方法可通过两步进行。第一步,使用经济、高容量、低强度的干燥剂除去大部分水;第二步,用高强度的干燥剂作进一步的干燥。例如:一种溶剂首先用无水 Na_2SO_4 干燥,它所能结合水的质量是其本身质量的 1.27 倍,形成 $Na_2SO_4 \cdot 10H_2O$。然后,溶液用无水 $CaSO_4$ 作进一步的干燥。无水 $CaSO_4$ 是一种高强度、低容量的干燥剂,因为它只能结合其本身质量的 6% 的水,形成 $CaSO_4 \cdot 1/2H_2O$。

3. 干燥剂的用量

掌握好干燥剂的用量非常重要。若用量不足,则达不到干燥的目的;若用量太多,则由于干燥剂的吸附而造成被干燥物的损失。干燥剂最低用量一般可根据水在液体中溶解度和干燥剂的吸水量估算得到。但是由于液体中的水分不同、干燥剂的性能差别、干燥时间、干燥剂颗粒大小以及温度等因素影响,很难规定干燥剂的具体用量。一般情况下,干燥剂的实际用量是大大超过计算量的。

实际操作中,主要是通过现场观察判断。一般情况下,多数有机物干燥前呈浑浊状,如果加入干燥剂吸水之后,呈清澈透明状,同时,干燥剂不再黏附在容器壁上,振摇容器液体可自由漂移等现象出现时,这可简单地作为水分基本除去、干燥已基本完成的标志。若干燥剂吸水变黏,附着在器壁上,则说明干燥剂用量不够,应适量补加干燥剂,直到新加的干燥剂不结块,不粘壁,干燥剂棱角分明,摇动时旋转并悬浮(尤其是 $MgSO_4$ 等小晶粒干燥剂),表示所加干燥剂用量到位了。

一般每 25 mL 样品约需加入 1 g 干燥剂。

4. 干燥时的温度

对于生成水合物的干燥剂,加热虽可加快干燥速率,但远远不如水合物放出水的速率快,因此,干燥通常在室温下进行,蒸馏前应将干燥剂滤出。

5. 操作步骤

(1)首先把被干燥液中的水分尽可能除净,不应有任何可见的水层或悬浮水珠。

(2)把待干燥的液体放入预先干燥过的锥形瓶中,取颗粒大小合适(如无水氯化钙,应为黄豆粒大小并不夹带粉末)的干燥剂放入液体中,用塞子塞住瓶口,不时轻轻振摇,经常观察,判断干燥剂是否足量,静置半小时,最好过夜。

(3)把干燥好的液体倾析或过滤到蒸馏瓶中,然后进行蒸馏等后续操作。此时都应按无水操作要求进行。

最后,有些溶剂的干燥不必加干燥剂,根据其和水可形成共沸混合物的特点,直接进行蒸馏把水除去,如乙醇、苯、甲苯、四氯化碳等。例如工业上制无水乙醇,就是利用乙醇、水和苯三者形成共沸混合物的特点,于 95% 乙醇中加入适量苯进行共沸蒸馏。前馏分为三元共沸混合物;当把水蒸完后,即为乙醇和苯的二元共沸混合物,继续将苯蒸尽后,沸点升高即为无水乙醇。但这样获得的乙醇中带有微量苯,不宜用作光谱溶剂。

(三)气体的干燥

实验室制备的气体常带有酸雾、水气和其他杂质,必须根据气体所含杂质的种类、性质合理选择吸收剂、干燥剂,进行净化和干燥处理。气体的干燥,常用的仪器包括洗气瓶、干燥塔、干燥管、U 形管等。液体处理剂(浓硫酸等)置于洗气瓶中,固体处理剂(如无水氯化钙等)则置于干燥塔或干燥管中。

四 固液分离及沉淀洗涤

有机化学里涉及将溶液与沉淀分离的固液分离方法有:倾析法、过滤法和离心分离法等。

(一) 倾析法

当混悬液中沉淀的相对密度较大或晶体的颗粒较大,静置后能很快沉降至容器的底部时,常用倾析法进行分离和洗涤。倾析法操作如图 4-16 所示,操作时将静置后沉淀物上层的清液倾入另一容器内,即可使沉淀物和溶液分离。

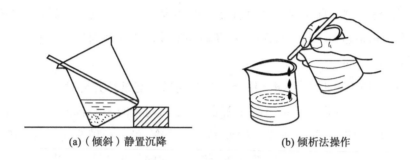

(a)(倾斜)静置沉降　　　　　(b)倾析法操作

图 4-16 倾析法

若沉淀物需要洗涤,可采用倾析法洗涤,即向倾去清液的沉淀中,加入少量洗涤液(一般为蒸馏水),充分搅动,然后静置让沉淀沉降。用上述倾析法将清液倾出,再向沉淀中加洗涤液,如此重复两三次,可洗净固体物质。

(二) 过滤法

过滤是分离固液混合样品的常用方法之一。当溶液和结晶(沉淀)的混合物通过过滤器(如滤纸)时,结晶(沉淀)就留在过滤器上得到滤饼或滤渣,溶液则穿过过滤器而进入接收的容器中得到滤液。滤液可根据需要选择取舍。

溶液的黏度、温度、过滤时的压力、过滤器孔隙的大小和沉淀状态都会影响过滤的速度。如黏度小的溶液比黏度大的溶液过滤快;热溶液比冷溶液容易过滤;减压过滤比常压过滤快等等。过滤器的孔隙要合适,孔隙太大会使沉淀透过,太小则易被沉淀堵塞,使过滤难于进行;如果沉淀是胶状的,要在过滤前加热破坏。总之,过滤时,可根据过滤的目的和要求选择过滤器的种类,视沉淀颗粒的大小、状态及溶液的性质而选用合适的过滤器和过滤方式。

常用的过滤方法有:常压过滤(普通过滤)、减压过滤和热过滤。

1. 常压过滤

常压过滤是最为常见和简单的分离方法,重力是唯一引起液体通过过滤器的动力。所用仪器主要是过滤器(漏斗和滤纸组成)和漏斗架(也可用带有铁圈的铁架台

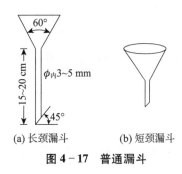

(a) 长颈漏斗　　　(b) 短颈漏斗

图 4-17　普通漏斗

代替)。普通漏斗(图4-17)大多是玻璃材质,也有搪瓷、塑料材质,分长颈和短颈两种。漏斗的锥体角度应为60°,长颈漏斗颈长15~20 cm,颈的直径一般为3~5 mm,颈口处磨成45°。

滤纸按孔隙大小分为"快速""中速"和"慢速"三种;按直径大小分为7 cm、9 cm、11 cm等几种。应根据沉淀的性质选择滤纸的类型,如为细晶形沉淀,应选用"慢速"滤纸,粗晶形沉淀宜选用"中速"滤纸,胶状沉淀需选用"快速"滤纸过滤。滤纸直径的大小由沉淀量的多少来决定,一般要求沉淀的总体积不得超过滤纸锥体高度的1/3。滤纸的大小还应与漏斗的大小相对应,一般滤纸上沿应低于漏斗上沿约0.5 cm。

滤纸一般按四折法折叠[图4-18(a)]。先将圆形滤纸整齐地对折,然后再对折,将其展开后呈圆锥形。为保证滤纸与漏斗密合,第二次对折时不要折死,先把圆锥形滤纸拨开,放入洁净且干燥的漏斗,如果上边缘不十分密合,可以稍稍改变滤纸折叠的角度,直到与漏斗完全贴合为止。用手轻按滤纸,将第二次的折边折死,所得圆锥体的半边为三层,另半边为一层。

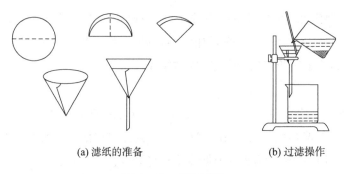

(a) 滤纸的准备　　　　　　　　(b) 过滤操作

图 4-18　常压过滤

为了使滤纸和漏斗内壁紧贴而无气泡,可将滤纸圆锥形三层那边的外两层撕去一小角,然后用食指把滤纸按在漏斗内壁上,用少量蒸馏水润湿滤纸,再用玻璃棒轻压滤纸四周,赶去滤纸与漏斗壁间的气泡,使滤纸紧贴在漏斗壁上(否则将会影响过滤速度),而下部与漏斗内壁形成隙缝。然后,用洗瓶加水至滤纸边缘,这时空隙与漏斗颈内应全部被水充满,当漏斗中的水全部流尽后,颈内水柱仍能保留且无气泡。

过滤一般分三个阶段进行[图4-18(b)]:

第一阶段采用倾注法,尽可能地过滤清液。过滤时漏斗要放在漏斗架上,并调整好高度,使漏斗颈下端紧靠在接收器内壁,以防滤液外溅。先采用倾注法,即烧杯中的沉淀下降以后,将上面清液沿玻璃棒先倾入漏斗中,而不是一开始过滤就将沉淀和溶液搅混后进行过滤。以免沉淀堵塞滤纸上的空隙,影响过滤速度。玻璃棒的下端轻靠三层滤纸一侧,倾入的溶液一般不要超过滤纸的2/3,以免少量沉淀因毛细管作用越过滤纸上缘,而造成损失,且不便洗涤。暂停倾注溶液时,烧杯应沿玻璃棒使其嘴向上提起,逐渐让烧杯直立,以免烧杯嘴上的液滴流失。放在烧杯中的玻璃棒不要靠在烧杯嘴上,避免将沉淀沾在玻璃棒上部而损失。倾注法如一次不能将清液倾注完时,应待烧杯中沉淀下沉后再次倾注。

第二阶段是粗洗沉淀并将沉淀转移到滤纸上。倾注法将清液完全转移后,应对沉淀作初步洗涤。洗涤时,用洗瓶每次约10 mL洗涤液吹洗烧杯四壁,使黏附的沉淀集中在烧杯底部,每次的洗涤液同样用倾注法过滤。如此洗涤3~4次,再用少量洗涤液与沉淀混合均匀,立即用玻璃棒将其一并移至漏斗中。最后将烧杯壁附着沉淀吹洗至烧杯中。即用左手拿住烧杯的同时,让烧杯嘴向着漏斗,右手把玻璃棒从烧杯中取出横在烧杯口上,使玻璃棒伸出烧杯嘴2~3 cm。然后,左手食指按住玻璃棒的较高位置,倾斜烧杯使玻璃棒下端指向滤纸三层一边,右手拿洗瓶吹洗整个烧杯壁,使洗涤液和沉淀沿玻璃棒流入漏斗中。

倾倒溶液时,应使玻璃棒下端靠近三层滤纸处(不易戳破滤纸),漏斗中的液面高度应略低于滤纸边缘。

第三阶段是洗涤漏斗上的沉淀。沉淀全部转移到滤纸上后,应对它进行洗涤,以除去沉淀表面所吸附的杂质和残留的母液。让洗瓶的水流从滤纸的多重边缘开始,螺旋形地往下移动,最后到多重部分停止,这样可使沉淀洗得干净且可将沉淀集中到滤纸底部。为了提高洗涤效率,应按"少量多次"的原则洗涤。通过检验最后流出滤液中的离子或其他成分,判断沉淀是否洗涤干净。

2. 减压过滤

为了加速大量溶液与沉淀的分离,常用减压过滤(吸滤或抽滤)。此法速度快,并使沉淀抽得较干,但不宜过滤颗粒太小的沉淀。吸滤装置如图4-19所示。它是由吸滤瓶、布氏漏斗(或玻璃砂芯漏斗)、安全瓶和水压真空抽气管(亦称水泵)四部分组成。水泵一般接在实验室中的自来水龙头上(亦可用气泵代替)。其简单的工作原理是:水泵借助水流作用带走装置内的空气,致使吸滤瓶减压,布氏漏斗(或玻璃砂芯漏斗)液面上下方产生压力差,从而加

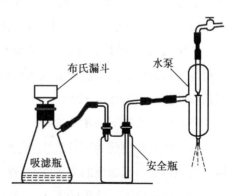

图4-19 减压过滤装置

快了过滤速度。所以,减压过滤不宜过滤胶状沉淀和颗粒太小的沉淀。因为胶状沉淀在快速过滤时易透过滤纸;颗粒太小的沉淀易在滤纸上形成一层密实的沉淀,使得滤液不易透过。

布氏漏斗是瓷质的(图4-20),中间为具有许多小孔的圆形瓷板,用以支撑滤纸,以便使溶液通过滤纸从小孔流出。布氏漏斗有大小不同的规格,按照要滤出固体的多少选用适当的规格。布氏漏斗下端颈部装有橡胶塞(图4-21右下部)借以与吸滤瓶相连接。橡胶塞塞进吸滤瓶的部分一般不超过整个橡胶塞高度的1/2,漏斗颈下端斜口要对准吸滤瓶的支管(否则会造成滤液被吸入支管)。

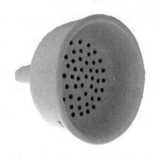 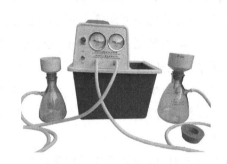

图4-20 布氏漏斗实物图　　　　图4-21 循环水式真空泵实物图

吸滤瓶,是一种厚壁具有支管的玻璃锥形瓶,用来承受被过滤下来的滤液,按滤液的体积选用适当的大小规格。吸滤瓶的侧管用耐压的橡胶管与抽气系统的安全瓶相连。吸滤瓶的支管只用于连接减压装置,不能用于倒出溶液。

安全瓶,是带有导气管的厚壁耐压玻璃瓶(有时还带有活塞),用以防止滤液进入抽气装置和抽气装置中的液体倒吸入吸滤瓶,因为当水泵中的水压变动时,常会有水溢出来。如发生这种情况,可将吸滤瓶和安全瓶拆开,将安全瓶中的水倒出后,再重新把它们连接起来。如果不用安全瓶,在吸滤时应随时注意有无倒吸。若不要滤液,也可不用安全瓶。

水泵,是抽气减压设备,有直接与水龙头相接的简单的真空度不太高的抽气装置,也有用电动机带动的真空度较高的抽气设备,也可用油泵。实验室常用的为循环水式真空泵,简称循环水泵(图4-21)。

吸滤操作按照下列步骤进行:

(1) 做好吸滤前的准备工作,检查装置。安全瓶的长管接水泵,短管接吸滤瓶;布氏漏斗的颈口应与吸滤瓶的支管相对,便于吸滤。

(2) 剪贴滤纸。滤纸的大小应比布氏漏斗内径略小,以能恰好盖住瓷板上的所有小孔为宜。滤纸不能太大,否则边缘会贴到漏斗壁上,使部分溶液不经过滤,沿壁直接漏入吸滤瓶中。抽滤前先用同一溶剂将滤纸润湿,再微微开启阀门,使滤纸紧贴在漏斗的瓷板上,然后才能进行过滤。转移溶液时,沉淀与溶液沿着玻璃棒倒入漏斗中,玻璃棒下端对着下面无小孔的滤纸处。漏斗中的溶液不要超过漏斗容量的2/3。

(3)过滤时,吸滤瓶内的滤液面不能达到支管的位置,否则滤液将被水泵抽出。因此,当滤液快上升至吸滤瓶的支管处时,应拔去吸滤瓶上的橡胶管,取下漏斗,从吸滤瓶的上口倒出滤液后,再继续吸滤。必须注意,从吸滤瓶的上口倒出滤液时,吸滤瓶的支管必须向上。

(4)在吸滤过程中,不得突然关闭水泵。如欲停止吸滤,应先将吸滤瓶支管上的橡胶管拆下,再关上水泵,否则水将倒灌安全瓶。

(5)结晶表面残留的母液,可用很少量的溶剂洗涤,这时抽气应暂时停止。把少量溶剂均匀地洒在布氏漏斗内的滤饼(过滤出的固体物质)上,使全部结晶刚好被溶剂覆盖为宜。用玻璃棒或不锈钢刮刀搅松晶体(勿把滤纸捅破),使晶体润湿。稍候片刻,再抽气把溶剂抽干。如此重复两次,就可把滤饼洗涤干净。

(6)为了尽量抽干漏斗上的沉淀,最后可用一个平顶的试剂瓶塞挤压沉淀。过滤完成后,应先将吸滤瓶支管上的橡胶管拆下,关闭水泵,再取下漏斗。将漏斗的颈口朝上,轻轻敲打漏斗边缘,或在颈口用力一吹,即可使滤饼脱离漏斗,落在预先准备好的滤纸上或容器上。

吸滤操作时易犯的一些错误见图4-22。

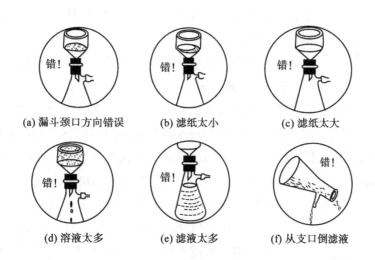

(a) 漏斗颈口方向错误　　(b) 滤纸太小　　(c) 滤纸太大

(d) 溶液太多　　(e) 滤液太多　　(f) 从支口倒滤液

图4-22　吸滤操作时易犯的错误

热溶液和冷溶液的过滤都可选用减压过滤。若为热过滤,则过滤前应将布氏漏斗放入烘箱(或用电吹风)预热,抽滤前用同一热溶剂润湿滤纸。

中性、弱酸性、弱碱性溶液,可以用滤纸过滤分离。强酸、强碱和强氧化性溶液则不能用滤纸过滤分离。若将这些特殊性质的溶液与固体分离,需用特殊的方法。也可用其他滤器(如玻璃砂芯漏斗)或材料(如石棉纤维)代替滤纸。用石棉纤维取代滤纸过滤时,应先将石棉纤维在水中浸泡一段时间,再将它搅匀,倾入布氏漏斗内,铺匀,然后减压使之贴紧(无小孔)。过滤操作同减压操作,过滤后沉淀物往往与石棉纤维粘在一起。

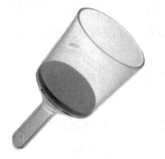

故此法多适用于过滤后只要滤液的情况。

用玻璃砂芯漏斗过滤,可避免沉淀物被石棉纤维沾污,过滤是通过熔结在漏斗中部具有微孔的玻璃砂芯底板进行的。玻璃砂芯漏斗(图4-23)的规格按微孔大小的不同分成1~6号(1号孔隙最大),可根据需要选用。

用玻璃砂芯漏斗可过滤具有强氧化性或强酸性的物质(氢氟酸除外)。由于碱会与玻璃作用而堵塞微孔,故不适用于过滤碱性溶液。

图4-23 玻璃砂芯漏斗实物图

3. 热过滤

如果溶液的溶质在温度降低时易结晶析出,而我们不希望它在过滤过程中析出留在滤纸上,这时需用热过滤方式处理。

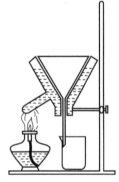

热过滤通常采用热漏斗过滤,它的外壳是用金属薄板制成的,其内装有热水,必要时还可以在外部加热,以维持过滤液的温度。重结晶时常采用热过滤,如果没有热漏斗,可用普通漏斗在水浴上加热,然后立即使用。此时最好选择短颈漏斗。操作时尽量做到仪器热、溶液热、动作快。

热过滤相对比较专业,这里不讨论。图4-24为热过滤装置。

(三)离心分离法

当被分离的沉淀量很少时,采用一般的方法过滤后,沉淀会黏附在滤纸上,难以取下;或沉淀物颗粒极细甚至是胶状物,难以取

图4-24 热过滤装置

得良好的过滤效果时,可以采用离心分离法。离心分离法是利用离心力将溶液中密度不同的成分分离的一种方法。实验室中常用的离心仪器为电动离心机(图4-25)。电动离心机主要用于将悬浮液中的固体颗粒与液体分开,操作简单而迅速。

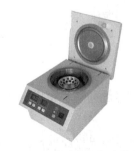

操作时,离心机应放在坚实、平整的台面上。把盛有混合物的离心管或小试管放入电动离心机的套管内(离心机管套底部应垫上柔软物质,如棉花、橡皮垫等,以防旋转时玻璃离心管被压破),位置要对称,质量保持平衡。若只有一支离心管(或小试管)需要离心沉降,则需要另取一支盛有相等质量水的离心管,放入对称的套管中以保持平衡,否则质量不平衡会引起振动,造成离心机机轴磨损。

图4-25 电动离心机实物图

开启离心分离前,必须盖上离心机盖,将变速器调到最

低挡,然后开启电源,由低速向高速逐渐加速至所需转速。转速与转动时间由被分离物质的性质所决定。晶形沉淀以转速为 1 000 r · min⁻¹,离心 1~2 min 为宜;非晶形沉淀沉降较慢,转速可提至 2 000 r · min⁻¹,离心 3~4 min 为宜。离心结束后,关闭开关,让离心机自然停下。注意启动离心机和加速都不能太快,千万不能在未停止前用手(或外力)按住离心机的轴强制其停下来,否则离心机很容易损坏,而且容易发生危险。

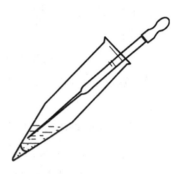

由于离心作用,沉淀紧密地聚集于试管的底部或离心管的小尖端,上方的溶液应是澄清的。取出离心管(或小试管),用一干净的小滴管(或小吸管),先捏紧橡胶胶帽,把离心管倾斜,将滴管的尖端插入液面以下,但不接触沉淀,然后缓缓放松捏紧的橡胶胶帽,尽量小心吸出上层清液(操作见图 4 − 26),也可将上层清液倾出,留下沉淀。

如果沉淀需要洗涤,可加入少量的洗涤液,用玻璃棒充分搅动,再进行离心分离,如此重复操作即可。

图 4 − 26　用滴管吸取上层清液

五　重结晶

从有机制备反应或自然界分离得到的固体有机化合物往往是不纯的,其中常夹杂一些反应副产物、未反应的原料、催化剂及其他复杂组分,必须经过提纯才能得到纯品,纯化这类固体物质的有效方法通常是重结晶法。

重结晶法的原理是利用混合物中各组成在某溶剂中的溶解度不同,或在同一溶剂中不同温度时的溶解度不同而使它们相互分离从而达到提纯目的。

一般情况下,固体化合物在溶剂中的溶解度随温度变化而改变,大部分固体化合物温度升高溶解度增加,反之则溶解度降低。重结晶的大致的操作过程就是将不纯的固体有机物在较高温度下溶于合适的溶剂里,趁热滤去不溶性杂质。再将此滤液冷却至室温,使有机物因溶解度降低而结晶出来,可溶性杂质则仍留在母液中,最后滤去母液即得较纯净的晶体。必要时可重复上述操作,反复重结晶。显然,重结晶是先用溶解的方式将晶体结构全部破坏,而后再让结晶重新生成,使得杂质留在溶液中的一种操作过程。现实情况下即使固体有机物已用其他方法(如升华或层析)纯化过了,为了保证纯度,常常也会将该物质再重结晶一次。

重结晶适用于产品与杂质之间的性质差别较大的情况。如果杂质在冷时的溶解度大而产物在冷时的溶解度小,或溶剂对产物的溶解性能随温度的变化大,这两方面都有利于提高回收率。而杂质的含量过多对于重结晶是不利的,一方面难以提高纯度,另一方面,杂质太多,还会影响结晶速度,甚至妨碍结晶的生成。故一般重结晶只适用于纯化杂质含量在 5 % 以下的固体有机混合物。也就是说从反应粗产物直接重结晶是不合适的,必须先用其他方法进行初步提纯,如萃取、水蒸气蒸馏等,然后再用重结晶提纯。必要时可进行第二次或多次重结晶,直到获得纯品。下面详细介绍重结晶的方法步骤。

重结晶提纯法的一般过程:溶剂的选择→固体的溶解→脱色或趁热过滤除去不溶杂质→晶体的析出→收集和洗涤晶体→晶体的干燥。

(1) 选择溶剂

在重结晶时选择一种适宜的溶剂,是达到分离纯化的关键。理想的溶剂应符合下面几个条件:

① 不与重结晶的物质发生化学反应;

② 被提纯的有机物必须具备在热溶剂中溶解度较大,而在冷溶剂中溶解度则较小的特性;

③ 杂质在溶剂中溶解度很大(杂质不随被提纯的有机物析出,而留在母液中)或很小(趁热过滤可除去杂质);

④ 纯的物质能从溶液中生成较整齐的晶体;

⑤ 容易和重结晶物质分离。溶剂的沸点适中,不宜太低,太低容易损耗;也不宜过高,否则附着于晶体表面的溶剂不易除去;

⑥ 价廉易得、毒性低、回收率高、操作安全。

常用的溶剂为水、乙醇、丙酮、苯、乙醚、氯仿、石油醚、乙酸和乙酸乙酯等。

在重结晶时,需要知道用哪一种溶剂最合适和物质在该溶剂中溶解度的情况。若为早已研究过的化合物,可从查阅手册或辞典溶解度一栏中找到有关适当溶剂的资料;若从未研究过,则须用少量样品进行反复实验。在进行实验时,必须以"相似相溶"原理为指导,即物质往往易溶于结构和极性相似的溶剂中。一般来说,极性溶剂易溶解极性固体,非极性溶剂易溶解非极性固体。如羟基化合物选择甲醇、乙醇作溶剂,羰基化合物选择丙酮作溶剂,芳香族化合物选择苯或乙醚作溶剂等。所选溶剂的沸点应低于待结晶物质的熔点,以免其受热分解变质。

当然,在实际工作中一般还是通过实验来决定。其方法是:取 0.1 g 样品于一小试管中,用滴管滴加某溶剂,同时不断振荡,待加入的溶剂约 1 mL 时,观察溶解情况。若小心加热至沸腾(注意溶剂的可燃性),如完全溶解,冷却后,能析出大量晶体,这种溶剂可认为是合适的;若样品完全溶解或加热时完全溶解,但冷却后无晶体析出,表示这种溶剂不适用;若样品不溶于 1 mL 沸腾溶剂中时,再分批添加溶剂,每次加入 0.5 mL,并加热至沸腾,当溶剂共加入 3 mL,而样品仍未溶解时,表示这种溶剂不适用;若样品溶于 3 mL 以内的热溶剂中,冷却后仍无结晶析出,表示这种溶剂仍不适用。按照上述方法逐一实验不同的溶剂,如发现冷却后都有结晶析出,可比较结晶的回收率,选择其中最佳的作为重结晶的溶剂。

如果难于选择一种合适的溶剂时,常使用混合溶剂。混合溶剂一般由两种能以任何比例互溶的溶剂组成,其中一种易溶解结晶,另一种较难溶解,这样往往可以得到满意的结果。一般常用的混合溶剂有乙醇-水、乙醇-乙醚、乙醇-丙酮、乙醇-氯仿、乙醚-石油醚、醋酸-水、乙醚-甲醇等。

此外,还要考虑能否得到较好的结晶,以及溶剂的毒性、易燃性和价格等因素。

（2）溶解样品

将待纯化的样品加入圆底烧瓶或锥形瓶中（如水作溶剂也可用烧杯）,为了避免溶剂挥发及可燃性溶剂着火或有毒溶剂中毒,应在圆底烧瓶或锥形瓶上安装球形冷凝管（参见"回流"一节,这种情况下可以从球形冷凝管的上口添加溶剂）。加入比需要量稍少的适宜溶剂,边搅拌边加热,微微沸腾一段时间后,若未完全溶解,可再添加溶剂,每次加溶剂后需再加热使溶液沸腾,直至样品完全溶解（但应注意,在补加溶剂后,发现未溶解固体不减少,应考虑是不溶性杂质,此时就不要再补加溶剂,以免溶剂过量）。再多加20％左右的溶剂,这样可避免热过滤时,晶体在漏斗上或漏斗颈中析出造成损失。切不可再多加溶剂,否则冷却后可能析不出晶体。

除高沸点溶剂外,一般都在水浴上加热。不要忘记:在加入可燃性溶剂时,要先把明火熄灭。

（3）脱色和热过滤

若溶液有颜色或存在少量树脂状物质、悬浮状微粒,用简单的过滤方法不能除去,需要用活性炭进行处理。活性炭可吸附色素及树脂状物质。活性炭必须待样品溶解且溶液稍冷后加入,切不可在沸腾的溶液中加入,否则会有暴沸的危险,活性炭的用量一般为固体样品质量的 1％~5％,煮沸 5~10 min,然后用保温漏斗或布氏漏斗趁热过滤。如一次脱色不好,可再加少量的活性炭,重复操作。活性炭对水溶液脱色效果好,也可在其他溶剂中使用,但在烃类等非极性溶液中效果较差,可试用其他方法,如氧化铝吸附脱色等。

热过滤就是趁热过滤除去不溶性杂质、活性炭及吸附在活性炭上的有色杂质。热过滤主要分常压过滤和减压过滤两种方法（具体见"热过滤"一节）。

（4）冷却析出结晶

将盛有热的滤液的烧杯（或茄形瓶）封口后在室温静置使其慢慢冷却,进行析晶,这样析出的晶体颗粒大,纯度高。若将滤液迅速冷却或在冷却下搅拌,则析出的晶体颗粒小、纯度低。若室温放置一段时间仍不析出晶体,可以将滤液放入冷水（或冰水）中冷却,使之析晶。若冷却后仍无晶体析出,则可用玻璃棒摩擦容器内壁或投入待纯化的纯净有机物作为"晶种"或将过饱和溶液较长时间地放入冰箱内,促使结晶析出。为了使晶体更完全地从母液中分离出来,最后可用冰水浴将盛溶液的容器彻底冷却。

（5）过滤并干燥晶体

将析出的晶体进行减压过滤,尽量除去母液,晶体表面残留的母液可用少量的溶剂进行洗涤,再减压过滤将溶剂除去,一般重复操作 1~2 次。将晶体取出放在表面皿上进行干燥,可放在室温内晾干数天(表面皿上盖一层滤纸);也可以放在红外灯下烤干;对于易吸潮、易分解的有机物可放在真空恒温干燥箱中干燥。

将干燥好的晶体测定熔点,与标准品对照,以此检验重结晶后的纯度,如果不理想,可以再进一步重结晶进行纯化。

若重结晶选择的是有机溶剂,则需要通过蒸馏法进行回收。

六　升华

某些物质在固态时有较高的蒸气压,在其熔点以下加热,不经过液态熔融状态而直接汽化,蒸气遇冷又直接冷凝成固态,这个过程叫做升华。升华是提纯固态化合物的方法之一。当具有较高蒸气压的物质中含有蒸气压较低的不挥发性杂质时,可以通过升华的方法来除去不挥发性杂质,使固态混合物分离;也可分离挥发性明显不同的固态混合物,达到产品精制的目的。但升华不是纯化固态物质的通用方法,因为升华要求被提纯物在其熔点温度下具有较高的蒸气压(高于 2.7 kPa),故仅适用于部分符合条件的固态物质的纯化。

升华常可得到纯度较高的产品,但操作时间长,损失也较大,在实验室里只用于较少量(1~2 g)物质的纯化。

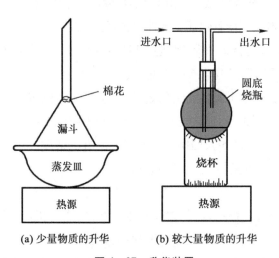

(a) 少量物质的升华　(b) 较大量物质的升华

图 4-27　升华装置

把要精制的充分干燥好的物质放入蒸发皿中[1]。用一张穿有若干小孔(孔刺向上)的圆滤纸把普通玻璃漏斗的口包起来[2],把此漏斗倒盖在蒸发皿上,漏斗颈部塞一团疏松的棉花,以减少因蒸气外逸而造成产品损失,如图 4-27 所示。

在油浴、砂浴或石棉网上将蒸发皿缓慢加热,逐渐地升高温度,控制温度低于待升华物质的熔点,使其慢慢气化,气体通过滤纸孔,遇到漏斗的内壁,又复冷凝为晶体,附在漏斗的内壁和滤纸上。仔细观察时往往会发现,当蒸气开始通过滤纸上升至漏斗中时,可以看到滤纸和漏斗壁上

[1]如果没有干燥,在升华操作时部分有机物会与水蒸气一起挥发出来,影响分离效果。

[2]穿有小孔的滤纸主要是为了在蒸发皿上方形成一个温差层,使逸出的蒸气容易凝结在玻璃漏斗壁上,提高物质升华的效率,还可防止升华后形成的晶体落回到下面的蒸发皿中。

有晶体析出。如晶体不能及时析出,可在漏斗外面敷裹湿布或湿滤纸以助冷凝。

较大量的物质升华,可在烧杯中进行。烧杯上放置一个通冷水的烧瓶,使烧瓶底部凝结成晶体并附着在瓶底上。

升华完毕,可用不锈钢刮匙将凝结在漏斗壁上以及滤纸上的结晶小心刮落并收集起来,进行后续的检验等操作。

以上是常压升华操作。

对于常压下不能升华或升华很慢的一些物质,可在减压下进行升华,即所谓的减压升华。这里不再具体介绍。

七 蒸馏

在室温下具有较高蒸气压的液体其沸点比在室温下具有较低蒸气压的液体的沸点要低。当一个液体混合物沸腾时,液体上面的蒸气富集的是易挥发的组分,即低沸点组分。因此,蒸馏沸点差别较大的混合物液体时,沸点较低者先蒸出,沸点较高者随后蒸出,不挥发者留在蒸馏器内,这样,就可以达到分离和提纯的目的。

蒸馏是将液态物质加热到沸腾变为蒸气,又将蒸气冷凝为液态这两个过程的联合操作。在有机化学反应中,除了主反应产物外还伴有副反应产物、未反应完全的原料及溶剂等,它们与目的产物一起存在于反应混合物中。蒸馏则是将产物从杂质中分离出来的重要方法之一。由于纯液态化合物在一定压力下具有固定的沸点,所以蒸馏法还可以用于测定物质的沸点(常量法),检验物质的纯度。

总之,通过蒸馏的方法可以进行如下工作。

(1)不仅可以把挥发性物质与不挥发性物质分离,利用沸点不同还可分离液体混合物以及有色物质,通常分离混合物的沸点相差应大于 30 ℃。

在蒸馏沸点比较接近的混合物时,各物质的蒸气将同时被蒸出,只不过低沸点的多一些,难以达到分离和提纯的目的,此时只能借助分馏操作。

有些有机化合物热稳定性较差,常常在受热温度还未到达其沸点就已发生分解、氧化或聚合。对这类化合物的纯化或分离就不宜采取常压蒸馏的方法而改为在减压条件下进行蒸馏。因为外压降低时,其沸腾温度随之降低。

(2)测定化合物的沸点。纯液态有机化合物在一定压力下具有固定的沸点,所以可以用蒸馏的方法测定纯液态有机化合物的沸点,用蒸馏法测定沸点的方法称为常量法(后面会讲到)。

(3)提纯,除去不挥发的杂质。

(4)回收溶剂或蒸出部分溶剂,达到浓缩溶液的目的。

蒸馏包括常压蒸馏、减压蒸馏、分馏和水蒸气蒸馏。本书介绍常压蒸馏和水蒸气蒸馏

（一）常压蒸馏

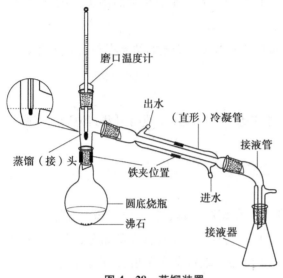

图 4－28 蒸馏装置

（图中标注：磨口温度计、出水、（直形）冷凝管、接液管、蒸馏（接）头、铁夹位置、进水、圆底烧瓶、沸石、接液器）

实验室的常压蒸馏装置主要包括加热、冷凝和接收三个部分。图 4－28 为常用的蒸馏装置（采用标准磨口玻璃仪器构建），由圆底烧瓶、蒸馏（接）头、磨口温度计（普通温度计和温度计套管）、直形冷凝管、接液管和接液器（锥形瓶、梨形烧瓶或圆底烧瓶）组成。

1. 仪器的安装

① 将电（加）热套[1]放在升降台（或垫以 2~3 块木块）上，铁夹将圆底烧瓶固定在铁架台上，置于电（加）热套中，保持圆底烧瓶底部距加热套 1 cm 左右。再依次安装蒸馏头、温度计、直形冷凝管[2]、接液管、接收瓶（锥形瓶或圆底烧瓶）。

② 保证温度计水银球的上缘与蒸馏头支管下沿在一个水平线上。

③ 固定冷凝管的双口夹应夹在冷凝管的重心部位（中部）。

④ 接收部分常用接液管和锥形瓶，两者之间应与外界大气相通，避免发生爆炸。接收瓶下面需用木块等物垫牢，不可悬空。如果馏出液易受潮分解，须在接收器部分连接一个装有无水氯化钙的干燥管；如果蒸馏的同时还产生有毒气体，那么需要再安装一个气体吸收装置。如果馏出液易挥发、易燃或有毒，那么可在接液管的支嘴上连接一个长的橡胶管，通入水槽的下水管内。

在同一实验桌上装置几套蒸馏装置且相互距离较近时。每两套装置的相对位置必

---

[1]蒸馏时热源的选择，应根据待蒸馏液体的沸点、黏度和易燃性等情况而定。当蒸馏易挥发和易燃的物质（如乙醚）时，不能用明火（如酒精灯、煤气灯）加热，否则，容易引起火灾事故，因此要用热浴。一般热浴的温度超过液体沸点的 20~30 ℃即可顺利蒸馏。如沸点在 80 ℃以下，易燃的液体等即可在热水或沸水浴中进行加热蒸馏。也可以用电（加）热套作为热源。

[2]所蒸馏物沸点愈低，蒸气愈不容易冷凝，所用冷凝管的内径应粗一些；蒸馏液的沸点高时冷凝管的内径可以细一些。液体的沸点高于 140 ℃时用空气冷凝管，低于 140 ℃时用直形冷凝管。

冷凝管下端侧管为进水口，用橡胶管接自来水龙头，上端的出水口套上橡胶管导入水槽中。这样可使水流与热蒸气成对流方向，并保证套管内充满水，从而提高冷凝效果。冷却水流速以能保证蒸气充分冷凝为宜，通常只需缓缓水流即可。若水流过大，可能会撑开连接的胶管，扰乱实验过程。实验过程中，要随时注意冷凝器中水流情况，因冷凝器中一旦断水未被发现，常会使冷凝的易燃蒸气逸出而造成着火事故。

须是蒸馏烧瓶对蒸馏烧瓶,或接收器对接收器,避免使一套装置的蒸馏烧瓶与另一套装置的接收器紧密相邻,因为这样有着火的危险。

2. 蒸馏操作

（1）加料

蒸馏装置装好,并确保各个接口紧密连接,用长颈漏斗经蒸馏头向圆底烧瓶中加入待蒸馏的液体,漏斗的下端须伸过蒸馏头支管的下端,若液体里有干燥剂或其他固体物质,宜在漏斗里放滤纸,或一小撮松软的棉花或玻璃纤维等,以滤去固体。所加液体的体积应为圆底烧瓶容量的 1/3~2/3。也可把圆底烧瓶取下来,斜拿住,把液体小心地沿器壁倒入瓶里。加入数粒沸石[1],安装好温度计等,再次仔细检查以确保各个接口紧密连接[2]。

（2）加热收集馏分

加热前,先向直形冷凝管内缓缓通入冷水,然后加热,最初宜用小火,再慢慢增大火力使液体沸腾,蒸气逐渐上升(仔细观察会看到上升的蒸气环),温度计的读数也略有上升。当蒸气的顶端达到温度计水银球部位时,温度计读数急剧上升。这时应使加热速度略微减慢,温度计上液滴和蒸气温度逐渐达到平衡。然后再适当升高温度,进行蒸馏。调整电热套的电压,使蒸馏速度以每秒钟自接液管滴下 1~2 滴馏出液为宜。在实验记录本上记录下第一滴馏出液滴入接收器的温度。在蒸馏过程中,应使温度计水银球常挂有被冷凝的液滴,以保持气液两相的平衡,而此时温度计的读数就是馏出液的沸点,收集

---

[1] 将盛有液体的烧瓶或烧杯等进行加热时,在液体底部和玻璃受热的接触面上就有蒸气气泡形成。溶解在液体内部的空气或以薄膜形式吸附在瓶壁上的空气有助于这种气泡的形成,玻璃的粗糙面也起促进作用,这种小气泡(称为汽化中心)即可作为大的蒸气气泡的核心。在沸点时,液体释放出大量蒸气至小气泡中,待气泡中的总压力增加到超过大气压,并足以克服液柱所产生的压力时,蒸气的气泡就上升逸出液面。因此,如在液体中有许多小空气泡或其他汽化中心时,液体就可平稳地沸腾。如果液体中几乎不存在空气,瓶壁又非常洁净和光滑,形成气泡就非常困难。这种情况下,液体温度可能上升到超过沸点很多而并不沸腾,此现象称为"过热"。一旦有一个气泡形成,液体在此温度时的蒸气压已远远超过大气压和液柱压力之和,使得上升的气泡增大得非常快,甚至将液体冲出瓶外,这种现象称为"暴沸"。

因此,在蒸馏或回流加热时,都应在液体中加入少许沸石(助沸物),沸石的作用就是防止暴沸。沸石是一种多孔性材料,受热时,便会从沸石孔隙中产生一连串小气泡,形成许多汽化中心,使液体均匀沸腾。一端封口的毛细管、短玻璃管、不规则的碎陶瓷片等,都可以代替沸石使用。

沸石必须在加热前加入,最好是先投沸石,后加液体。切忌在加热过程中添加沸石,否则会由于沸石急剧地释放出大量的气泡而引起暴沸,使液体冲出容器。经常发生在加热后发现忘记加沸石的情况,此时一定要等溶液稍冷却后再添沸石。

一旦中途停止加热,空隙内的气体冷却收缩,液体就会进入沸石空隙,使其失去防止暴沸的作用,因此必须重新添加沸石。

在搅拌下的加热不必加沸石,因搅拌器起到沸石的作用。

[2] 装配蒸馏装置时要做到各个接口紧密连接不漏气,更为重要的是,常压蒸馏装置一定要避免造成封闭体系,否则体系加热时气体体积膨胀会造成压力过大而发生爆炸。

所需温度范围的馏出液。

蒸馏前至少要准备两个接收瓶,因为在达到预期物质的沸点之前,常有低沸点的馏分先蒸出,这部分馏液称为前馏分[1]或馏头。前馏分蒸完,温度升高且趋于稳定后再蒸出的就是较纯的物质,这时应更换一个干燥、洁净、称好质量的接收瓶接收,记录该馏分开始馏出至最后一滴馏出时温度计的读数,即为该馏分的沸程。一般情况下,沸程越短,物质的纯度越高。

(3)拆卸装置

当圆底烧瓶里仅残留少量(1~2 mL)液体时[2],应立即停止蒸馏。首先停止加热,移走热源,待稍冷却后关好冷却水,按照和安装相反顺序拆除仪器。

【备注1】仪器安装的要点:

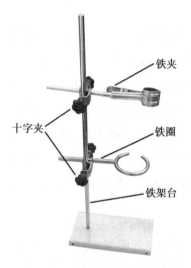

铁夹

十字夹

铁圈

铁架台

图4-29 铁架台组合实物图

有机化学实验常常要利用铁架台、十字夹和铁夹(图4-29)将各种玻璃仪器装配成所需的成套实验装置。

(1)安装仪器时,一般先从热源开始,由热源的类型确定整个装置的高度。如果热源是酒精灯,应利用温度最高的外焰对受热仪器进行加热;如果采用的是电热套,要保证在不拆除装置的情况下可以顺利地移走电(加)热套。再按"由下而上,从左到右"(确切说,"从左到右"应该是顺着馏出液的走向)的原则连接其他的仪器。

(2)仪器安装好后必须做到:所有的接口不漏气。从正面看,所有的仪器横平竖直,斜走向的仪器接口是完全同轴的,保证接口处不受应力,如冷凝管的中心线和蒸馏头支管的中心线成一直线。从侧面看,所有的仪器应在一个面上。

(3)所有铁架台和铁夹应尽可能整齐地放在仪器的背部。各个铁夹不能过紧和过松,以夹住后稍用力尚能转动仪器为宜。

(4)冷凝管必须先接上橡胶管,再安装仪器。橡胶管在套上冷凝管进出水口时要预先用自来水(肥皂水)润湿,然后略带旋转地套进玻璃管嘴,切忌用蛮力。

(5)实验结束,先停止加热,继续通一段时间冷凝水,然后按照"由上而下,从右到左"的顺序拆卸装置。

---

[1]前馏分里含有一定量产品和较多杂质,应谨慎地弃去。

[2]当维持原来的加热温度,不再有馏液蒸出时,温度计读数会突然下降,这时应立即停止蒸馏。无论进行何种蒸馏操作,即使样品很纯、杂质含量很少,蒸馏瓶内的液体都不能蒸干,以防蒸馏瓶过热或有过氧化物产生而导致发生爆炸。

【备注2】标准磨口玻璃仪器使用注意点:

（1）磨口处必须洁净,若粘有固体物质,则磨口对接不紧密导致漏气,甚至损坏磨口。

（2）用毕应立即拆卸并洗净仪器,否则,长期放置后磨口的连接处常会粘牢,难以拆开。

（3）一般使用时磨口处无须涂润滑剂,以免沾污反应物或产物。当反应物中有强碱,则应涂润滑剂,以免磨口连接处因碱腐蚀而粘牢,无法拆开。减压蒸馏时必须在磨口处涂真空硅脂。

（二）水蒸气蒸馏

水蒸气蒸馏是用来分离和提纯液态或固态有机化合物的一种方法,它是将水蒸气通入不溶于水的有机物中或使有机物与水经过共沸腾而被蒸出,整个过程中,有机物都处在低于100 ℃的温度下。常用在下列几种情况:

① 某些沸点高、热稳定性差的有机化合物,常压蒸馏虽可与副产品分离,但易被破坏。

② 混合物中含有大量树脂状杂质或不挥发性杂质,采用蒸馏、萃取等方法都难于分离。

③ 从较多固体反应物中分离出被吸附的液体。

④ 从某些天然物中提取有效成分。

被提纯物质必须具备以下几个条件:

① 不溶或难溶于水。

② 共沸腾下与水不发生化学反应。

③ 在100 ℃左右时,必须具有一定的蒸气压(0.67~1.34 kPa以上,低于这个范围,可考虑采用过热水蒸气)。

水蒸气蒸馏的原理:根据道尔顿分压定律,难溶于水的有机化合物与水混合后,其蒸气压等于两物质单独存在时的蒸气压之和。即:

$$p_总 = p_水 + p_有 \qquad\qquad (4-1)$$

式(4-1)中:

$p_总$——总蒸气压;

$p_水$——水的蒸气压;

$p_有$——不溶或难溶于水的有机物的蒸气压。

随着温度的升高,当组成混合物的两液体的蒸气压之和等于大气压力时,混合物开始沸腾,有机物和水就会一起被蒸出,此时的温度就是这一混合物的沸点。显然,互不相溶液体混合物的沸点,要比每一物质单独存在时的沸点低。因此,常压下进行水蒸气蒸馏能在低于 100 ℃的情况下将高沸点组分与水一起蒸出来。将得到的蒸气冷凝成液体，其中除了水以外，还含有一定量的该有机物（两者的含量可以根据道尔顿分压定律和理想气体状态方程推算出）。

1. 仪器的安装

水蒸气蒸馏的装置如图 4-30 所示，它包括水蒸气发生器、蒸馏部分（圆底烧瓶）、冷凝部分（直形冷凝管）和接收器部分。

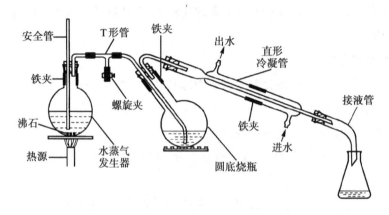

图 4-30　水蒸气蒸馏装置

（1）水蒸气发生器

图 4-30 中左边部分为水蒸气发生器，有金属材质的，也可用改装的 1 000 mL 大圆底烧瓶代替。其中盛约占其容量 1/2 的热的自来水，并加入 2~3 粒沸石。水蒸气发生器内所插的长玻璃管为安全管，管的下端接近底部。当体系内气压过高时，水便沿玻璃管上升；如果系统堵塞，水便从玻璃管上口喷出，释放体系内过高的压力，避免爆炸的发生。另外也可以根据管中水柱的高低大致估计水蒸气压力的大小。

（2）水蒸气导管（T 形管）

水蒸气导管是将发生器产生的水蒸气导入蒸馏部分（圆底烧瓶），严格讲它分为三段：水蒸气发生器连接的为蒸气导出管，接蒸馏部分（圆底烧瓶）的为水蒸气导入管，两者中间为一个 T 形管。T 形管用来除去水蒸气冷凝下来的水，有时在操作发生不正常的情况下，可通过它使水蒸气发生器与大气相通。所以，T 形管下端配有一个螺旋夹。

先旋开 T 形管的螺旋夹，加热水蒸气发生器至沸腾。当有大量水蒸气产生并从 T 形管的下支管冲出时，立即旋紧螺旋夹（此操作要小心避免被水蒸气烫伤），水蒸气便进入蒸馏部分，开始蒸馏。在蒸馏过程中，如发生上文所述安全管水位异常上升，则说明某一部分被阻塞了，这时应立即旋开螺旋夹与大气相通，然后移去热源，拆下装置进行检查（通常是由于水蒸气导入管末端被堵塞）和处理。

（3）蒸馏部分（圆底烧瓶）

实验室里的蒸馏部分一般用二颈圆底烧瓶,内部装待蒸馏的物质。水蒸气导入管从一个口接入,导管必须几乎达到蒸馏瓶底部（距瓶底 8~10 mm）以便水蒸气和蒸馏物质的充分接触并起搅拌作用。馏出液导出管接另一个瓶口,并与后面直形冷凝管相连。蒸馏瓶最好倾斜 45°,以防飞溅起的液体进入馏出液导出管。蒸馏瓶中的液体不得超过容量的 1/3。当水蒸气冷凝而使蒸馏瓶内液体量增加,同时水蒸气的量不是很大的情况下,可适当加热蒸馏瓶。

（4）冷凝部分（直形冷凝管）和接收器部分

这两部分的内容见"常压蒸馏"一节。

2. 水蒸气蒸馏操作

加热水蒸气发生器前,先打开 T 形管橡胶管上的螺旋夹。大量水蒸气产生后,再用螺旋夹夹紧 T 形管上的橡胶管,让蒸气导入蒸馏瓶中,与此同时,接通冷凝水,用干净锥形瓶或烧杯收集蒸出物。开始蒸馏后不久就有馏出液流出,调节 T 形管橡胶管上的螺旋夹的松紧程度以及水蒸气发生器的加热速度,以使烧瓶内的混合物不至于飞溅得太厉害,控制馏出液的速度为 2~3 滴/s。

当馏出液无明显油珠且澄清透明时,便可停止蒸馏。其顺序是先旋开螺旋夹,然后移去热源,否则可能发生蒸馏瓶中的液体倒吸入水蒸气发生器。

需要注意的是,如果待蒸馏成分的含量很少（如薄荷茎叶里薄荷油含量就很少）,馏出液始终就像水,不要轻易倒掉。其实,溶液里已经含有待蒸馏成分。

八　回流

液体受热汽化,同时将蒸气冷凝液化并使之流回原来的器皿中重新受热汽化,这样循环往复的汽化-液化过程称为回流。回流是有机化学实验中最基本的操作之一,大多数有机化学反应需要使反应物在较长的时间内保持沸腾才能完成,为了减少溶剂和原料的损耗,避免易燃、易爆和有毒物质引起事故和污染,保证产品的产率,常常需要在回流条件下完成。

回流液本身可以是反应物,也可以是溶剂。当回流液为溶剂时,其作用在于将非均相反应变为均相反应,或为反应提供必要而恒定的温度（即回流液的沸点温度）。此外,回流也应用于某些分离纯化实验中,如重结晶的溶解样品过程、连续萃取、分馏及某些干燥过程等。

回流的常用装置主要包括反应瓶和冷凝器,反应器通常为耐热的圆底或平底烧瓶,原料在此进行反应。如果反应需要控温、搅拌或滴液时,可选择两颈、三颈或四颈烧瓶。其容积的选择可参照蒸馏时的标准,反应过程中如有大量气体或泡沫产生,应选用容量大些的烧瓶。选择冷凝器时,应根据反应混合物的沸点的高低来确定。高于 140 ℃时,选用空气冷凝管,低于 140 ℃时,选用水冷凝管。回流时多采用球形冷凝管。反应物料的沸点很低或含有毒物质时,可选用蛇形冷凝管,以提高回流冷凝的效率。图 4-31(a)是最简单的回流冷凝装置。如果反应物必须干燥,可在冷凝管上端口上装接氯化钙干燥管来防止空气中水蒸气侵入反应器[图 4-31(b)]。如果反应中会放出水溶性有害气体(如溴化氢),可加接气体吸收装置[图 4-31(c)和(d)]。

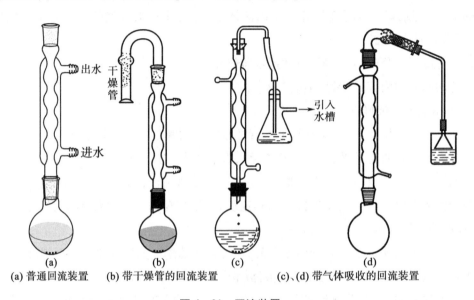

(a) 普通回流装置　　(b) 带干燥管的回流装置　　(c)、(d) 带气体吸收的回流装置

图 4-31　回流装置

根据瓶内液体的沸腾温度,可选用水浴、油浴或石棉网直接加热等方式。在条件允许的情况下,一般不采用隔石棉网直接用明火加热的方式。

回流操作的一般步骤和注意点:

装配回流装置时,整个装置的高度以热源高度为基准,固定好圆底烧瓶,接好球形冷凝管,使冷凝管与圆底烧瓶在一条直线上并垂直于实验台面。将反应物与溶剂放在圆底烧瓶中,加入 3~4 粒沸石防止暴沸。在直立的冷凝管夹套中自下而上通入冷水,使夹套充满冷凝水。先用小火,然后逐渐加大火力,使混合液沸腾或达到指定的反应温度。控制加热的程度和调节冷凝水流量,保持蒸气充分冷凝,使蒸气上升的高度不超过冷凝管的 1/3 高度(或不超过两个回流球)。反应完毕后,停止回流。先停止加热,再关闭冷凝水,整个反应过程中,不得中断冷凝水。

九　有机物熔点、沸点的测定

化合物的物理常数是鉴定有机化合物的重要依据,在研究一个物质的过程中,有时必须从测定物理常数入手,推测这个物质的类型或大致结构。有机化合物常见物理常数有熔点、沸点、密度、比旋光度和折光率等。这些常数的测定在鉴定化合物或表征化合物时具有一定的意义。

(一) 熔点的测定

当晶体物质受热到一定温度时,便从固态熔化而转变为液态,此时的温度即为该物质的熔点。而熔点的严格定义为:固液两态在标准大气压力下达到平衡(即固态与液态的蒸气压相等)时的温度。

加热纯有机化合物(晶体)时,温度接近其熔点范围,升温速率随时间变化约为恒定值,若用加热时间对温度作图可得结果见图4-32。物质的温度低于熔点时以固态存在,加热使温度稳定上升。当温度达到熔点时,开始有少量液体出现,而后固-液两相平衡共存。继续加热,温度不再变化(或只略微上升),此时加热所提供的热量使固相不断转变为液相,两相间仍保持平衡。待固体全部熔化后,熔化了的液体的温度才会继续明显上升。

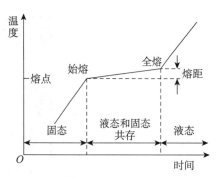

图4-32　晶体的物态随时间和温度的变化

纯固体(晶体)物质具有一定的熔点,同时熔距(也叫熔程,即开始熔化到完全熔化的温度差)也很短,一般不超过1 ℃。若固体物质中含有少量杂质,在多数情况下其熔点下降,且熔距会延长到大于1 ℃。

因此,熔点的测定意义可表现为:

(1) 通过将测定的某未知样品熔点与已知样品的熔点进行比较,可以达到鉴定和定性地检验有机化合物的目的;

(2) 如果纯物质中混入了少量杂质通常会使熔点下降,熔距(熔程)变长,因此,通过测定熔点也可以检验物质的纯度;

(3) 物质的熔点还与分子的结构有关,故也可作为推测分子结构的依据;

(4) 还可以利用两种物质混合后熔点是否下降,判断两种熔点相近的物质是否相同(混合熔点试验)。

实验室常用测定熔点的方法有毛细管法和显微熔点测定法。这里主要介绍毛细管法。

1. 毛细管法

毛细管法测定熔点装置如图4-33所示,主要有以下几部分组成:泰勒管(Thiele管,又叫b形管,也叫熔点测定管)、温度计、毛细管。其优点是装置简单,结果也相当准确。其具体的步骤如下:

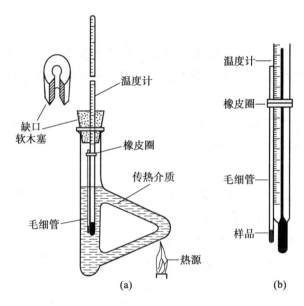

图 4-33　泰勒熔点测定装置

（1）样品的装填

取三支毛细管待用（测定未知物时，一般要测三次，一次粗测，两次精测）。所用毛细管的直径一般为 1 mm，长度一般为 70~80 mm。毛细管管壁应较薄，便于传热。毛细管一端封闭，另一端必须截平，便于装入样品。毛细管本身要干净，如有灰尘等，能产生 4~10 ℃ 的误差。

取少量待测熔点的干燥样品（0.1 g 左右）置于一个干净的表面皿上，用干净的玻璃棒或镀镍刮刀研成粉末并集成一堆[1]。将毛细管开口的一端插入粉末堆中[图 4-34(a)]，使粉末挤入毛细管中（量约 3 mm 高），再将毛细管开管口端朝上，从一根垂直立于桌面上的长玻璃管内自上投下使其自由落下[图 4-34(b)]，如此反复蹾样数次以使样品紧密装填于毛细管底部（封口端），中间不得留有空隙。最终样品充填高度以 2~3 mm

---

[1]样品一定要干燥，并要研成细粉末。如果样品粉碎不够细，产生空隙导致不易传热，造成熔程变大。

特殊化合物熔点的测定方法：

a. 易升华的化合物　装好样品后将毛细管上端在小火上熔封起来，毛细管全部浸入导热液中。

b. 易吸潮的化合物　装样动作要快，装好后立即将上端在小火上加热熔封，以免吸潮。

c. 易分解的化合物　测定易分解样品的熔点与加热快慢有关。如酪氨酸慢慢升温测得熔点为 280 ℃，快速加热测得熔点为 314~318 ℃。因此常需要对测定条件作详细说明，并用括号注明"分解"。

d. 低熔点（室温以下）的化合物　将装有试样的毛细管与温度计一起冷却，使试样结成固体，再将毛细管与温度计一起移至一个冷却到同样低温的双套管中，撤去冷却浴，容器内温度慢慢上升，观察熔点。

为宜[1]。擦去沾在管壁外的样品,以免污染传热介质。

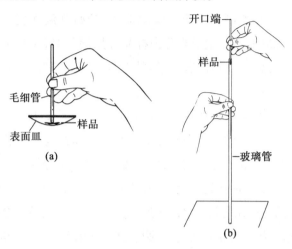

图4-34 样品的装填

(2) 熔点测定装置

按照图4-33进行泰勒熔点测定装置的安装。将传热介质[2]倒入干燥的b形管中,让传热介质的液面与泰勒管的上支管和直管交界处相平,可形成一个完整的环流(也不能加入太多的传热介质,否则液体加热后体积膨胀,会溢出b形管)。并将泰勒管夹于铁架台上。将装有样品的毛细管用橡皮圈固定在温度计上(为防止橡皮圈污染热浴,橡皮圈要尽量系在毛细管的上部),并确保样品段位于温度计水银球中部[3],再将温度计插入一只具有缺口的软木塞中[4]并插进b形管。调节温度计的高度,使水银球位于泰勒管两支管中间[5],最后卡紧软木塞。

---

　　[1]往毛细管内装样品时,一定要反复蹾实,否则产生空隙,不易传热,造成熔程变大。样品量太少则不便观察,产生熔点偏低;样品量太多会造成熔程变大,熔点偏高。

　　[2]常用传热介质及其应用温度详见前面"加热"部分。

　　一般来说,待测物的熔点在140 ℃以下,最好用液体石蜡或甘油或有机硅油作导热浴。导热浴所用的液体介质使用温度为:植物油100~220 ℃、石蜡油为60~200 ℃、硅油为0~350 ℃、甘油为0~260 ℃、浓硫酸为20~300 ℃。

　　用浓硫酸作导热浴时,应特别小心,不仅要防止灼伤皮肤,还要注意勿使样品或其他有机物接触硫酸,所以,装填样品时,沾在管外的样品须拭去。否则,硫酸的颜色会变成棕黑色,妨碍观察。如已变黑,可酌加少许硝酸钠(或硝酸钾)晶体,加热后便可褪色。

　　[3]温度计的读数就是水银球位置的温度,所以,样品段必须贴近温度计水银球。

　　[4]软木塞缺口的原因有三:将温度计的刻度朝向缺口处,方便读数;保证b形管内不会形成封闭体系;缺口软木塞具有类似卡扣的作用,可以固定住温度计。

　　[5]在将温度计固定好之前,手始终捏住温度计,而不是拿软木塞。否则很容易让温度计滑落打碎。加热时火焰的位置如图4-33。很明显,b形管这种装置测定熔点的好处是管内液体因温度差而发生对流作用,省去人工搅拌的麻烦。经测定,b形管两支管中间区域温度最稳定,波动最小。

（3）熔点的测定

① 粗测：如图 4-33，用酒精灯小火缓缓加热，开始升温速度可较快，每分钟上升 5 ℃，观察毛细管内样品的变化，记录当管内样品开始塌落时（初熔）和样品刚好全部变成澄清液体时（全熔）的温度，即为该化合物的熔程。然后将热浴冷却降温约 30 ℃，换一支毛细管进行精确测定[1]。

② 精测：测定化合物熔点时，加热速度的控制是十分重要的。开始升温可较快（每分钟上升约 10 ℃），待温度升至比粗测熔点低 10~15 ℃时，调小火焰使温度缓慢而均匀地上升（每分钟 1~2 ℃）。接近熔点时，加热速度要更慢（每分钟上升 0.2~0.3 ℃）。如此才能保证熔融过程是尽可能接近固-液两相平衡状态。否则，加热速度太快，因传热液体与样品之间以及样品与样品之间热量的传递较慢，则所测得的熔点会高于实际熔点。注意观察管内样品变化，开始往往出现发毛、发圆、变松、软化等形状改变的现象，接着出现小液滴。记录样品开始出现小液滴（始熔）的温度以及达到全部透明液化（全熔）的温度。

两次精测的误差不能大于 ±1 ℃。

③ 记录

毛细管法测定熔点并不是一个温度点，而是熔距（熔程），即试料从开始熔化到完全熔化为液体的温度范围（注意不要记平均值）。例如测得苯甲酸熔点为 120.5~121.5 ℃，熔距为 1 ℃。

一般熔点测定的数据记录可采用表 4-3 的格式。

表 4-3　熔点测定的结果

单位：℃

次序	物质					
	初熔	全熔	熔距	初熔	全熔	熔距
1						
2						

（4）结束工作

实验完成后，一定要等传热介质冷却后，方可将其倒回试剂瓶中。温度计冷却后，用废纸擦去传热介质（尤其是用浓硫酸），方可用水冲洗，否则温度计极易炸裂。

2. 显微熔点测定法

显微熔点测定法要用显微熔点测定仪。测定时样品用量更少，只需几颗小粒晶体。

---

[1] 每次测定后要等热浴温度下降 30 ℃后，换毛细管进行下次测定，不能将已经测过熔点的毛细管重复使用，因为有些物质熔融时会产生部分分解，有的物质凝固时会转变成具有不同熔点的其他结晶形式。

在显微镜下能清楚地看到样品受热变化的过程,如升华、分解、脱水和多晶形物质的晶型转化等。

操作时先将专用的载玻片用丙酮洗净,用擦镜纸擦干,放在一个可移动的支持器内,然后将研细的样品小心地放在载玻片的中央。另取一载玻片盖住样品,使样品位于加热台的中心空洞上,并盖上保温圆玻璃盖。加热台旁边插有校正过的温度计或热电偶。打开照明灯,调节焦距,从镜头中可以看到晶体外形。开启加热器,用变压器调节加热速度,当接近样品熔点时,控制温度使每分钟上升1~2 ℃,把样品的结晶棱角开始变圆时的温度作为初熔温度,结晶完全消失时的温度作为全熔温度。熔点测好后应停止加热,稍冷片刻后用镊子取出载玻片,将一厚铝块置于加热台上加快冷却,然后清洗载玻片以备再用。

如要测定混合熔点,应将两种样品各取少许放在载玻片上,让其彼此靠近,用另一载玻片轻压并稍微转动一下,使样品紧密接触后进行测定,其他操作同上。

(二)沸点的测定

分子的热运动使得分子具备了从液体表面逸出和回到溶液中的倾向,且液体分子的逸出倾向随温度的升高而增大,所以在一定温度时液体表面会产生一定的蒸气压。当分子由液体逸出的速度与回到液体中的速度相等时,液面上的蒸气压就称为饱和蒸气压(简称蒸气压)。同一温度下,不同的液体具有不同的蒸气压,这是由液体的本性决定的,即在温度和外压一定时都是常数。

当液体的(饱和)蒸气压与外界压力相等时,就有大量气泡从液体内部逸出,液体即沸腾,此时的温度称为该液体的沸点。通常所说的沸点是指在一个大气压($1.013×10^5$ Pa)下液体沸腾的温度。例如,水的沸点是100 ℃,即是指在一个大气压($1.013×10^5$ Pa)下水在100 ℃沸腾。在其他压力下的沸点应标明压力,例如在$8.50×10^4$ Pa时,水在95 ℃沸腾。这时水的沸点可以表示为95 ℃/$8.50×10^4$ Pa。显然,液体物质的沸点与外界压力有关。

沸点是一个液态有机化合物的重要物理常数之一,纯粹的液态有机物在一定压力下都具有一个固定的沸点,而且沸程(在用常压蒸馏装置进行测定时,液体蒸完时与蒸馏开始滴出馏出液时的温度差值)很短,一般为1~2 ℃。不纯液体有机物的沸点,取决于杂质的物理性质。若杂质是不挥发的,则不纯液体的沸点比纯液体的高;若杂质是挥发性的,则蒸馏时液体的沸点会逐渐上升(共沸混合物例外),故沸点的测定也可用来鉴定有机物或判断其纯度。

值得注意的是,某些具有恒定沸点的液体并不是纯净物质,因为某些有机化合物常常与其他组分按一定比例形成二元或三元共沸混合物,它们的沸点也是固定的。共沸物的沸点有时高于、有时低于组分的沸点。具有共沸点的物质需采用特殊方法才能得到纯品。如95.6%的乙醇与4.4%的水所形成的混合物(即95.6%酒精)常压时共沸点恒定在 78.2 ℃,沸程很小;又如,含水 8.83％的苯-水混合物共沸点是 69.25 ℃。

测定沸点可用两种实验方法:样品量较多时(10 mL 以上),可用常量法(蒸馏法),即以常压蒸馏装置进行测定;样品量很少时,则可采用微量法(沸点管法),即以毛细管法来测定。

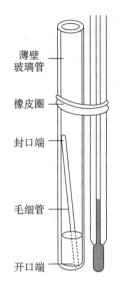

薄壁玻璃管

橡皮圈

封口端

毛细管

开口端

图 4-35 微量法测定沸点

(1) 常量法测定沸点

常量法测定沸点的操作及仪器见"常压蒸馏"一节。

(2) 微量法测定沸点

取一根一端封口的、内径为 4 mm、长为 8~9 cm 的薄壁玻璃管,作为沸点管的外管。加入 3 mm 高度的待测沸点的样品,在此管中倒插入一根长 5~6 cm、内径为 1 mm 的毛细管(即开口端浸入样品中,上端封口)。类似于毛细管法测熔点,将此微量沸点测定管用橡皮圈附在温度计的水银球旁(如图 4-35)并将温度计固定在装有浴液的 b 形管中。以 5 ℃/min 左右的速度加热升温并观察管内现象。由于气体膨胀,毛细管中有断断续续的小气泡逸出,随着温度的升高,被测液体沸腾而有大量气泡从毛细管末端连续逸出,这时达到样品的沸点。但由于有时加热较快,往往这一温度难以确定,所以改为在大量气泡快速连续逸出时移去热源,随着温度的降低,气泡逸出的速度会明显地减慢。当看到气泡不再冒出而液体刚要进入毛细管时的瞬间,马上记下此时的温度。此时毛细管内的蒸气压与外界压力相等,这时的温度即为该液体的沸点。每次测定后要等热浴温度下降 20 ℃后,换毛细管进行下次测定,一个样品需要重复测定 2~3 次,其误差不得超过 1 ℃。

微量法测定沸点应注意三点:

① 加热不能过快,被测液体不宜太少,以防液体全部汽化;

② 毛细管里的空气要尽量赶干净,正式测定前,让毛细管里有大量气泡冒出,以此带出空气;

③ 观察要仔细及时并重复几次。

十 折光率测定

折光率是物质的特性常数,固体、液体和气体都有折光率,尤其是液体,记载更为普遍。不仅作为物质纯度的标准,还可用来鉴定未知物。物质的折光率随入射光线波长不同而变,也随测定时温度不同而变,通常温度升高 1 ℃,液态化合物的折光率降低 3.5×10^{-4} ~ 5.5×10^{-4},所以,折光率(n)的表示需要注出所用光线的波长和测定的温度,常用 n_D^t 来表示。D 表示钠光($\lambda = 589$ nm)。测定液态化合物折光率的仪器常使用阿贝折光仪。

（1）操作步骤

按图4－36,熟悉折光仪的构造。

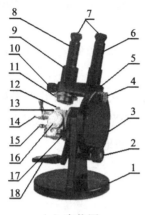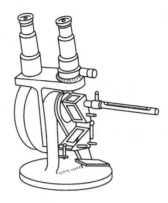

（a）实物图　　　　　　　　　　（b）正面示意图

1—底座；2—棱镜转动手轮；3—圆盘（内有刻度盘）；4—小反射镜；5—支架；6—读数镜筒；
7—目镜；8—望远镜筒；9—示值调节螺钉；10—色散棱镜手轮（阿米西棱镜手轮）；
11—色散值刻度圈；12—棱镜锁紧扳手；13—棱镜组；14—温度计座；
15—恒温器接头；16—保护罩；17—主轴；18—反射镜。

图4－36　阿贝折光仪

将折光仪与恒温器相连,恒温后,用标准玻璃块校对读数。先在标准玻璃块的抛光面上加一滴溴代萘,贴在折射棱镜（棱镜组内）的抛光面上,标准玻璃块抛光的一端应向上,再转动手轮（2）,使读数镜内所示刻度与标准玻璃块上的数值一样,然后观察目镜内明暗分界线,是否在十字线中间（如图4－37）。

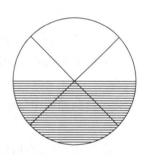

图4－37　折光率测定

若有偏差,则用附件方孔调节扳手转动示值调节螺钉（9）,使明暗分界线调整至中央。在以后测定过程中,螺钉（9）不许再动。

测定前必须用棉花蘸取丙酮拭净棱镜面,稍干,用擦镜纸顺一个方向轻拭镜面,拭净后,把待测液用滴管滴加在进光棱镜的磨砂面上,关闭棱镜,锁紧扳手柄（12）。待测液体应均匀充满,若被测液易挥发,则在测定过程中须用针筒在棱镜组侧面的小孔内加以补充。调节小反射镜（4）及望远镜筒（8）,使二镜筒视场明亮。旋转手轮（2）使棱镜组转动,直到目镜中观察到有明暗分界。若出现彩色光带,则可旋转色散棱镜手轮（10）,使视场只有黑白两色而无其他颜色。然后转动手轮（2）使分界线恰好通过十字的交点,观察读数镜视场右边所指示的刻度值,即为待测液的折光率（折光率测得的是临界角,但其刻度盘上的数值是经换算后所得的相应折光率,故可直接读出）。

（2）折光仪的维护

① 阿贝折光仪在使用前与使用后，棱镜均需用丙酮或乙醚洗净，并干燥，滴管或其他硬物均不得接触镜面，擦洗镜面时，只能用丝巾或擦镜纸吸干液体，不能用力擦，以防毛玻璃面擦花。

② 用完后，要流尽金属套中的恒温水，拆下温度计并放在纸套筒中，将仪器擦净，放入盒中。

③ 折光仪不能放在日光直接照射或靠近热源的地方，以免样品迅速蒸发。

④ 酸、碱等腐蚀性液体不得使用阿贝折光仪测其折光率，可用浸入式折光仪测定。

⑤ 折光仪不用时，需放在木箱内，木箱应放在干燥的地方。

（邵　健）

实验 21　水蒸气蒸馏法提取薄荷油

实验目的

1. 学习水蒸气蒸馏的原理和应用。

2. 掌握水蒸气蒸馏的仪器装置及操作技术。

实验原理

水蒸气蒸馏法是分离和提纯有机物的方法之一，常用以分离和提纯某些达到沸点时会被分解的有机物，以及从大块固体中分离相对少量的物质，或从天然产物中分离所需成分。薄荷油的主要成分是薄荷酮　　　　和薄荷醇　　　　。本实验用水蒸气蒸馏法从薄荷茎叶中提取薄荷油。

实验器材

1. 仪器

水蒸气蒸馏装置一套，锥形瓶及试管。

2. 试剂

2,4-二硝基苯肼，10% NaOH 溶液，5% $KMnO_4$ 溶液。

3. 低值易耗

薄荷茎叶碎末。

实验内容

按图 4-30 安装好仪器装置。取 10 g 薄荷茎叶碎末置于圆底烧瓶中，加热的水于水蒸气发生器中(水量约为水蒸气发生器容积的 1/2)[1],加 2~3 粒沸石,塞上安全管。

旋开 T 形管的螺旋夹,加热水蒸气发生器,至发生器内的水接近沸腾时通冷凝水,并夹紧螺旋夹[2],以使水蒸气进入圆底烧瓶中。蒸馏速度一般控制在 2~3 滴/s[3]。

在蒸馏过程中,如安全管中水位上升太快,则表示系统发生了堵塞,这时应立即中断蒸馏。方法是:先打开螺旋夹,再移去热源[4]。找出原因,排除故障后方可继续进行水蒸气蒸馏。

收集 10~20 mL 的馏出液后[5],便可停止蒸馏,停止的方法同中断蒸馏:先打开螺旋夹,再停止加热,按与安装时相反的顺序拆去实验装置。

馏出液可做如下实验:

1. 嗅一嗅馏出液的气味。

2. 取馏出液 2 mL,加入试管中,再滴加 3~4 滴 2,4-二硝基苯肼,观察现象。

3. 取馏出液 2 mL,加入试管中,加入 3 滴 10% NaOH 溶液,再滴加 3~4 滴 5% $KMnO_4$ 溶液,观察现象。

思考题

1. 用水蒸气蒸馏法提纯的有机物应具备哪些条件?

2. 水蒸气蒸馏的装置包括几个组成部分,实验操作过程中应注意什么?

(邵　健)

有机定性分析

一　有机分析的一般程序

初步实验是进行有机物系统鉴定的第一步。它包括以下内容:对试样物理状态的观察,颜色、气味的审察、灼烧实验。物理常数的测定和元素定性分析。通过这些步骤的分析,对一个未知样品可获得如下了解:是混合物还是纯净物,纯度如何,是无机物还是有机物,其中含有哪些元素,它属于何种类型的化合物等。然后,通过元素定量分析,求得

---

[1]实际实验时,如果所用热源是加热效能并不好的酒精灯,热水的量只要超过安全管的下端即可。如加入过多的水,则难以沸腾产生足量的水蒸气。采用电(加)热套则不存在这样的问题。

[2]注意打开或旋紧螺旋夹时不要被高温水蒸气烫伤。

[3]为了使蒸气不致在圆底烧瓶中冷凝而积聚过多,必要时可在圆底烧瓶下放置一石棉网,用小火加热。

[4]若先移去热源后再打开螺旋夹,圆底烧瓶中的液体会倒吸到水蒸气发生器内。

[5]因为薄荷茎叶碎末中薄荷油的含量不多,所以馏出液的外观和蒸馏水相似,但其中已经含有薄荷油。实验中没必要一直蒸下去。

实验式,通过分子量的测定,可确定分子式,再进行分组实验,初步了解该化合物是酸性、碱性还是中性,以及在某些溶剂中的溶解情况,以缩小探索的范围。最后通过官能团检验。最终确定该化合物的结构。现分述如下:

(一) 初步审察

1. 物理状态的审察

首先观察样品是固体还是液体。若是固体,注意它是无定形还是结晶形,在显微镜或放大镜下观察它的形状,看它是否有两种或几种不同的晶形,初步判断样品的纯度。若是液体,注意观察其中是否有固体悬浮或有互不相混的其他液相存在。

2. 颜色的审察

有机物的颜色往往能说明分子中含有某些特征结构。例如:含有硝基、亚硝基、偶氮化合物,以及醌、邻二酮、多元共轭烯、三苯甲烷类等化合物一般呈现颜色,某些有机金属化合物,特别是配合盐往往有颜色。同时要注意这种有色物质与水、有机液体、酸及碱等接触时的变化,注意观察该物质在日光下是否发出荧光。有些物质本身无色,但在空气中被氧化生成了有色物,如酚和胺在空气中久放后,氧化产物的颜色从粉红→棕色→紫黑色。

3. 气味的审察

气味和有机分子结构没有固定的规律可循。但是,有些有机物有明显的气味特征。

4. 灼烧实验

如果样品是固体,注意观察在加热的初期是否熔化、升华、发生噼噼啪啪的炸裂、发生爆炸或放出气体。由燃烧时的火焰可初步识别化合物属于哪种类型。

含有金属的有机化合物,如羧酸、磺酸等的金属盐,以及其他金属有机共价键化合物或硅化合物等灼烧后有固体残渣余留。有机汞、砷或锑化合物灼烧后无残渣存留,灼烧实验按下述方法进行:

取 1~2 mg 物质放在一瓷坩锅盖上,或取一颗结晶或一小滴液体放在刮匙尖端上,用小火直接加热,有时将火焰直接对着试样上部使后者在气化前即被灼烧,如果物质炭化,那么放大火焰最后将试样强烈灼烧。如果有残渣余留,应该将它灼烧到几乎白色,如果在加热的初期有气体放出,那么用石蕊试纸检验放出的气体的酸碱性。在灼烧余下的残渣中加入一滴水,也用试纸检验其酸碱性。

(二) 物理常数的测定

所测定的物理常数包括熔点、沸点、折光率、比重、比旋光度等。

(三) 元素定性分析

通过提纯后的有机物,并经物理常数的测定,证明它确为一个纯净物,再进行定性分析,确定它由哪些元素所组成,然后进行定量分析,确定组成元素的百分含量。

有机物常含有的元素包括:C、H、O、N、X(卤族元素,简称"卤素")、S、P 和某些金属元素,检验时,先将有机物分解成简单的无机物,再按无机分析的方法进行分析。

1. C 和 H 的检出

将样品与干燥 CuO(无水)混匀,然后放进硬质试管中加热,在出现炭化现象的同时,有机物的 C 被氧化成 CO_2。可用石灰水或 $Ba(OH)_2$ 溶液检出。其中的氢则被氧化成水,凝结在试管壁的上端。

2. N、X 和 S 的检出

常用钠熔法或氧瓶燃烧法。

钠熔法是将样品与金属钠一起熔化,使有机物完全分解,有机物中的 N、X 和 S 分别转化为 NaCN、NaX、Na_2S(亦有 NaCNS),这些离子化合物用水处理,再按无机分析法检验 CN^-、S^{2-}、X^-。

但是,钠熔法对某些样品如硝基化合物、叠氮化合物、重氮化合物、硝酸酯、亚硝酸酯及蛋白质等不易生成 CN^- 并且易引起爆炸,因而用氧瓶燃烧法较好。

氧瓶燃烧法是将样品包在滤纸内,放进充满氧气的锥形瓶内的铂金丝网上进行燃烧,样品定量地分解。氧化产物用适当的溶液(2%NaOH 或 2%HCl、2%HNO_3)吸收,使有机物中的 N、S、X 等形成可溶性的无机盐,然后检测。

$$N,S,X \xrightarrow[燃烧]{O_2} NO_3^-,SO_4^{2-},X^-$$

3. P 的检出

将样品与 KNO_3 共熔,使所含的磷元素转变成磷酸盐,然后与钼酸铵试剂反应生成特殊的黄色结晶状磷钼酸铵$[(NH_4)_3PO_4 \cdot 12MoO_3]$沉淀而被检出。

4. 金属元素的检出

若样品为含金属的有机物,经强热分解后剩下的灰分,通常是金属氧化物,有时亦可能形成游离的金属(如 Ag)或碳酸盐(如 Na_2CO_3),再用无机分析法检出金属元素。

(四) 元素定量分析

要准确地测定有机物中各元素的百分含量,同理要将它分解成简单的无机物,然后,再用容量法、质量法或比色法等测定。

1. C 和 H 的定量

有机物中 C 和 H 的定量是按李比希(J. Von. Leibig,1831)的方法进行的,一般是将有机物在氧气或含氧的惰性气流下,经过燃烧和氧化剂的氧化,使它彻底分解和完全氧化,C 则定量地转化成 CO_2,H 则定量地转变成 H_2O,将其他有干扰的元素用各种有效的方法预先除掉,再用吸收管吸收,把生成的 CO_2 和 H_2O 称重,便可计算出 C、H 的百分含量。

2. N 的定量

N 的定量分析常用的方法有两种:

甲：杜马法（Dumas's method,1830）：

把含 N 有机物样品在填充有 Na_2O（氧化剂）和金属 Cu（还原剂）的燃烧管内彻底氧化，N 变成 N_2，用 CO_2 气流把它排到一个装满了浓 KOH 溶液的带有刻度的量氮计内。CO_2 被 KOH 吸收后，余下气体的体积即 N_2 的体积，根据氮气的体积计算样品含 N 量。此法可用于一切含 N 有机物。

乙：克达尔法（Kjiedahl's method,1883）：

把含 N 有机物在催化剂存在下与浓 H_2SO_4 共热，有机物被分解后，其中所含的 N 转变成 $(NH_4)_2SO_4$，然后加碱蒸馏，用标定的酸吸收游离出来的氨，再用中和法滴定，测出氨的含量，换算成氮的含量。有些含氮有机物不能完全被分解，因此结果不佳，仍只用杜马法测定。

3. 卤素的定量

卡里乌斯法（L. Carius）：本法是把样品与发烟硝酸和少量且过量的 $AgNO_3$ 放在密封管中 250~300 ℃长时间加热，生成卤化银，再用质量法测定。

氧瓶燃烧法：将样品中的卤素转化成卤离子，用 NaOH 吸收，二苯卡巴腙作指示剂，用硝酸汞溶液滴定。

4. S 的定量

卡里乌斯法：把样品和发烟硝酸和过量的 $Ba(NO_3)_2$ 放在密封管中 250~300 ℃长时间加热，生成的 $BaSO_4$ 用质量法测定。

氧瓶燃烧法：将样品中的 S 氧化成 SO_4^{2-}，用标准的高氯酸钡溶液滴定。

5. P 的定量

湿法氧化法：将含磷有机物用浓 H_2SO_4 和浓 HNO_3 的混合物分解，使磷变为正磷酸根离子，再将后者转化成为磷钼酸铵沉淀称重。

氧瓶燃烧法：将有机磷分解成磷的氧化物，用硫酸吸收，以酚酞作指示剂，加入钼酸铵，用比色法测定。

6. O 的定量

将样品放在管内和活性炭混合，烧至 1 200 ℃，该化合物中的 O 便全部转变成 CO，用 N_2 气流将它流经一层五氧化二碘，把 CO 氧化成 CO_2：

$$I_2O_5 + 5CO == I_2 + 5CO_2$$

游离出来的碘用标准硫代硫酸钠溶液滴定，再换算即可。

（五）实验式的计算

在测定完某一有机物中各元素的百分含量后，就可着手计算该有机物的实验式。

（六）分子式的确定

实验式仅代表化合物中各元素的原子数之比。相同的实验式可有无数的分子式，要

确定分子式还必须在此基础上测定相对分子质量。有机物相对分子质量的测定,常用的物理化学方法有两类:

第一类是测定化合物的蒸气密度,再根据气体定律算出相对分子质量。这类方法适用于气体及低沸点液体。

第二类方法是测定化合物稀溶液的沸点升高或冰点降低数值,或溶液的其他性质。这类方法适用于不挥发的化合物。

(七) 分组实验

确定了分子式,并没有完结,因为往往有好几种有机物都具有相同的分子式,而性质却各不相同。所以通过分组实验可以缩小探索的范围,最后通过官能团的检验确定分子的结构式。

一般有机物可以按其性质分为酸性的、碱性的和中性的三大组。

分组的方法有两种:一种是根据化合物在某些极性的或非极性的以及酸性的或碱性的溶剂中的溶解行为来分组,每一种溶解行为与分子结构都有对应的关系。以此可推测此化合物的大致类型。

另一种是根据化合物对某几类酸碱性指示剂的显色反应来分组。

(八) 官能团检验

当对试样进行了初步实验及分类实验以后,可以进一步通过官能团检验确定样品中含有哪些官能团。此种检验主要是根据样品与试剂反应产生颜色变化,或者产生沉淀产物来判断反应的正负结果。对于一些现象不够明显的反应,要做空白实验,典型样品实验与未知物样品实验以资对照。许多检验方法都有一定的适用范围,并且都有可能受到其他因素的干扰,所以必须细心观察、研究,方可断定。

(九) 光谱鉴定法简介

1. 紫外-可见光谱法

不同波长的光具有不同的频率($v = c/\lambda$),频率越高,光子能量越大($E = hv$),当光的波长为 $200 \sim 400$ nm(近紫外光)和 $400 \sim 750$ nm(可见光)时,光子的能量正好能使化合物分子的价电子发生跃迁,物质吸收了光能,吸收能量的大小及强度与分子的结构有关。所以,如果用发射连续波长的辐射源照射物质,并测量该物质对各种波长的吸收程度,就能得到反映分子结构特征的吸收光谱图。如果波长是 $200 \sim 750$ nm 就得到紫外-可见光谱图。虽然紫外光谱在反映分子结构特征性方面不及红外光谱,但它的灵敏度高,对芳香族化合物或共轭体系有特征性。所以它的应用比较广泛。

2. 红外光谱法

当物质吸收了 $0.75 \sim 300$ μm 的光(红外光)时,则会引起分子振动,产生红外吸收光谱。各种官能团都有其特征吸收峰,所以根据红外光谱,可以首先推导化合物中含有哪些官能团,另外,借助于标准图谱可以作定性鉴定,应用朗伯-比尔定律,可以作定量分析。

3. 核磁共振谱法

分子受波长很长的电磁波(一般 10~100 m)照射时,能够激发暴露在强磁场中的原子核自旋能级的跃迁,产生核磁共振谱。核磁共振谱图可以直接提供样品中某一特定原子的各种化学状态或物理状态,并得出它们各自的定量数据。比如:通过核磁共振氢谱可以知道某化合物分子中含有几种氢,每种氢有几个以及它们之间的关系。核磁共振谱同样可用于化合物结构的定性分析和定量分析,还可用来进行动力学等方面的研究。

4. 质谱法

气态分子受一定能量的电子流冲击后,失去一个电子而成为带正电荷的离子,这些阳离子在电场和磁场综合作用下,按照离子质量大小依次排列成谱,被记录下来,称为质谱。

质谱法可用作元素分析,也可用作分子量、分子式和分子结构的确定以及反应机制的研究等,近年来电子计算机技术的引入,以及与色谱的联用,出现了高分辨率的色-质联用仪,使质谱成为复杂化合物或混合物的分离与分析的强有力工具。

二 有机官能团定性分析方法

(一)醇类的检验

实验 1 硝酸铈铵实验

大多数能溶于水的羟基化合物遇硝酸铈铵试剂产生琥珀色或红色反应。

方法:溶解 25~30 mg 试样于 2 mL 水中,或加 5 滴液体试样于试管中,加入 0.5 mL 硝酸铈试剂;摇荡后观察溶液颜色的变化。

讨论:

(1)醇类、邻二醇类、羟基酸、羟基酯以及羟基醛酮其碳原子数不超过 10 者,均能与该试剂发生显色反应,呈现黄色至琥珀色或红色。

(2)许多酚类在水溶液中,与本试剂反应产生棕绿色或棕色沉淀,在 1,4-二氧六环中产生棕色或棕红色沉淀。

试验 2 酰氯实验

酰氯与羟基化合物作用,形成酯。这些酯在水中的溶解度比原来的羟基化合物小,且低级醇的酯往往具有水果香味,可以用来鉴别。如样品是水溶液,该法就不能使用。

方法:将 50 mg 试样或 2~3 滴液体试样放于干燥试管中,加入 3 滴乙酰氯,如无反应发生可将试管温热 2 min,并加入 2 mL 水观察结果。

讨论:

(1)叔醇与酰氯反应形成卤代烃及酯,若在加入酰氯以前,先加入 2 滴吡啶或二甲苯胺,则将抑制卤代烃的形成,有利于酯的形成。

（2）高级醇及酚与酰氯反应较慢，用该法不适宜，改加苯甲酰氯3滴，再加10％氢氧化钠至碱性，振荡观察结果。

试验3 卢卡氏（Lucas）实验

用无水氯化锌在浓盐酸中的饱和溶液与醇类反应，根据反应时生成相应氯代烃的速度来区别伯醇、仲醇、叔醇。该方法适用于样品都是已知醇类物质，且不是水溶液。

方法：取3~4滴试样加到2 mL试剂中，用力振摇后，让混合物在室温下静置，溶液变浑浊，表明有反应发生，因为生成了不溶于浓盐酸和水的氯代烃。叔醇立即反应，仲醇在5 min内反应，伯醇需要加热才能反应。

讨论：

六个或六个以上碳原子的醇类不溶于该试剂，振摇后立即变为浑浊，因而观察不出是否有反应发生，所以本实验不适于检验C_6及C_6以上的醇，反应后的反应混合物，经静置后应变为澄清，并且分层。若反应混合物一直浑浊而不分层，则表明样品为伯醇，其中只有少量能发生反应的仲醇或叔醇作为杂质存在。丙烯醇、苄醇和肉桂醇虽属伯醇，但能立即与试剂发生反应，与叔醇的情况一样。

特殊结构的醇的检验：

当已确定样品中含有醇羟基，并且已经确定为伯醇或仲醇之后，便可通过与次碘酸钠反应形成碘仿实验（见实验10）来检验分子中是否含有"$CH_3CH(OH)$—"结构。通过高碘酸实验（实验4）及氢氧化铜实验（实验5）来检验分子中是否含有"—$CH(OH)CH(OH)$—"结构。至于烯醇的存在，则可由溴水实验（实验6）及三氯化铁实验（实验7）检验出来。

试验4 高碘酸实验

大多数二元或多元邻羟基醇及糖类都能被高碘酸氧化成醛或甲酸及水。这个反应对邻二醇有选择性。反应的化学方程式如下：

$$CH_2OH(CHOH)_nCH_2OH+(n+1)HIO_4 \longrightarrow 2HCHO+nHCOOH+(n+1)HIO_3+H_2O$$

生成的碘酸与银离子反应产生碘酸银白色沉淀检验以上反应是否发生。

方法：取10滴0.5％的高碘酸钠溶液与1滴浓硝酸（切勿过量）充分混合，加1滴样品，振摇10~15 min，然后加1~2滴2％硝酸银水溶液观察有无白色沉淀生成，若沉淀振摇后不消失，为阳性反应。

试验5 氢氧化铜反应

取2％硫酸铜溶液6滴于试管中，加入10％氢氧化钠5滴，使氢氧化铜完全沉淀，在振摇下加4滴样品，沉淀消失产生深蓝色溶液为阳性结果。

（二）酚类的检验

试验6 溴水实验

酚类能使溴水褪色，形成溴代酚析出。

方法:取 5 滴 1％样品的水溶液,逐滴加入饱和溴水溶液,直到溴的棕色不再褪去为止。若试样能消耗溴水溶液,同时还有白色沉淀生成,即表明阳性结果。

讨论:

一切含有易被溴取代的氢原子的化合物,以及一切易被溴氧化的化合物都有这个反应。例如:芳胺和硫酚。

试验 7　三氯化铁实验

大多数酚类、烯醇类遇三氯化铁均能形成有色配合物。

方法:取 5 滴 1％样品的水溶液于试管中,加 1 滴 2％三氯化铁溶液,注意观察颜色的变化,或沉淀的生成,若无明显的颜色变化再追加几滴三氯化铁,观察结果。

讨论:

大多数酚与三氯化铁反应,产生红、蓝、紫或绿色现象。所呈现的颜色随所用溶剂、试剂、浓度、反应与观察时间的间隔长短以及 pH 不同而改变。在非水溶剂(氯仿)和弱碱(吡啶)存在下进行这个反应可以提高灵敏度。

(三) 醛酮的检验

1. 醛与酮的一般检验

试验 8　2,4-二硝基苯肼实验

醛或酮能与 2,4-二硝基苯肼反应生成黄色、橙色或红色的 2,4-二硝基苯腙沉淀。

方法:取 1~2 滴醛或酮的样品,加 10 滴 2,4-二硝基苯肼试剂于试管中,用力摇荡,观察有无沉淀析出,若无沉淀析出可静置 15 min 或微热 1 min,冷却后观察结果。

讨论:

某些长链脂肪酮类的 2,4-二硝基苯腙不是晶体而是油状,可滴加 1~2 滴乙醇振摇促使沉淀生成。

试验 9　亚硫酸氢钠溶液实验

醛和脂肪族甲基酮或碳原子数小于 8 的环酮能与饱和亚硫酸氢钠溶液作用生成难溶的无色晶体。

方法:取样品 5 滴于干燥小试管中,加 1 mL 新配制的亚硫酸氢钠饱和溶液,边加边用力振摇,注意观察有无晶体产生。若无晶体,可将试管放置 5~10 min 再观察。

试验 10　碘仿实验

方法:取 2 滴样品,加 10％氢氧化钠 5 滴,振摇混合,再加碘化钾碘溶液,使稍过量(略有黄色),放置 5 min 后,于 60 ℃水浴中加热。如无黄色碘仿沉淀,而碘色已褪时,则应继续加碘液,使保持淡棕色;2 min 后,滴加数滴 10％氢氧化钠溶液直到碘的棕色刚好褪去。自水浴中取出试管,加入 10 mL 水,若有黄色晶体析出,即表明阳性结果。

讨论:

凡具有 CH_3CO—基团或其他易被氧化成这种基团的结构的化合物,均能与 I_2 的

NaOH 溶液作用,生成碘仿;如是酸性物质应事先用 10% 氢氧化钠中和至中性。

2. 醛的检验

只有醛能与希夫试剂反应,而所有醛与希夫试剂的加成反应中,仅有甲醛反应所显示的颜色在加了硫酸后不消失。另一类区别醛酮的反应是与氧化剂的作用,酮一般不易被氧化而醛却比较容易被氧化,甚至能被弱氧化剂氧化成酸,如托伦试剂、斐林试剂和班乃德试剂等。不同的醛表现出不同的活性,一般醛都能与托伦试剂发生反应,只有脂肪醛能和斐林试剂及班乃德试剂发生反应。

试验 11　班乃德(Benedict)实验

方法:取 2~3 滴样品于试管中,加 1 mL 班乃德试剂和 2 滴 10% 氢氧化钠溶液,在水浴中加热煮沸 15 min,观察结果。如有砖红色 Cu_2O 沉淀析出,为阳性结果。

讨论:

氧化亚铜沉淀可能为黄橙色或橙红色,视沉淀颗粒大小而定。必须注意:在蓝色溶液中的黄色悬浮体,看上去可能会显绿色。甲醛与该试剂反应产生红色的铜镜。

试验 12　托伦(Tollen's)实验

方法:在一支十分干净的小试管中,加入 5 滴 2% 硝酸银溶液和 2 滴 10% 氢氧化钠溶液,混匀。再逐滴加入 3% 氨水,不断振摇,使析出的氢氧化银沉淀刚好溶解为止。加入 2~3 滴样品于上述试剂中,混匀,2 min 后观察结果。如无反应发生则将试管置于 35 ℃ 温水中加热 5 min,若有银镜或银沉淀生成,即表明阳性结果。

讨论:

(1) 凡易被氧化的糖类、多元羟基酚类等还原性物质,均有此反应。

(2) 试管必须十分干净,如无银镜生成,而是生成黑色金属银时也应当作阳性结果。

(3) 托伦试剂应临时配制,放置日久可析出氮化银(Ag_3N)沉淀,它受到振动即分解爆炸。此外反应中不能用灯焰加热煮沸,否则会产生具有爆炸性的雷酸银($Ag_2C_2N_2O_2$),因此反应必须用水浴加热。实验完后,立即把试管中液体用稀酸酸化,然后倒入水槽,不可放置。

试验 13　希夫(Schiff's)实验

方法:将 3 滴醛试样加到 10 滴无色希夫试剂中,振摇,不要加热,在 10 min 内有红紫色出现为阳性结果。

讨论:

反应最后产生的颜色与原来品红的颜色不同,不是浅红色,而是带有蓝紫色,某些酮类及不饱和性化合物,能与亚硫酸作用而使试剂恢复原来的品红的颜色,若实验后出现浅红色,不能视为阳性结果。

试验 14　亚硝酰铁氰化钠实验

方法:取丙酮 1 滴于试管中,加入 1 粒亚硝酰铁氰化钠($Na_2[Fe(CN)_5NO]$),混匀后,将试管倾斜,小心地沿管壁逐滴加入 20 滴浓氨水,注意观察在两液交界面上显示的紫色环。

讨论：

丙酮在氨水存在下与亚硝酰铁氰化钠作用可生成鲜红色物质,临床上常借此反应检验糖尿病患者尿中丙酮的存在。

（四）羧酸及其衍生物、取代羧酸的检验

羧酸的酸性可以由其与碳酸钠反应放出二氧化碳气体检验出来,羧酸衍生物都能水解,但水解的难易有差别。酰卤最易水解,酸酐次之,酯及酰胺难水解,需在加热或酸碱存在的条件下才能发生水解;酰胺水解时放出氨气,可使红色石蕊试纸变蓝。某些羧酸还有其他特殊的化学性质,如:甲酸、草酸能被高锰酸钾所氧化,同样,它们的盐亦能被托伦试剂所氧化。酚酸可以与溴水反应生成白色沉淀,与三氯化铁反应显色。因此,可利用这些特殊性质作为个别物质的鉴定反应。

试验 15　羧酸酸性实验

取样品溶液 10 滴于试管中,逐滴加入 10％碳酸钠溶液,如有气泡产生,说明其可能是羧酸。

试验 16　水解实验

（1）酸酐的水解

取 2 滴样品于试管中,加入 10 滴水,振摇,用石蕊试纸试验,是否呈酸性,若不显酸性,在水浴上温热片刻,冷却,再用石蕊试纸试之。

（2）酯、酰胺的水解

取米粒大小的固体样品或 3~4 滴液体样品于试管中,加入 5 滴 10％氢氧化钠溶液,混合液加热煮沸,冷却,再将湿润的红色石蕊试纸放在管口,观察是否变蓝色,并嗅其味,判断有无氨气生成。

试验 17　氧化实验

取米粒大小固体样品或 2 滴液体样品或 10 滴样品溶液于试管中,加入 1~2 滴 0.5％的高锰酸钾溶液,用 1 mL 水稀释,振摇,观察颜色有无褪去,若颜色不褪,可在沸水浴中加热片刻,再观察之。

试验 18　醇酸的氧化

取一支试管加入 2 滴 0.5％高锰酸钾和 5 滴 10％氢氧化钠溶液,混匀后再加入 5 滴样品或 10 滴样品溶液,振摇,高锰酸钾紫红色褪去为阳性反应。

试验 19　托伦（Tollen's）实验

具体内容详见试验 12。

试验 20　酚酸的饱和溴水实验

取一支试管加入 5 滴样品和 2 滴饱和溴水,产生白色沉淀为阳性结果。

试验 21　酚酸的三氯化铁实验

取一支试管加入 5 滴样品和 2 滴 2% 三氯化铁溶液,混合液显紫色为阳性结果。

试验 22　浓硝酸实验

取样品溶液 5 滴于试管中,加入 5 滴浓硝酸,有白色沉淀产生的为阳性结果。

讨论:尿素能与浓硝酸反应产生不溶于水的硝酸脲白色沉淀。

(五) 糖类化合物的检验

糖类化合物按其化学结构是多羟基醛(酮)及其缩聚物和某些衍生物的总称。根据分子中糖单位的数目有单糖、双糖、多糖之分。单糖和双糖都能制成晶体,溶于水,有甜味;多糖不能制成晶体,绝大多数不溶于水,无甜味。

糖类化合物在浓酸作用下与酚类化合物能产生颜色反应,常用 α-萘酚鉴别糖类化合物。间苯二酚区别酮糖(果糖)和醛糖(葡萄糖)。单糖和还原性双糖都能使弱氧化剂(托伦试剂、斐林试剂和班乃德试剂)还原而析出金属银或氧化亚铜。还原糖在一定条件下能与苯肼作用而生成具有一定熔点和晶形的糖脎。不同的糖形成糖脎的速度不同。如在加热条件下:D-果糖 1~2 min,D-葡萄糖 4~5 min,D-半乳糖 5~19 min、D-麦芽糖 15 min 后且待溶液冷却后沉淀析出。

双糖和多糖在一定条件下能水解成单糖或低聚糖。淀粉遇碘生成蓝色,可作为淀粉的一种鉴别方法。

试验 23　莫利许 (Molish) 实验

方法:取一支试管加入糖的水溶液 1 mL 并加入 2 滴 5% 莫利许试剂(α-萘酚的乙醇溶液),混合后将试管倾斜,沿管壁徐徐加入浓硫酸 0.5~1 mL,将试管静置,若在两液界面间出现紫色环,即表明阳性结果。

讨论:

α-萘酚反应是鉴别糖类化合物最常使用的颜色反应。单糖、双糖和多糖一般都可以发生此反应,此外丙酮、甲酸、乳酸、草酸、葡萄糖醛酸、各种糠醛衍生物和甘油醛等均产生近似的颜色反应。因此,反应发生可能有糖存在。仍需要进一步做其他实验才能肯定,而不发生反应则为无糖类物质存在的确证。

试验 24　糖的还原性

方法:取一支试管加入班乃德试剂 1 mL 和 10% 氢氧化钠溶液 2 滴,再加入样品 2 滴,在沸水浴中加热 2~3 min。待溶液冷却后出现砖红色沉淀为阳性结果。

试验 25　苯肼实验

方法:取一支试管加入样品 10 滴,再加入新配制的盐酸苯肼醋酸钠溶液 1 mL,混匀,置沸水浴中加热 30 min。切不可直火加热。自行冷却,此时有黄色晶体生成为阳性反应。

讨论：

各种糖与苯肼反应一般成脲的时间和生成糖脲的晶形不同。因此成脲反应可供鉴别各种还原糖。

试验 26　西里瓦诺夫(Seliwanoff)实验

方法：取一支试管加入西里瓦诺夫试剂(间苯二酚的盐酸溶液)1 mL,然后加入2%样品溶液5滴,摇匀,放在水浴中加热5 min,出现紫红色为阳性结果。

讨论：

酮糖用浓盐酸转化为羟甲基糠醛,后者再与间苯二酚缩合形成有色(红色)产物。

试验 27　淀粉碘实验

方法：取一支试管,加入5滴样品溶液,加入碘化钾碘溶液1滴,出现蓝色为阳性结果。

讨论：

淀粉与碘的作用是一个复杂的过程。主要是碘分子和淀粉之间借范德华力联系在一起,形成一种复合物,同时淀粉也吸着一部分碘而显蓝色,加热时分子复合物不易形成而使蓝色褪去,是一个可逆过程,可作淀粉的一种鉴定方法。

实验 22　元素定性分析

实验目的

1. 通过实验掌握元素定性分析的方法和原理。

2. 学会未知物的元素定性。

实验原理

有机化合物大多数是由共价键组成的,一般不能直接用化学方法分析其中的元素。因此,必须将有机化合物分解成无机化合物后再进行元素定性分析。分解有机化合物的方法用得最多的有两种,即钠熔法和氧瓶法,在此介绍钠熔法。

钠熔法,就是金属钠与有机化合物共熔,使有机化合物分解,生成相应的无机化合物。

$$C,H,N,S,X \xrightarrow[\text{熔融}]{Na} NaCN,Na_2S,NaCNS,NaX$$

将生成物溶于水,过滤后,以一般无机定性分析的方法检出。

实验器材

1. 仪器

漏斗,酒精灯等。

2. 试剂

硫酸亚铁,金属钠,亚硝酰铁氰化钠,磺胺噻唑和氯霉素的混合物,未知样品,10％HAc,0.5％Pb(Ac)$_2$,2％NaF,10％H$_2$SO$_4$,10％HCl,10％HNO$_3$,2％FeCl$_3$,2％AgNO$_3$。

实验内容

一、样品的钠熔

取一支干燥洁净的试管(10 mm×75 mm),加绿豆大的一粒金属钠[1]放入试管中,用小火慢慢加热试管底部使钠熔化。当试管中钠蒸气充满试管下半部时迅速加入20 mg研细的固体样品[2]或3滴液体样品。然后强热管底1~2 min,使试管底部呈暗红色,这时立即将红热试管底部浸入盛有10 mL蒸馏水的小烧杯中(特别注意:试管口不能对着任何人!),试管底部立即炸裂。然后将这些混合物煮沸、过滤。滤渣用蒸馏水洗涤两次,滤液和洗涤液共约20 mL,应为无色澄清的碱性溶液。用此溶液做以下鉴定实验。

二、元素鉴定

1. 硫的鉴定

(1) 硫化铅实验[3]

取一支试管,加4滴滤液,用数滴醋酸使滤液呈酸性,再加2滴0.5％醋酸铅溶液。有黑色沉淀,说明试样中含有硫。

(2) 亚硝酰铁氰化钠实验[4]

取一支试管,加4滴滤液和1粒亚硝酰铁氰化钠,若溶液呈紫红色或深红色说明试样中含有硫。

2. 氮的鉴定

(1) 普鲁士蓝实验[5]

取一支试管,加2 mL滤液,用数滴10％氢氧化钠使滤液的pH为13,加约黄豆大小的硫酸亚铁固体和2滴2％氟化钠溶液,煮沸后再继续微沸30 s(特别注意:试管口不能对着任何人!),在热的溶液中加稀硫酸,恰使氢氧化亚铁沉淀溶解,然后加2滴1％的氯化铁溶液,生成蓝色的普鲁士蓝沉淀,说明试样中含有氮。若沉淀很少不易观察时,可用

[1]用镊子将金属钠从煤油中取出后,先用滤纸吸干外面的煤油,用小刀切除外表氧化层(氧化钠、氢氧化钠),取有金属光泽的钠粒做实验。切下来的外表皮和剩下的金属钠,应放回原瓶,切勿抛在水槽中。

[2]如果用几种化合物来混合,必须将它们事先混合均匀或互相溶解,在钠熔时,一次加入。

[3]反应的化学方程式:Na$_2$S+Pb(Ac)$_2$ ==== PbS↓+2NaAc

[4]反应的化学方程式:Na$_2$S+Na$_2$[Fe(CN)$_5$NO] ==== Na$_4$[Fe(CN)$_5$NOS](紫红色)

[5]反应的化学方程式:6NaCN+FeSO$_4$ ==== Na$_4$[Fe(CN)$_6$]+Na$_2$SO$_4$

　　　　　　　　3Na$_4$[Fe(CN)$_6$]+2Fe$_2$(SO$_4$)$_3$ ==== Fe$_4$[Fe(CN)$_6$]$_3$+6Na$_2$SO$_4$

滤纸过滤,用水洗涤,检查滤纸上有无蓝色沉淀。

（2）醋酸铜-联苯胺实验

取一支试管,加 5 滴滤液,用数滴 10％醋酸酸化,然后沿试管壁慢慢加入数滴醋酸铜-联苯胺试剂,若样品中含有氮,则在两层交界处出现蓝色环。若样品中含有硫时,应加 2 滴 0.5％醋酸铅后滤去硫化铅沉淀,取上层清液进行实验。

样品中有碘时也有此反应,本实验的灵敏度比普鲁士蓝实验要高些。

3. 硫和氮同时鉴定[1]

取一支试管,加 5 滴滤液,用稀盐酸酸化,再加 1 滴 2％三氯化铁溶液,若有血红色出现,则表明有硫氰根离子（CNS⁻）存在。

4. 卤素的鉴定

取一支试管,加 10 滴滤液,用稀硝酸酸化。若试样中无硫、氮,酸化后可直接滴加 2％硝酸银溶液,若试样中含有硫、氮,酸化后要经过煮沸[2],以除去硫化氢和氰化氢（在通风橱中进行）[3],再加数滴 2％硝酸银溶液。若有大量白色或黄色沉淀析出,表明试样中含有卤素。

已知样品:磺胺噻唑和氯霉素的混合物[4]。

未知样品:一组。

思考题

1. 为何硫、氮单独检验存在,而同时检验有时却检不出来?

2. 用醋酸铅检验硫时和用硝酸银检验卤素时,如酸化不彻底,会出现什么现象?

3. 用硝酸银检验卤素时,酸化后需加热,为什么?

---

[1] 反应的化学方程式:$3NaCNS+FeCl_3 \rightleftharpoons Fe(CNS)_3+3NaCl$,分别鉴定硫和氮的实验得到阳性结果,而本实验有时却得负结果,因钠熔时,硫氰化钠被过量的钠分解为硫化钠和氰化钠。

[2] 滤液中硫化物和氰化物若不能先除尽,很难判断出析出的沉淀是否为卤化银。因为 $2Ag^++S^{2-} \rightleftharpoons Ag_2S\downarrow$（灰黑色）,$Ag^++CN^- \rightleftharpoons AgCN\downarrow$（白色）。

[3] 硫化氢和氰化氢都是极毒气体,故应在通风橱中煮沸,也可将浸有氢氧化钠溶液的滤纸片盖在试管口上,然后煮沸,逸出的有害气体,可被氢氧化钠吸收除去。

[4] 磺胺噻唑和氯霉素的结构式分别为:

$$H_2N-\underset{}{\bigcirc}-SO_2NH-\overset{S}{\underset{N}{\bigcirc}}$$

$$Cl_2CHCONHCHCH-\underset{\underset{CH_2OH}{|}}{\overset{\overset{OH}{|}}{}}-\bigcirc-NO_2$$

实验 23　有机化合物鉴别（一）

实验目的

1. 复习醇、酚、醛、酮的化学性质。

2. 通过实验验证所设计的方案,做到理论结合实际。

实验原理

根据有机化合物鉴别方法,设计合理的鉴别方案。

实验内容

醇、酚、醛、酮类化合物的鉴别。

样品:正丁醇、甘油、苯酚、乙醛、苯甲醛、丙酮。

根据所给的有机定性分析方法,设计合理的化学方法鉴别上述各化合物,并写出鉴别步骤、所用试剂以及特殊试剂的配制方法,给出实验现象、结论及有关反应的化学方程式。

实验预习指导

实验前请认真预习有机定性分析方法中的醇、酚、醛、酮部分。设计合理的鉴别方案,并写出鉴别步骤、所用试剂以及特殊试剂的配制方法。

思考题

1. 设计鉴别方案时应注意些什么?

2. 区别醛、酮可用哪些试剂?

3. 什么样的醇可以发生碘仿反应?

实验 24　有机化合物鉴别（二）

实验目的

1. 复习羧酸、取代羧酸及其衍生物的化学性质。

2. 通过实验验证所设计的方案,做到理论结合实际。

实验原理

根据有机化合物鉴别方法,设计合理的鉴别方案。

实验内容

羧酸及其衍生物、取代羧酸的鉴别。

样品:甲酸、尿素、乳酸、水杨酸、乙酰乙酸乙酯。

根据所给的有机定性分析方法,设计合理的化学方法鉴别上述各化合物,并写出鉴别步骤、所用试剂以及特殊试剂的配制方法,给出实验现象、结论及有关反应的化学方程式。

实验预习指导

实验前请认真预习有机定性分析方法中的羧酸、取代羧酸及其衍生物部分。设计合理的鉴别方案,并写出鉴别步骤、所用试剂以及特殊试剂的配制方法。

思考题

1. 为什么说乙酰乙酸乙酯能与 $FeCl_3$ 发生显色反应?

2. 甲酸与托伦试剂反应时,应在什么样的条件下进行?

实验 25　有机化合物鉴别(三)

实验目的

1. 复习糖类化合物的化学性质。

2. 通过实验验证所设计的方案,做到理论结合实际。

实验原理

根据有机化合物鉴别方法,设计合理的鉴别方案。

实验内容

糖类化合物的鉴别。

样品(5%水溶液):葡萄糖、果糖、蔗糖、麦芽糖、淀粉。

根据所给的有机定性分析方法,设计合理的化学方法鉴别上述各化合物,并写出鉴别步骤、所用试剂以及特殊试剂的配制方法,给出实验现象、结论及有关反应的化学方程式。

实验预习指导

实验前请认真预习有机定性分析方法中的糖类化合物部分。设计合理的鉴别方案,并写出鉴别步骤、所用试剂以及特殊试剂的配制方法。

思考题

1. 为什么不主张用成脲反应一步进行鉴别?

2. 糖与班乃德试剂、托伦试剂反应时,速度都比醛与上述试剂反应快,为什么?

实验 26　有机物官能团鉴定

实验目的

复习所学的有机化学基本知识,根据官能团鉴别方法,鉴定所给分子式的化合物的结构。

实验原理

写出化合物的所有可能结构式,并通过实验确证其含有的官能团,最终通过实验推测其可能的结构。

实验内容

已知化合物的分子式为 C_4H_8O（开环、直链化合物）。

（1）写出其可能的结构式；

（2）写出各结构式的特征官能团反应，设计出官能团鉴定方案；

（3）按照设计的方案进行操作，详细记录反应的条件、现象以及你所作出的结论；

（4）综合各步反应的结论，得出最终结果，确定该化合物的结构式。

实验预习指导

实验前请认真阅读有机定性分析的有关内容，写出所有可能的结构式，根据结构式中所含有的官能团，列出方案及所用试剂等。

思考题

1. 如果包含环状物，会多出哪些结构式？

2. 结构推测时，能否推测双键的位置？ 为什么？

（沈爱宝）

有机合成实验

有机合成是指利用化学方法将单质、简单的无机物或简单的有机物制成具有特定结构和功能的有机化合物的过程。

一、 有机合成步骤

1. 设计路线：观察目标分子结构，由目标分子逆推原料分子并设计合成路线（逆向合成分析法是将目标化合物倒退一步寻找上一步反应的中间体，而这个中间体，又可由上一步的中间体得到，以此类推，最后确定最适合的基础原料和最终的合成路线）；

2. 具体合成：根据设计路线查阅文献，准备原料、确定实验方案并实施合成；

3. 分离提纯：利用萃取、蒸馏、重结晶、色谱分析等手段对反应后的混合物进行分离提纯；

4. 鉴定结构：首先对化合物进行元素定性分析和定量分析，确定分子式，然后利用红外光谱、紫外光谱、核磁共振谱、质谱、X－衍射等波谱法测定化合物的结构。

二、 有机合成遵循的原则

1. 起始原料要便宜、易得、低毒性、低污染；

2. 合成路线要简捷、产物要易于分离、产率要高；

3. 反应条件要尽可能温和,操作简便,能耗低,易于实现。

实验 27　乙酰水杨酸（阿司匹林）的合成

实验目的

1. 掌握酰化反应原理和乙酰水杨酸的常用合成方法。
2. 掌握用混合溶剂重结晶提纯固体有机物的方法。
3. 学会减压抽滤等基本操作。

实验原理

早在 18 世纪,人们就从柳树中提取了水杨酸(邻羟基苯甲酸),并发现它具有解热镇痛和消炎作用,可用于治疗风湿病和关节炎等症状。但水杨酸刺激口腔及胃肠道黏膜,所以将其进行化学修饰制备成乙酰水杨酸即阿司匹林使用,它具有和水杨酸同样的药效,且刺激性较小。近年来,科学家还新发现阿司匹林具有预防心脑血管疾病的作用。

制备乙酰水杨酸最常用的方法是将水杨酸与乙酸酐作用,发生乙酰化反应使水杨酸分子中酚羟基上的氢原子被乙酰基取代即生成乙酰水杨酸。反应中乙酸酐作酰化剂,为了加快反应速率,常用浓磷酸或浓硫酸作催化剂[1]。反应的化学方程式如下:

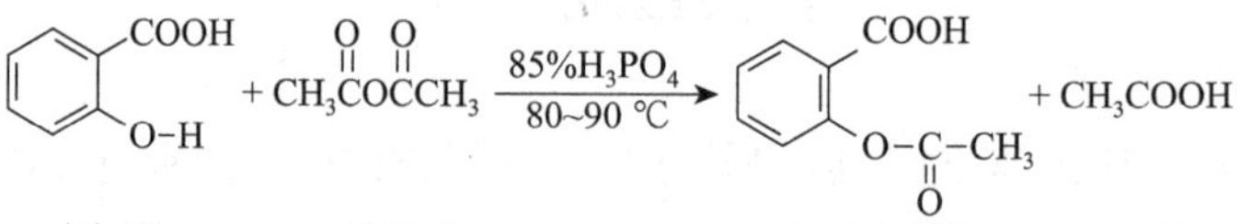

医用阿司匹林应不含水杨酸,需要一定的纯度。上述反应得到的粗品乙酰水杨酸须反复重结晶加以精制。

利用水杨酸与乙酰水杨酸都易溶于醇,而室温下两者水溶性相差较大的特点,可采用混合溶剂法(乙醇-水)将乙酰水杨酸进行重结晶。可采用三氯化铁溶液检验产品的纯度。

水杨酸与乙酰水杨酸的主要性质如表 4-4 所示。

---

[1]水杨酸分子中的羧基和羟基可形成呈六元环的分子内氢键,它将大大地阻碍乙酰化作用,而浓磷酸或浓硫酸的加入可破坏氢键使乙酰化作用易于进行,同时还可减少副产物的生成。

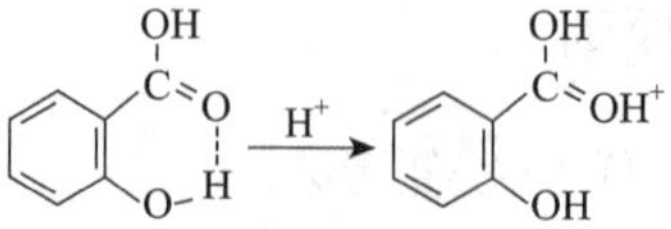

分子内氢键

表4-4　水杨酸和乙酰水杨酸的主要性质

	水杨酸	乙酰水杨酸
晶形及颜色	无色或白色针状	无色或白色片状
熔点/℃	158	143
与三氯化铁作用	呈紫色	不呈颜色反应
溶解度　乙醇	溶解	溶解
25 ℃水(g/100 mL)	2.6	0.25

实验器材

1. 仪器

50 mL 大试管(干燥),量筒(10 mL、100 mL,需干燥),烧杯(500 mL、50 mL)抽滤装置,干燥器(公用),红外线干燥器。

2. 试剂

水杨酸,乙酸酐,85％浓磷酸,95％乙醇,1％三氯化铁溶液。

3. 低值易耗

滤纸,软木塞(或棉花),冰块,塑料离心管。

实验内容

1. 粗制　在干燥的 50 mL 大试管(或锥形瓶)中,加入 2 g 水杨酸。用干燥的量筒量取 5 mL 乙酸酐,小心地加入此试管中,并尽量将管壁上所黏附的水杨酸冲到管底。再加入 5 滴 85％浓磷酸,摇匀后用软木塞(或棉花)塞住管口(不可塞紧)。

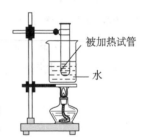

被加热试管

水

图4-38　反应示意图

按图 4-38 将上述混合物在 80~90 ℃[1]的热水浴中加热 15 min(其间不断摇动试管以使反应完全)后,取出大试管,趁热小心地向管中滴加 2 mL 水,再用自来水冲洗试管

---

[1]反应温度不宜过高,超过 90 ℃就会生成如下结构的副产物:

水杨酰水杨酸酯

乙酰水杨酰水杨酸酯

外部使其冷却后,将混合物倒入小烧杯中,再加入 20 mL 水并在冰水浴中冷却,直到析出结晶为止[1](冷却过程中可用玻璃棒不时刮动烧杯壁,使有更多的结晶析出)。

当白色结晶析出后,再加入 10 ~ 15 mL 冷水,让它彻底冷却,以使结晶完全(即上层的溶液较清澈)。产品用布氏漏斗减压抽滤(具体操作见"减压过滤"部分)并用少量冷水洗涤,尽可能地吸干。取极少量粗制品溶解于 2 mL 乙醇中,加入 1‰三氯化铁溶液 1 ~ 2 滴,观察颜色,并留待比较。

2. 精制　将粗制的乙酰水杨酸转移到一个小烧杯中,加入 3 mL 95‰乙醇,在水浴上温热(50 ~ 60 ℃)使其溶解(如不溶解则加少许乙醇,但不宜多,否则结晶困难),再加 6 ~ 7 mL 水,继续加热 1 min,取下,放在桌面上让其自然冷却至接近室温后,再放入冰水浴中冷却使结晶完全析出后抽滤[2],用少量冷水洗涤结晶,彻底抽干。从布氏漏斗中取出少许精制品,如上法,用 1‰三氯化铁溶液检验,并与粗制品结果对比颜色。检验纯度如达不到要求,应继续洗涤。

将乙酰水杨酸产品摊在表面皿上,放入红外线干燥器中干燥 20 min 左右。干燥后将产品称重,计算产率。

最后,将少量产品移入一作好标记的塑料离心管中,并放入干燥器中保存,待以后实验时测定乙酰水杨酸的熔点[3]。

$$\frac{实际产量}{理论产量} \times 100\% = 产率 \qquad (4-2)$$

思考题

1. 实验中乙酸酐和水杨酸何者过量? 为什么反应容器必须保持干燥?
2. 写出乙酰氯作酰化剂制备乙酰水杨酸的化学方程式。
3. 本实验中为何可用乙醇-水混合溶剂对产品重结晶?
4. 在酰化反应完成后,必须加水使多余的乙酸酐水解而除去,但为什么要趁热加水?

实验 28　苯甲酸的制备

实验目的

1. 掌握甲苯氧化制备苯甲酸的原理和方法。
2. 掌握回流、洗涤、重结晶等基本操作。

---

[1]反应产物有时并不立即生成白色片状结晶或白色粉末状沉淀,而为油状物,此油状物是乙酸酐和乙酰水杨酸的混合物,待搅动一段时间使乙酸酐水解后,乙酰水杨酸就会析出。

[2]此步骤降温应缓慢,同时尽可能不要摇晃或搅拌溶液,以便获得较好的晶形,提高产品的纯度。

[3]熔点的测定见本书前面的有机化学实验基本操作部分。

实验原理

用甲苯氧化的方法制备苯甲酸可在酸性或碱性条件下进行,本实验选用了在弱碱性条件下进行,反应结束后用酸酸化转化成苯甲酸。反应产生的 MnO_2 不采用过滤的方法除去,而是用饱和 $NaHSO_3$ 与之反应,产生的苯甲酸让其自然冷却结晶出来,再经过重结晶加以提纯。反应的化学方程式如下:

$$\text{苯—}CH_3 + 2KMnO_4 \longrightarrow \text{苯—}COOK + H_2O + KOH + 2MnO_2\downarrow$$

$$\text{苯—}COOK + H_2SO_4 \longrightarrow \text{苯—}COOH \downarrow + KHSO_4$$

$$MnO_2 + 2NaHSO_3 = MnSO_4 + Na_2SO_3 + H_2O$$

实验器材

1. 仪器

圆底烧瓶,球形冷凝管,200 ℃温度计,熔点测定装置,吸滤装置(公用)。

2. 试剂

$KMnO_4$,Na_2CO_3,甲苯,液体石蜡,50％H_2SO_4,饱和 $NaHSO_3$。

实验内容及步骤

在 250 mL 左右的圆底烧瓶中加入 6.5 g $KMnO_4$ 和 2.3 g Na_2CO_3,然后加入 2.7 mL 甲苯及 170 mL 水,装上球形冷凝管,加热回流混合物至 $KMnO_4$ 紫色消失(约 2 h)[1],冷却至室温,小心地用 50％H_2SO_4 酸化[2],在水浴加热及充分搅拌的情况下用饱和 $NaHSO_3$ 溶液除去产生的 MnO_2[3]。冷却混合物[4],待苯甲酸完全析出后,吸滤、收集产品,用热水重结晶[5]后干燥,称重,计算产率,测定熔点。

思考题

1. 除了用饱和 $NaHSO_3$ 溶液除去 MnO_2 的方法以外,还可以采用什么方法除去 MnO_2?

2. 本方法是在弱碱性条件下进行的,是否可以在酸性条件下进行?

---

[1]紫色是否消失可通过下列方法检查:用玻璃棒蘸取反应混合液,点在一块滤纸上,如果在深色的二氧化锰斑点周围没有紫色的高锰酸钾环,说明紫色已经消失,可以停止反应,否则,应继续加热回流。

[2]加硫酸酸化时,应缓慢滴加,充分搅拌,以免产生大量气体而冲出产物。

$$Na_2CO_3 + H_2SO_4 = Na_2SO_4 + CO_2\uparrow + H_2O$$

酸化是否完全应用 pH 试纸检查(pH<4)。

[3]饱和 $NaHSO_3$ 溶液加至溶液无色透明为止。加完后应再检查溶液的酸性(pH<2)。

[4]冷却的最初阶段应在室温下自然冷却,以便形成较好的晶形,最后再用冷水冷却。

[5]苯甲酸在 100 g 水中的溶解度为:4 ℃,0.18 g;18 ℃ 0.27 g;75 ℃,2.2 g。

实验 29　乙酸丁酯的制备

实验目的

1. 熟悉乙酸丁酯的制备原理,掌握乙酸丁酯的制备方法。

2. 掌握回流、蒸馏操作。

3. 掌握洗涤和萃取操作。

实验原理

有机酸酯通常用醇和羧酸在少量酸性催化剂(如浓硫酸)的存在下,进行酯化反应而制得。本实验用正丁醇和乙酸在浓硫酸催化下生成乙酸丁酯,反应的化学方程式如下:

$$CH_3COOH + HOCH_2CH_2CH_2CH_3 \underset{\triangle}{\overset{H^+}{\rightleftharpoons}} CH_3COOCH_2CH_2CH_2CH_3 + H_2O$$

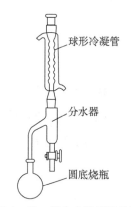

球形冷凝管

分水器

圆底烧瓶

图 4-39　带分水器回流装置

酯化反应是一个典型的、酸催化的可逆反应,为了加快其达到平衡并使反应平衡向右移动,制备时常采取如下一些措施:① 采用催化剂和加热;② 增加某一反应物的浓度;③ 及时把产物分离可以采用共沸蒸馏分水法,使生成的酯和水以共沸物形式蒸出来,冷凝后通过分水器分出水,装置见图 4-39。本实验采取前两种措施。另外,体系在加热时可达到沸腾,为了不使反应物和产物变成蒸气散发掉,实验时必须采用回流操作。

未反应完的反应物(如乙酸)和酸催化剂易溶于水,而酯难溶于水,因此产物在分液漏斗中可得到初步的分离,再经干燥剂干燥后通过蒸馏得以纯化。

实验器材

1. 仪器

100 mL 圆底烧瓶,球形冷凝管,50 mL 圆底烧瓶,直形冷凝管,蒸馏头,接液管,100 mL 分液漏斗,200 ℃温度计,50 mL 锥形瓶(干燥)2 只,沸石,牛角匙,塑料离心管。

2. 试剂

正丁醇,冰醋酸,浓硫酸,无水硫酸钠。

实验内容

在 100 mL 圆底烧瓶中加入 18.4 mL(0.20 mol)正丁醇和 18.0 mL(0.30 mol,过量)

冰醋酸,摇匀,加浓硫酸 5 滴[1](边加边摇),加入沸石 1~2 粒,在铁丝网上或电热套中加热回流 40 min。停止加热,待反应液充分冷却后,将瓶内液体倒入盛有 30 mL 冷水的分液漏斗中,振摇数次后静置分层。分去下层水溶液,上层粗制的乙酸丁酯用水洗涤 3 次,每次用水 15 mL。最后一次分水时,静置时间稍长些,并尽量把水分出来。

将已洗涤过的粗产物从分液漏斗的上口倒入一只干燥的小锥形瓶中,加入两牛角匙无水硫酸钠,干燥,5~10 min[2]。

将澄清的乙酸丁酯滤入 50 mL 蒸馏烧瓶中(注意不要将硫酸钠倒入其中),加入沸石,用小火在铁丝网上进行蒸馏,弃去前馏分[3]。用已称重的干燥的小锥形瓶收集 122~124 ℃馏分[4],即为较纯的乙酸丁酯,称重后计算产量和产率。

将少量产品转移到一个已作标记的塑料离心管中,交给教师保存,后面的实验中将通过测定其折光率来检验产品的纯度。

纯乙酸丁酯为无色液体,沸点为 125 ℃,折光率为 1.394 1,相对密度为 0.882 5。

[附]几种共沸物的组成和沸点见表 4-5:

表 4-5　几种共沸物的组成和沸点

	共沸物	沸点/℃	组成(质量百分数/%)			
			乙酸丁酯	正丁醇	水	正丁醚
二元	乙酸丁酯-水	90.7	72.9		27.1	
	正丁醇-水	93		55.5	44.5	
	正丁醚-水	94.1			33.4	66.6
	正丁醇-正丁醚	117.6		82.5		17.5
	正丁醇-乙酸丁酯	117.6	32.8	67.2		
三元	正丁醇-乙酸丁酯-水	89.4	35.3	27.4	37.3	
	正丁醇-正丁醚-水	90.6		34.6	29.9	35.5

思考题

1. 酯化反应有什么特点? 在实验中如何促使平衡向生成酯的方向移动?

2. 粗产物中有哪些杂质? 如何将它们去除?

3. 为何水洗后的粗产物必须从分液漏斗的上口倒出?

---

[1]浓硫酸在反应中起催化作用,故加入量较少。

[2]干燥的操作见本书前面有机化学实验基本操作部分。

[3]如果体系中的水、正丁醇、正丁醚(由副反应产生)等残留较多,那么它们相互之间以及与产物之间会形成一些低沸点的二元或三元共沸物,造成最后蒸馏时会在 120 ℃ 之前有大量的前馏分蒸出,甚至得不到产物。

[4]蒸馏操作见本书前面的有机化学实验基本操作部分,一定要注意不能蒸干。

实验 30　1-溴丁烷的制备

实验目的

1. 学习用溴化钠、浓硫酸和正丁醇制备 1-溴丁烷的原理和方法。

2. 掌握带有气体吸收装置的回流及液体干燥等操作技术。

实验原理

实验室制备卤代烷的方法大多采用结构上相对应的醇与氢卤酸发生 SN2 取代反应来实现。如本实验通过用溴化钠与浓硫酸反应产生氢溴酸后再与正丁醇反应而生成 1-溴丁烷。在浓硫酸存在下,正丁醇可能发生脱水反应形成丁烯或正丁醚,另外,硫酸可以与溴化氢作用产生溴,这些都为副反应,反应的化学方程式如下:

主反应:

$$2NaBr+H_2SO_4 \Longrightarrow 2HBr+Na_2SO_4$$

$$n-C_4H_9OH+HBr \Longrightarrow n-C_4H_9Br+H_2O$$

副反应:

$$CH_3CH_2CH_2CH_2OH \xrightarrow[\triangle]{浓\ H_2SO_4} CH_3CH_2CH=CH_2+H_2O$$

$$2CH_3CH_2CH_2CH_2OH \xrightarrow[\triangle]{浓\ H_2SO_4} (CH_3CH_2CH_2CH_2)_2O+H_2O$$

$$2HBr+H_2SO_4 \xrightarrow{\triangle} Br_2+SO_2+2H_2O$$

反应完成后,应尽量除去副产物和未反应完的原料(正丁醇),故用浓硫酸、水洗涤,用无水氯化钙干燥。为避免有害的溴化氢的逸出,采用带有气体吸收的回流装置。

实验器材

1. 仪器

圆底烧瓶(大小各一个),球形冷凝管,直形冷凝管,锥形瓶,分液漏斗,蒸馏头,接液管,三角漏斗,200 ℃温度计。

2. 试剂

溴化钠,无水氯化钙,正丁醇,浓 H_2SO_4,饱和碳酸氢钠溶液。

实验内容及步骤

在 100 mL 左右的圆底烧瓶中放入 20 mL 水,小心、分批加入 29 mL 浓 H_2SO_4,混合均匀后冷却至室温[1],依次加入 18.5 mL 正丁醇(约 0.2 mol)及 25 g 研细的溴化钠

---

[1]如不充分摇动并冷却至室温,加入溴化钠后,溶液往往变成红色,即有溴游离出来。

（约 0.24 mol）。充分振摇后，加入几粒沸石，装上回流冷凝管，在其一端接一吸收溴化氢气体的装置（见图 4-40，用 5%NaOH 溶液作吸收剂，注意：勿使漏斗全部埋入水中，以免倒吸）。将烧瓶在石棉网上或电（加）热套中用小火加热回流 1 h，并经常摇动。冷却后拆去回流装置，改成蒸馏装置，用 100 mL 左右锥形瓶作接收器，烧瓶中再加 1~2 粒沸石，在石棉网上或电（加）热套中加热蒸出所有的 1-溴丁烷[1]。

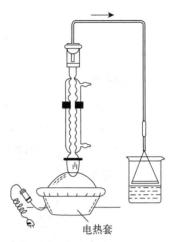

图 4-40 气体吸收回流装置

将馏出液移至分液漏斗中，加入 15 mL 水洗涤[2]。将下层粗产物分入另一干燥的分液漏斗中，用 10 mL 浓 H_2SO_4 洗涤[3]，尽量分离干净硫酸层。余下的有机层自漏斗上口倒入原来已洗净的分液漏斗中，再依次用水、饱和碳酸氢钠溶液及水各 15 mL 洗涤。将下层产物盛于干燥的 100 mL 锥形瓶中，加入约 2 g 左右无水氯化钙，塞紧瓶塞干燥 1~2 h[4]。

干燥后的产物通过过滤滤入 50 mL 左右的圆底烧瓶中，安上蒸馏装置，加入 1~2 粒沸石后，在石棉网上或电（加）热套中加热蒸馏，收集 99~103 ℃ 馏分。称重，计算产率，测定其折光率（纯 1-溴丁烷沸点为 101.6 ℃，折光率为 1.439 9）。

思考题

1. 判断有机物是否蒸完常采用哪些方法？

2. 该实验中选用无水氯化钙作干燥剂，其特点是什么？为何不用其他类型的干燥剂？

3. 浓硫酸洗涤的作用是什么？

———————————

[1]1-溴丁烷是否蒸完，可以从下列几个方面判断：

① 馏出液是否由浑浊变为澄清。

② 烧瓶中上层的油状物是否完全消失。

③ 取一试管收集几滴馏出液，加水摇动观察是否有油珠出现。如无，表示馏出液中已无有机物，蒸馏完成。

蒸馏不溶于水的有机物时，常用上述方法检验。

[2]如水洗后产物尚呈红色，可用少量的饱和亚硫酸氢钠水溶液洗涤以除去由于浓硫酸的氧化作用生成的游离溴。

$$Br_2 + NaHSO_3 + H_2O = 2HBr + NaHSO_4$$

[3]浓硫酸能溶解存在于粗产物中的少量未反应的正丁醇及副产物正丁醚等杂质。由于正丁醇和 1-溴丁烷可形成共沸物（沸点 98.6 ℃ 含正丁醇 13%）而难以除去。

[4]洗涤时注意顺序，分清哪一层是产品，分液要彻底。

实验 31　乙酰苯胺的合成

实验目的

1. 学习和掌握乙酰苯胺制备的原理和实验操作。

2. 学习回流、重结晶及固体提纯的基本操作方法。

3. 熟悉易氧化基团的保护方法。

实验原理

芳香胺是比较活泼的一类化合物,氨基容易被氧化,在有机合成中为了保护氨基,往往先把氨基酰化变成酰胺,然后进行其他反应,最后水解出去酰基。

乙酰苯胺是有机合成重要的中间体,它也是合成磺胺类药物的原料,其本身就是较早使用的解热镇痛药,有"退热冰"之称。但因有毒性,已被其他退热药物代替。

合成乙酰苯胺,就是利用胺的酰化反应。苯胺与乙酰氯、乙酸酐或冰醋酸反应,都可制得乙酰苯胺。其中乙酰氯和乙酸酐,虽然反应迅速,但原料价格昂贵,且伴有副产物。而冰醋酸虽然反应慢,但易得,便宜,所以本实验选用冰醋酸作为酰化剂,反应的化学方程式如下:

$$\text{〈}\bigcirc\text{〉}-NH_2 + CH_3COOH \underset{}{\overset{\triangle}{\rightleftharpoons}} \text{〈}\bigcirc\text{〉}-NH-\overset{\overset{\displaystyle O}{\|}}{C}-CH_3 + H_2O$$

该反应为可逆反应,所以实验时加入过量的冰醋酸,并随时将生成的水蒸出,以使反应向右进行,提高反应产率。

纯乙酰苯胺为白色片状结晶,熔点 114 ℃,难溶于水,稍溶于热水,可用热水作为重结晶的溶剂。

实验器材

1. 仪器

100 mL 圆底烧瓶,分馏柱,温度计(150 ℃),烧杯(250 mL),量筒(5 mL、10 mL),剪刀,布氏漏斗,抽滤瓶,短颈漏斗,石棉网,真空泵,电(加)热套,滤纸,表面皿。

2. 试剂

苯胺,冰醋酸,锌粉,活性炭。

实验内容及步骤

1. 合成

在 100 mL 圆底烧瓶中,加入 10.0 mL 苯胺[1]、15.0 mL 冰醋酸及少许锌粉(约

---

[1] 久置的苯胺色深(表明被氧化,杂质较多),会影响生成的乙酰苯胺的质量,所以,使用前最好蒸馏一下。

0.1 g)[1],按图4-41所示安装实验装置。插上电源,打开电(加)热套加热圆底烧瓶至瓶中液体沸腾,调整电压使液体沸腾平稳,加热回流1 h,趁热将反应液倒入盛有100 mL冷水的烧杯中[2],搅拌,待完全冷却后减压抽滤,用5~10 mL冷水洗涤,得粗制品乙酰苯胺。

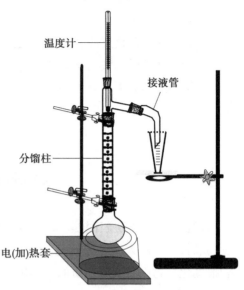

图4-41　乙酰苯胺合成装置图

2. 重结晶

把粗品乙酰苯胺转移至250 mL烧杯中,加入100 mL水,加热至沸,使乙酰苯胺完全溶解(如仍有不溶油珠,可补加少量热水至油珠完全溶解),稍冷,加入一角匙(约0.5 g)活性炭,重新煮沸2~3 min,用短颈漏斗和菊花

形滤纸(图4-42)趁热过滤[3],滤液自然冷却,析出白色晶体,抽滤,洗涤,将抽干的晶体转移到表面皿上,放入红外线干燥箱中干燥,即得纯乙酰苯胺晶体,称重,计算产率。

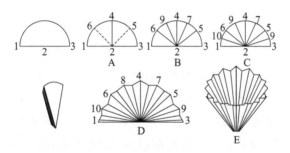

图4-42　菊花形滤纸折叠方法

---

[1]锌粉作用是防止苯胺在反应过程中氧化。但必须注意,不能加多量的锌粉,否则在后处理中出现难溶的氢氧化锌。

[2]反应液冷却后,固体产物会立刻析出,沾在瓶壁上不易处理,所以需要趁热倒入冷水中,以除去过量的醋酸及未作用的苯胺(苯胺可以与醋酸作用生成苯胺醋酸盐而溶于水)。

[3]为了充分利用滤纸的有效面积,加快过滤速度,热的饱和溶液过滤时常使用折叠式滤纸,也称为菊花形滤纸。菊花形滤纸折叠方法如图4-42所示:(1) 将滤纸对折,再对折成四份;(2) 将边1和边4相叠得边6,边3和边4相叠得5(图4-42A);(3) 将边4和边6相叠得9,边4和边5相叠得边7(图4-42B);(4) 继续叠边1和边6得边10,叠边3和边5得边9(图4-42C)。注意,所有折叠在同一个方向,切勿在滤纸中央部分重压折痕。再将滤纸以反方向在边1和边10、边10和边6、边6和边8、边8和边4、边4和边7等折叠使滤纸成扇形,将滤纸打开,折好的滤纸备用。注意使用菊花形滤纸时,不要预先用水润湿,应直接使用。

思考题

1. 什么是乙酰化反应？常用的乙酰化剂有哪些？
2. 苯胺和乙酰苯胺的化学性质有何不同？
3. 提纯固体有机化合物一般使用哪些方法？如何用简便方法鉴定其纯度？

（王亚玲）

有机物的分离方法

有机化合物的反应比较复杂，总要伴随或多或少的副反应，产生或多或少的杂质，反应完成后，一个巨大的任务就是对产品进行分离提纯。分离和提纯有机物的一般原则是：根据化合物中各成分性质的差异进行化学和物理处理，以达到处理和提纯的目的，其中化学处理往往是为物理处理做准备，最后均要用物理方法进行分离和提纯。蒸馏、萃取、重结晶、升华这些基本操作都可作为有机化合物的分离方法，这里介绍在有机化学实验、生物化学实验及天然有机化合物研究工作中应用广泛的萃取法和色谱法。

萃　取

萃取（extraction）是一种分离混合物的操作。萃取实质上是利用不同物质在选定溶剂中溶解度的不同，以分离被处理混合物中的组分的方法。应用萃取可以从液体或固体混合物中提取出所需的物质，也可以用来洗去混合物中少量杂质。通常称前者为"萃取"或"抽提"，后者为"洗涤"。萃取操作在很多领域都有应用。有机合成的后处理常用这一操作将产物与未反应完的原料、副产物、反应试剂等分离，萃取也是提取天然物中有效成分的最基本操作，萃取也可用于无机化合物的分离，如很多金属离子可以通过螯合剂从无机相转移到有机相，达到分离的目的。

一般把用溶剂从液体混合物中萃取物质的操作称液-液萃取，用溶剂从固体混合物中萃取物质的操作称固-液萃取。

液-液萃取又分普通萃取法和连续萃取法，前者即为实验室常用的用分液漏斗进行萃取的方法。固-液萃取分浸出法和加热提取法，加热提取的装置有普通回流装置和索氏提取装置。现总结如下：

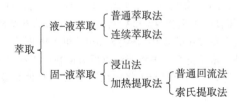

一 基本操作

（一）液-液萃取

1. 普通萃取法

普通萃取法所用的仪器主要是分液漏斗、锥形瓶、铁架台和铁圈，装置如图4-43。

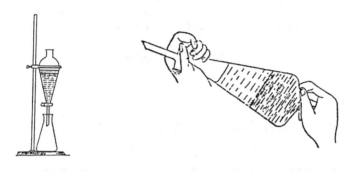

图 4-43 液-液萃取装置图　　　　图 4-44 振摇方法

操作时应选择容积较原溶液的体积大一倍以上的分液漏斗，把活塞擦干，薄薄地涂上一层润滑油，塞好后再把活塞旋转数圈，使润滑油均匀分布。分液漏斗使用前要检查活塞和上面的玻璃塞是否漏水。

将准备好的漏斗搁在铁圈上，关闭活塞，将原溶液和萃取溶剂（一般体积为原溶液的1/3）依次自上口倒入分液漏斗中。

塞好玻璃塞，取下分液漏斗如图4-44振摇，以使两液相充分接触，也就是使原溶液中的溶质能自由地在两相间分配。

振摇时瓶内蒸气压增大，如不减压，塞子就可能被顶开而出现漏液。减压办法就是放气，每摇几次以后，就要将漏斗向上倾斜，朝向无人处，打开活塞，使过量的蒸气逸出，待漏斗中过量的气体逸出后，将活塞关闭，再行振摇。如此反复至放气时只有很小压力后，再剧烈振摇2~3 min，然后将漏斗放回铁圈中静置。

待两层液体完全分开后即变成清晰的两层后，打开上面的玻璃塞，再将活塞缓缓旋开，下层液体自下口放出。分液时一定要尽可能分离干净，有时在两相间可能出现的一些絮状物也应同时放去。然后将上层液体从分液漏斗的上口倒出，切不可从下口放出，以免被残留在漏斗颈上的第一种液体所沾污。图4-45为萃取过程示意图。

经过萃取的原溶液若被萃取物剩余较多、萃取不完全，则需多次萃取。第二次萃取时，将经过萃取的原溶液倒回分液漏斗中，再用新的萃取溶剂萃取。萃取完全时，将所有的萃取液（被萃取物加萃取溶剂）合并，加入合适的干燥剂干燥，然后蒸去溶剂。萃取所得的有机物视其性质可利用蒸馏、重结晶、升华等方法纯化。

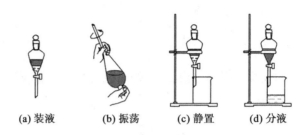

(a) 装液　　　(b) 振荡　　　(c) 静置　　　(d) 分液

图 4－45　萃取过程

上述基本操作可概括如下：

分液漏斗的准备→两种液体的倒入→振摇、放气→静置分层→分液→除去溶剂→纯化。

在振摇时，特别是当溶液呈碱性时，常常会产生乳化现象；有时由于存在少量轻质的沉淀、溶剂互溶、两液相的比重相差较小等也可能使两液相不能清晰地分开，这样很难将它们完全分离。用来破坏乳化的方法有：

（1）较长时间静置。

（2）加入少量电解质（如氯化钠）：若两种溶剂（水与有机溶剂）能部分互溶而发生乳化，利用盐析作用加以破坏。在两相比重相差很小而发生乳化时，也可加入食盐，以增加水的比重。

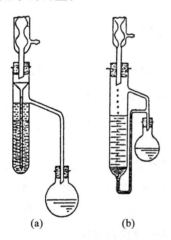

图 4－46　连续萃取装置

（3）若因溶液碱性而产生乳化，常可加入少量稀硫酸或采用过滤等方法除去。

此外根据不同情况，还可以加入其他破坏乳化的物质如乙醇、磺化蓖麻油等。

2. 连续萃取法

当被萃取物在原有溶剂中比在萃取溶剂中更易溶解时，若用普通萃取法就必须使用大量溶剂并多次萃取，才能萃取完全。为了减少萃取溶剂的量，最好采用连续萃取法，这种方法主要是通过回流使萃取溶剂循环使用，其装置有两种，如图 4－46：装置（a）适用于自身较重的溶液中用较轻溶剂进行萃取，如用乙醚萃取水溶液中的溶质。操作时，加热圆底烧瓶，萃取溶剂变成蒸气上升至冷凝管，又变成液体滴下来，滴入一长颈漏斗，因萃取溶剂与原溶液不相溶且比原溶液轻，从管底上升至上层液面，在上升过程中，就将原溶液中的被萃取物带至上层溶液。装置（b）适用于自身较轻的溶液中用较重溶剂进行萃取，如用氯仿萃取水溶液中的溶质。操作时与前者不同的是，烧瓶里的溶剂气化冷凝后因与原溶液不相溶且比原溶液重,滴至管底,在下沉过程中,就将原溶液中的被萃取物带至下层溶液,并经管底导管流入圆底烧瓶。

(二)固-液萃取

固体物质的萃取,一般采用浸出法和加热提取法。受热易分解或易变性的物质不能用加热法,应采用浸出法。浸出法就是用溶剂长时间浸泡固体混合物,让要提取的物质从固体混合物溶于该溶剂中,比较有效的浸泡方法为渗漉法,因为这种方法不断有新溶剂加入和萃取液放出,渗漉法的装置见图4-47。浸出法虽不需要任何特殊器皿,但效率不高,而且溶剂需要量较大。对热稳定性较好的物质,用加热回流法效率较高。加热提取法主要分普通提取法和索氏提取法两种,装置见图4-48和图4-49。

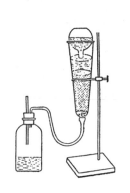
图4-47　渗漉装置

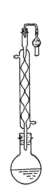
图4-48　回流装置

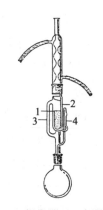
1—滤纸套;2—提取器;3—侧管;4—虹吸管。
图4-49　索氏提取装置

采用普通回流法时将固体混合物和萃取溶剂都装入圆底烧瓶,加热烧瓶,使萃取溶剂温度升高、沸腾,促使被萃取物更快地溶解在萃取溶剂里。普通回流装置简单易得,处理的样品量可多可少,烧瓶内萃取溶剂沸腾时正好对固体物质起搅拌作用,因而萃取的效率较高。索氏提取装置分圆底烧瓶、提取器和球形冷凝管三部分。萃取前应先将固体物质研细,以增加液体浸溶的面积,然后将固体物质放在滤纸套内,置于提取器中。提取器的下端通过磨口和盛有溶剂的烧瓶连接,上端接上冷凝管。加热圆底烧瓶,当瓶内溶剂沸腾时,蒸气通过侧管上升,经冷凝管冷凝成热的液体,滴入装有固体混合物的滤纸套内浸溶萃取所需物质。当提取器中液面超过虹吸管的最高处时,溶液通过虹吸流回烧瓶,将被萃取物富集在烧瓶里。只要烧瓶不断有蒸气产生,这样的萃取虹吸过程就自动地反复进行,使固体中的可溶物质不断地富集到烧瓶中。就这样利用溶剂回流和虹吸作用,使固体物质连续、多次地被纯溶剂所萃取,因而效率较高。

二　基本原理

（一）液-液萃取的基本原理

设原溶液的溶剂为 A，被萃取物为 X，我们用溶剂 B（萃取溶剂）萃取其中的 X，把原溶液倒入分液漏斗中，加入 B，充分振荡，静置后，由于 A 和 B 不相混溶，故分成两层。X 在 A、B 两相间分配平衡时的浓度比，在一定温度下，为一常数，叫做分配系数，用 K 表示，K 与被萃取物 X 的总量无关。这种关系叫做分配定律，用式（4-3）表示如下：

$$\frac{X\ 在溶剂\ A\ 中的浓度}{X\ 在溶剂\ B\ 中的浓度}=K（分配系数） \tag{4-3}$$

分配系数小意味着被萃取物在原溶剂 A 中溶解度小，而在萃取溶剂 B 中溶解度大。

所以液-液萃取的基本原理是利用混合物中各组分在两种互不相溶（或微溶）的溶剂中的分配系数的不同或分布不同，将被萃取物从一种溶剂转移到另一种溶剂中，从而达到分离的目的。

要达到好的分离效果，萃取溶剂的选择是关键，一般要注意以下几点：

（1）萃取溶剂与原溶剂互不相溶。

（2）萃取溶剂对被萃取物的溶解度大，对其他组分的溶解度小。

（3）萃取溶剂与被萃取物不反应。

（4）萃取溶剂的沸点低。

在实际操作中，有时原溶液中只有一种物质，要将其萃取到溶剂 B 中，则只需选择对被萃取物的分配系数小的萃取溶剂即可；当原溶液所含组分较多时，则要选择对被萃取物的分配系数小而对其他组分的分配系数大的萃取溶剂，这样才能达到好的分离效果。

也有的液-液萃取是利用萃取剂能与被萃取物质起化学反应，这种萃取通常用于从混合物中移去少量杂质或分离混合物，常用的这类萃取剂如 5％氢氧化钠水溶液，5％或 10％的碳酸钠、碳酸氢钠溶液，稀盐酸，稀硫酸及浓硫酸等。碱性的萃取剂可从有机相中移出有机酸，或从溶于有机溶剂的有机化合物中除去酸性杂质（使酸性杂质形成钠盐溶于水中）。稀盐酸及稀硫酸可从混合物中萃取出有机碱性物质或用于除去碱性杂质。浓硫酸则可从饱和烃中除去不饱和烃，从卤代烷中除去醇及醚等。也有液-液萃取是利用脂溶性的螯合剂与金属离子的螯合反应将水溶液中的金属元素特别是稀土元素富集到有机相。

（二）固-液萃取的基本原理

从上述的固-液萃取的实验操作可以看出，固-液萃取的基本原理是利用固体混合物中各组分在萃取溶剂中的溶解度不同达到分离的目的。

固-液萃取要达到好的萃取效果,同样要注意萃取溶剂的选择,一般要注意以下几点:

(1) 萃取溶剂对被萃取物的溶解度大,对其他组分的溶解度小。

(2) 萃取溶剂与被萃取物不反应。

(3) 萃取溶剂的沸点低。

三 萃取效率

这里只讨论液-液萃取的普通萃取法的萃取效率。

(一) 萃取效率的计算

用 E 表示萃取效率,用 W_0 表示被萃取物在原溶液中的原有量,用 W_n 表示被萃取物在原溶液中的剩余量,用 W 表示被萃取物在萃取溶剂中的量,则萃取效率的计算公式如下:

$$E = W/W_0 \times 100\%$$
$$= (W_0 - W_n)/W_0 \times 100\% \tag{4-4}$$

从式(4-4)可见,计算萃取效率需要 W、W_0 数据或 W_0、W_n 数据。W_0 一般为已知数据,W、W_n 需进一步求算。

(二) 剩余量 W_n 的计算

先计算经 1 次萃取后的剩余量 W_1。设原溶剂体积为 V,萃取溶剂体积为 S,萃取平衡时,被萃取物在两相中的分配符合分配定律:

$$\frac{被萃取物在原溶剂中的浓度}{被萃取物在萃取溶剂中的浓度} = 分配系数(K) \tag{4-5}$$

即: $$\frac{W_1/V}{(W_0-W_1)/S} = K \tag{4-6}$$

由式(4-6)可得:

$$W_1 = W_0 \left(\frac{KV}{KV+S} \right) \tag{4-7}$$

一般萃取 1 次后剩余量较大,萃取不完全,需重复萃取。表 4-6 列出了被萃取物的剩余量与萃取次数的关系。

表 4-6 被萃取物的剩余量与萃取次数的关系

	X 在原溶液中浓度/$(g \cdot mL^{-1})$	X 在萃取溶剂中浓度/$(g \cdot mL^{-1})$	分配定律	原溶液中 X 的剩余量/g
萃取前	W_0/V			
第一次萃取后	W_1/V	$(W_0-W_1)/S$	$\dfrac{W_1/V}{(W_0-W_1)/S}=K$	$W_1 = W_0\left(\dfrac{KV}{KV+S}\right)$

	X 在原溶液中 浓度/(g·mL^{-1})	X 在萃取溶剂中 浓度/(g·mL^{-1})	分配定律	原溶液中 X 的 剩余量/g
第二次萃取后	W_2/V	$(W_1-W_2)/S$	$\dfrac{W_2/V}{(W_1-W_2)/S}=K$	$W_2=W_0\left(\dfrac{KV}{KV+S}\right)^2$
第 n 次萃取后				$W_n=W_0\left(\dfrac{KV}{KV+S}\right)^n$

表(4-6)中给出了剩余量的计算公式:

$$W_n=W_0\left(\frac{KV}{KV+S}\right)^n \tag{4-8}$$

(三) 影响萃取效率的因素

如何提高萃取效率? 也就是减少剩余量的问题,从剩余量计算公式可以看出,剩余量的大小受 K、S、n 三个变量影响,要减少剩余量,应做到:

1. 选择对被萃取物分配系数小的萃取溶剂,K 越小,$\dfrac{KV}{KV+S}$ 值越小,W_n 越小,萃取效率越高。

2. 萃取溶剂的体积(S)要大,从理论上说,S 越大,$\dfrac{KV}{KV+S}$ 值越小,W_n 越小,萃取效率越高。

3. 萃取的次数(n)要多,因为 $\dfrac{KV}{KV+S}$ 值小于 1,所以从理论上说,n 越大,$\dfrac{KV}{KV+S}$ 值越小,W_n 越小,萃取效率越高。在实际操作中,一般重复萃取 3~5 次即可,因为当 n 大于 5 时,n 对剩余量的影响趋向平缓。

4. 对一定量的萃取溶剂,应采取"少量多次"的操作原则,因为这样可以提高萃取效率,用例题说明如下:

例:在 15 ℃时用 100 mL 苯萃取 100 mL 正丁酸水溶液(内含正丁酸 4 g),已知 15 ℃时正丁酸在水中与在苯中的分配系数 $K=1/3$。计算用 100 mL 的苯一次萃取和平均分三次萃取的萃取效率分别是多少?

解:若用 100 mL 苯一次萃取,则萃取后正丁酸在水溶液中的剩余量为:

$$W_1=4\times\frac{1/3\times100}{1/3\times100+100}=1.0(g)$$

萃取效率为(4-1)/4×100%=75%

若 100 mL 苯平均分三次萃取,即每次用 33.33 mL 苯来萃取,经过第三次萃取后正丁酸在水溶液中的剩余量为:

$$W_3 = 4 \times \left(\frac{1/3 \times 100}{1/3 \times 100 + 33.33} \right)^3 = 0.5 (g)$$

萃取效率为$(4-0.5)/4 \times 100\% = 87.5\%$

5. 操作时注意振摇充分、分层清晰、分液干净。

振摇的目的是让萃取溶剂与原溶液充分接触,使混合物中的各组分在两相间自由分配。振摇不充分、振摇的时间不够,都会降低萃取效率。

四 萃取在中草药提取中的应用(溶剂提取法)

中药的化学成分比较复杂,研究和开发其中所含的有效成分,首先必须将所含的各种化学成分提取出来,然后将这些提取得到的化学成分进行药理实验,由药理实验的结果确定有效成分。中药一般的提取法主要有溶剂法、水蒸气蒸馏法、升华法等。这里主要介绍运用萃取原理的溶剂提取法。

(一)提取溶剂的选择

根据"相似相溶"原理,应选择与被提取的有效成分的极性相似的萃取溶剂。溶剂的极性用介电常数 ε 来表示,表4-7列出了常用溶剂在20 ℃时的介电常数。

表4-7 常用溶剂在20 ℃时的介电常数

溶剂	ε	溶剂	ε
水	80.1	乙醚	4.38
甲醇	33.7	氯仿	4.18
乙醇	25.0	甲苯	2.39
正丙醇	21.8	苯	2.29
丙酮	21.4	二氧六环	2.26
戊醇	15.8	四氯化碳	2.24
乙酸乙酯	6.4	石油醚	2~5

石油醚为石油馏分之一,它主要是饱和脂肪烃的混合物,沸点60~90 ℃的石油醚为含6个左右碳原子的烷烃。石油醚极性很低,不溶于水,不能和甲醇、乙醇等溶剂无限制混合。

按极性的大小,一般把溶剂分为三类:极性溶剂、非极性溶剂和中等极性溶剂。

水是典型的极性溶剂。它能溶解离子型成分如生物碱盐、有机酸盐和其他极性物质,如蛋白质、氨基酸、多羟基化合物、黄酮苷类、糖、鞣质等。水的沸点高,加热提取时能溶入较多的高分子成分,使提取液黏度增大,不便过滤和浓缩。但水价廉易得,使用安全,为常用溶剂。石油醚、苯、乙醚、氯仿等非极性溶剂用以提取亲脂性成分如烃类、脂肪、挥发油、甾体类、甙类及游离生物碱等成分。这类溶剂价格昂贵且易燃,但沸点低,浓缩回收方便,是实验室常用溶剂。甲醇、乙醇、丙酮等中等极性溶剂,它们对中药各类成分具有较广泛的溶解性能。高浓度的醇可使一些水溶性成分如糖类、果胶、黏液质、蛋白质等不溶解,或从溶液中沉淀下来。醇提取液黏度小好过滤,增大醇的浓度可除去上述亲水性杂质,使分离纯化较容易。由于醇沸点低,提取液浓缩回收较为方便,因此在生产中和实验室里都是最常用的溶剂。

(二) 提取方法

1. 提取已知的单一成分或某一类成分　有目的地提取已知的某一成分或某类成分,可通过查阅有关文献,按文献方法或与文献方法相似的方法进行提取。

2. 全面提取各种成分　植物所含的化学成分往往有多种,当某种中草药或中药复方的水煎液经药理试验有一定药效时,其有效成分是不确定的,若要确定,就需全面提取其各种化学成分并分别进行药理试验以确定哪一种化学成分为有效成分。全面提取的方法有系统溶剂提取法,一般提取的线路如下:

线路一:

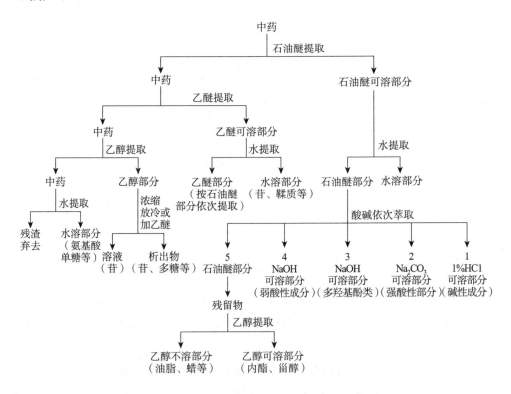

线路二:

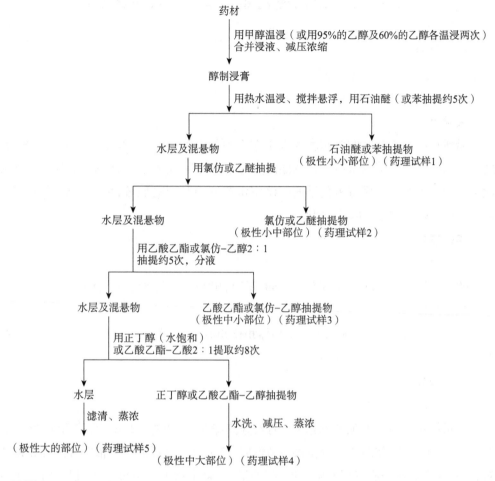

习题

1. 简述液-液萃取的基本原理。

2. 概要说明液-液萃取的操作步骤。

3. 掌握液-液萃取法中物质剩余量及萃取效率的计算。

4. 掌握萃取剂选择的一般原则。

5. 如何提高萃取效率?

6. 索氏提取法的优点是什么?

实验 32　用乙酸乙酯萃取水溶液中的醋酸

实验目的

1. 了解液-液萃取的基本原理。

2. 掌握液-液萃取的基本操作。

实验原理

醋酸在乙酸乙酯中的溶解度要大于在水中的溶解度,又乙酸乙酯与水互不相溶,因此可用乙酸乙酯来萃取水溶液中的醋酸。对于一定量的溶剂,一次萃取的效果不如分几次萃取的效果好。利用氢氧化钠简略滴定水溶液中剩余的醋酸,可以检验萃取的效率,从而验证"少量多次"的操作原则。

实验器材

1. 仪器

60 mL 分液漏斗,10 mL 量筒,50 mL 量筒,100 mL 锥形瓶 2 只,滴管。

2. 试剂

醋酸溶液(冰醋酸与水以 1∶19 的体积比相混合,其密度约为 $1.0\ \text{g}\cdot\text{mL}^{-1}$),乙酸乙酯,$0.2\ \text{mol}\cdot\text{L}^{-1}\text{NaOH}$,酚酞指示剂。

实验步骤

1. 一次萃取法

用量筒量取 10 mL 醋酸水溶液,倒入分液漏斗中,再加 30 mL 乙酸乙酯,塞上玻璃塞,振摇分液漏斗,使两相充分接触,振摇时注意放气。振摇后将分液漏斗放在铁圈中静置,待漏斗中液体分成清晰的两层后,打开活塞,将下层的水溶液放入锥形瓶内,上层的乙酸乙酯溶液倒入另一锥形瓶内。加 2~3 滴酚酞指示剂于萃取过的水溶液中,用 50 mL 量筒装上 50 mL $0.2\ \text{mol}\cdot\text{L}^{-1}\text{NaOH}$ 溶液,用滴管吸取 NaOH 溶液滴入锥形瓶中,至微红色且半分钟内不褪色,停止滴加,记录用去的氢氧化钠的体积。计算醋酸的原有量、剩余量及萃取效率。

2. 多次萃取法

用量筒量取 10 mL 醋酸水溶液,倒入分液漏斗中,加 10 mL 乙酸乙酯萃取,分出的下层水溶液再用 10 mL 乙酸乙酯进行第二次萃取,经两次萃取后分出的醋酸水溶液再用 10 mL 乙酸乙酯进行第三次萃取。经第三次萃取后分出的醋酸水溶液用 $0.2\ \text{mol}\cdot\text{L}^{-1}$ 氢氧化钠溶液按上法滴定,至溶液呈微红色且半分钟内不褪色,停止滴加,记录用去的氢氧化钠的体积。计算醋酸的原有量、剩余量及萃取效率。

比较两种萃取方法的萃取效率。

分液漏斗的类型：

常用的分液漏斗有球形和梨形两种(图4-50)，梨形分液漏斗因为下端小，分液时比较容易，所以萃取多用梨形分液漏斗，球形分液漏斗则常用于普通的加液。

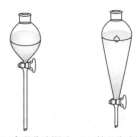

(a) 球形分液漏斗 (b) 梨形分液漏斗

图4-50 分液漏斗形状示意图

使用分液漏斗前必须检查：

(1) 分液漏斗玻璃塞和活塞是否用线绑住；

(2) 玻璃塞和活塞是否紧密？如有漏水现象，应该脱下活塞，用纸或干布擦净活塞及活塞孔道的内壁，然后用玻璃棒蘸少量凡士林，先在活塞近把手的一端抹上一层凡士林，注意不用抹在活塞的孔中，再在活塞两边也抹上一圈凡士林，然后插上活塞，反时针旋转至透明，即可使用。

使用分液漏斗时应注意：

(1) 不能用手拿住分液漏斗的下端；

(2) 不能用手拿住分液漏斗进行分离液体；

(3) 玻璃塞打开后才能开启活塞；

(4) 上层的液体要由分液漏斗上口倒出，不可由下口放出。

实验33 从槐花米中提取芦丁

实验目的

1. 了解固-液萃取的原理。

2. 学会索氏提取法的基本操作。

实验原理

芦丁(rutin)又称芸香苷，存在于槐花米和荞麦叶中，槐花米中芦丁含量高达12%~16%，荞麦叶中芦丁含量为8%左右。芦丁具有调节毛细血管壁的渗透性的作用，临床上用作毛细血管止血药及作为高血压症的辅助治疗药物。

黄酮类化合物一般存在于植物中，它们的分子中都有一个酮式羰基，又显黄色，所以俗称黄酮，基本结构如图4-51，其3、5、7、3′、4′几个位置上常有羟基或甲氧基，芦丁是黄酮醇槲皮素与芸香二糖[α-L-鼠李吡喃糖基-(1→6)-β-D-葡萄吡喃糖]之间形成的糖苷，化学名称为槲皮素-3-O-葡萄糖-O-鼠李糖，结构如图4-52。

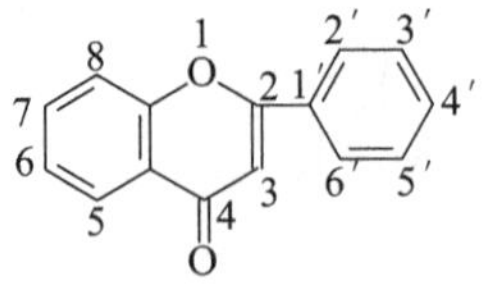

图 4-51 黄酮类化合物基本结构

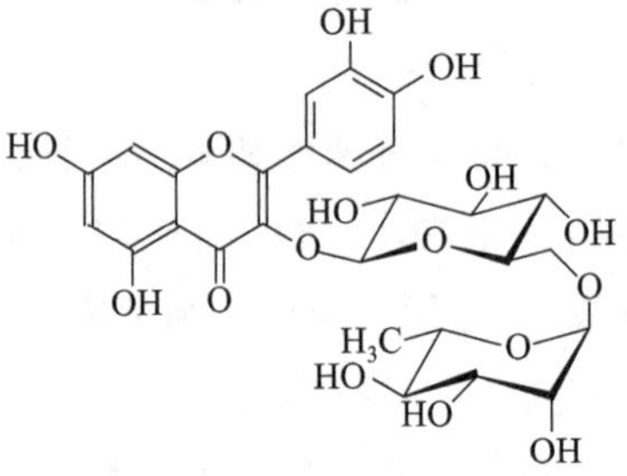

图 4-52 芦丁的结构

芦丁为淡黄色小针状结晶,能溶于沸水和沸醇,微溶于冷水,不溶于氯仿、石油醚等非极性溶剂。因此可用70％乙醇用索氏提取法将其从槐花米中溶出。芦丁分子含多个酚羟基,易溶于碱液中呈黄色,酸化后复析出,因而又可用碱溶酸沉法提取。

含3个结晶水的芦丁的熔点为174~178 ℃,无水物的熔点为188 ℃。

芦丁具有黄酮类化合物的特征反应,即它与浓盐酸、镁粉作用产生红色物质;芦丁含多个酚羟基,因而能与三氯化铁反应呈色。

方法一:

实验器材

1. 仪器

索氏提取装置,减压蒸馏装置,布氏漏斗,吸滤瓶。

2. 试剂

镁粉,浓盐酸,70％乙醇,1％$FeCl_3$。

3. 低值易耗

槐花米,滤纸。

实验内容及步骤

索氏提取装置见前面理论部分图4-49,用少量脱脂棉挡住提取器的虹吸管口,以防药品残渣堵塞虹吸管。将滤纸卷成圆筒状,一端用棉线扎紧,放入提取器中,四周及底部紧贴玻璃壁,滤纸筒内装 10 g 研细的槐花米,上盖一滤纸片[1],在烧瓶中加入 60 mL 70％乙醇和少许沸石。装置搭好后,接通冷凝水,用水浴加热,连续萃取 1~1.5 h[2]。然后将提取液进行下列实验:

(1) 取提取液 1 mL,加入镁粉少许,再注入浓盐酸3滴左右,一次加入并振摇,溶液

---

[1]纸套上面盖一层滤纸片,以保证回流液均匀渗透被萃取物。

[2]如要提取完全,就看虹吸管中提取液的颜色,颜色变得很浅时,表示已基本萃取完全。让提取液最后一次虹吸到烧瓶后,停止加热。

呈红色。此系芦丁中黄酮结构的反应[1]。

（2）取提取液 5 滴,稀释成 1 mL,加入 1％FeCl$_3$1 滴,振摇,溶液呈茶褐色。此系芦丁中酚羟基的反应。

（3）将剩下的提取液用减压蒸馏法浓缩,回收乙醇。当浓缩至无乙醇味时,停止加热。冷却后,减压抽滤,再用少量蒸馏水洗涤沉淀 1～2 次,抽干,得到黄色的芦丁粉末[2]。

方法二:

实验器材

1. 仪器

研钵,烧杯,抽滤装置。

2. 试剂

饱和石灰水,25％盐酸,15％盐酸。

3. 低值易耗

槐花米。

操作步骤

称取 15 g 槐花米于研钵中研成粉状物,置于 250 mL 烧杯中,加入 150 mL 饱和石灰水溶液[3],于石棉网上加热至沸,并不断搅拌,煮沸 15 min 后,抽滤。滤渣再用 100 mL

---

[1]芦丁能被镁粉–盐酸或锌粉–盐酸还原而显红色,反应过程如下:

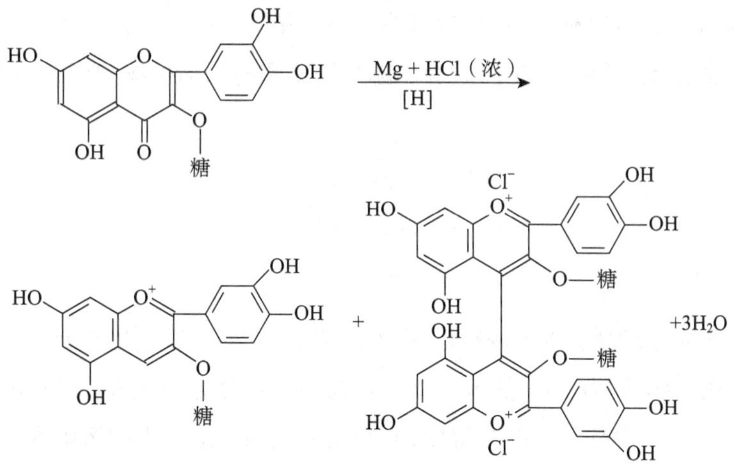

花色苷元（红色）　　双花色苷元（红色）

如将反应产物 pH 调至碱性,则产物颜色从红色转变为绿色。

[2]本实验用 70％乙醇提取的芦丁仍为粗制品。此外,还可用碱溶酸沉的方法提纯芦丁。

[3]加入饱和石灰水溶液既可达到碱溶解提取芦丁的目的,也可以除去槐花米中大量多糟黏液质。也可直接加入 150 mL 水和 1 g 氢氧化钙粉末,而不必配成饱和溶液,第二次溶解时只需加 100 mL 的水。

饱和石灰水溶液煮沸 10 min,抽滤。合并二次滤液,然后用 25％盐酸中和(约需 5 mL),调节 pH 为 3~4[1]。放置 1~2 h,使沉淀完全,抽滤。沉淀用水洗涤 2~3 次,得到芦丁的粗产物。

将制得的粗芦丁置于 250 mL 的烧杯中,加水 150 mL,于石棉网上加热至沸,不断搅拌并慢慢加入约 50 mL 饱和石灰水溶液,调节溶液的 pH 为 8~9,待沉淀溶解后,趁热过滤;滤液置于 250 mL 的烧杯中,用 15％盐酸调节溶液的 pH 为 4~5。静置半小时,芦丁以浅黄色结晶析出,抽滤,产品用水洗涤 1~2 次,烘干后约 1.5 g,熔点 174~176 ℃。芦丁熔点文献值为 174~178 ℃。

思考题:

1. 如何水解苷类结构的化合物?

2. 为什么可以采用碱法从槐花米中提取芦丁?

实验 34 从茶叶中提取咖啡因

实验目的

1. 通过从茶叶中提取咖啡因,掌握一种从天然产物中提取纯有机物的方法。

2. 学会升华的基本操作。

3. 进一步巩固回流、蒸馏等基本操作。

实验原理

茶叶中含有多种生物碱,其中以咖啡因为主,占 2％~5％。另外还含有 11％~12％的鞣酸,0.6％的色素、纤维素、蛋白质等。咖啡因属嘌呤的衍生物,其结构式如下:

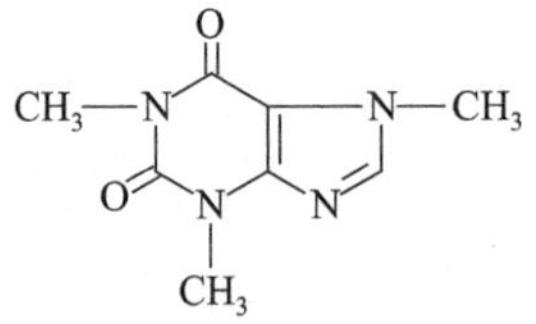

咖啡因是嘌呤衍生物,呈弱碱性,易溶于氯仿(12.5％),能溶于水(2％)及乙醇(2％),在苯中的溶解度为 1％(热苯为 5％),鞣酸易溶于水和乙醇,但不溶于苯。虽然咖啡因在氯仿和热苯中有较大的溶解度,而杂质在这两种溶剂中的溶解度较小,但氯仿、苯都有一定的毒性,且咖啡因能升华,提纯方便,所以本实验选用 95％乙醇作为萃取溶剂提取,并用升华法提纯。

含结晶水的咖啡因系无色针状结晶,在 100 ℃时即失去结晶水,并开始升华,120 ℃

---

[1] pH 过低会使芦丁形成氧盐而增加了水溶性,降低提取率。

时升华相当显著,至 178 ℃ 时升华很快。无水咖啡因的熔点为 234.5 ℃。因此可用升华的方法提纯咖啡因粗品。

实验器材

1. 仪器

回流装置,蒸馏装置,蒸发皿,玻璃漏斗,不锈钢刮刀。

2. 试剂

生石灰(需研细),95％乙醇。

3. 低值易耗

茶叶末,滤纸。

实验内容和步骤

称取 10 g 茶叶末,置于 100 mL 圆底烧瓶中,加 95％乙醇 80 mL,按前面理论部分图 4-48 搭好回流装置,水浴加热回流 1~1.5 h;趁热将提取液过滤到另一圆底烧瓶中(留取 1 mL 提取液于一干净小试管中,塞好塞子保存,用作实验 34 的样品溶液),加少许沸石,改成蒸馏装置,蒸馏回收提取液中的大部分乙醇,当瓶中剩下约 7 mL 残液时,立即停止加热;趁热将残液倒入蒸发皿中,拌入 4~5 g 生石灰[1],将蒸发皿放在水蒸气浴上,装置见图 4-53,用刮刀搅拌、翻炒内容物,至内容物成粉末状(除了块装生石灰)、不粘在蒸发皿内壁上为止[2]。冷却后,擦去沾在边上的粉末,以免下一步升华时污染产物。

如图 4-53,在蒸发皿上盖一戳有许多小孔的滤纸(滤纸与内容物间保留一定的空间便于咖啡因升华),再用直径和蒸发皿相近的玻璃漏斗罩上(漏斗颈口塞一点疏松的棉花),搭装置时特别注意密封,不能让升华的咖啡因从滤纸与蒸发皿间的缝隙及滤纸与漏斗间的缝隙中逸出。然后将蒸发皿放在石棉网上,用酒精灯小火慢慢地、均匀地加热,使咖啡因升华[3],当滤纸孔上出现较多针状晶体时,停止加热[4],冷却后小心揭开漏斗和

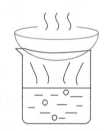

图 4-53　水蒸气浴加热

滤纸,仔细刮下晶体于一已称重的表面皿中。必要时,将蒸发皿中物质再次升华,至不再有晶体产生。若升华时因炭化咖啡因颜色变深,可将刮下来的咖啡因晶体再次升华提纯。称重并保存好所得的咖啡因,待做实验 34 时用。

---

[1]生石灰起吸水和中和作用,分解咖啡碱单宁酸盐和咖啡碱茶多酚盐,使咖啡碱游离而具有挥发性。

[2]烘炒时要用小火,并不停翻动,否则易使温度过高,炒焦物质,使咖啡因提前升华而损失。

[3]升华操作是本实验的关键步骤,在升华的全过程中都须严格控制加热温度,最好维持在 120~180 ℃,温度过高,会使被烘物质炭化,并把一些有色杂质带出来,影响提取率和纯度。

[4]升华过程中会有少量水分出现,致使滤纸上有色素附着,有时滤纸孔小或者温度过低,咖啡因会结晶在滤纸下面而从上面看不到晶体。

思考题

1. 咖啡因的产量主要与哪些操作步骤有关?

2. 作为弱碱的咖啡因,可否用酸溶碱沉的办法提取?

3. 茶叶中除了咖啡因外还有其他生物碱,如茶碱、可可豆碱等,也可升华,故所得晶体不是纯的咖啡因,若进一步分离纯化咖啡因可选用什么方法?

背景资料(茶叶与咖啡因)

茶作为饮料的起源与咖啡一样,已古老得无从考证。但茶叶在我国最早是作为祭品使用。春秋时期被人们作为菜食使用。西汉时发展为药用,并成为宫廷的高级饮料。而普及到民间作为普通饮料那是西晋以后的事。在我国最早的药学典籍《神农本草经》中曾记载它的医学用途,书中称茶叶为苦菜,"久服安心益气,聪察少卧",已明确肯定了它的醒脑提神功效。茶树原本生长在四川南部,外文"tea"就是来自福建闽南"茶"的谐音。

咖啡因存在于天然的咖啡、茶和可拉果(kola nitida)中,茶叶中所含咖啡因的量占茶叶质量的 2%～5%。红茶的分析表明它含有咖啡因 2.5%,可可碱 0.17%,茶碱(又称氨茶碱)0.013%,腺嘌呤 0.014%。此外,还有微量鸟嘌呤和黄嘌呤。

市售的"可乐"是一种以可拉果提取物为基料的饮料。尽管可拉果本身难以买到,但其浆状提取物在市场上容易购买。这种浆可配成"可乐",它含有咖啡因、丹宁、色素和糖。为了使浆状物呈深色,要加进磷酸和酱色,经过加水并压入二氧化碳使混合物冒泡,这样便制成饮料成品。由于近来限制"可乐"中咖啡因的含量,所以生产厂家通常先从可拉果提取物中除去全部咖啡因,然后重新向浆内加入准确量的咖啡因。

咖啡因是一种黄嘌呤生物碱,对中枢神经系统和骨骼肌有刺激作用,可提高警觉,推延睡眠,促进思考能力,已被用作心脏、呼吸器官和神经的兴奋剂,作用缓和的利尿剂,以及治疗脑血管病引起的头痛。但咖啡因又是有争议的化合物,因为使用过度会使人成瘾,结构又与 DNA 和 RNA 中两个碱基腺嘌呤和鸟嘌呤相似。若咖啡因取代它们,势必引起基因突变,造成染色体缺陷,出现遗传问题。幸运的是,直到目前为止,还没有证据表明由于使用咖啡因而产生这类问题。

咖啡因具有刺激心脏、兴奋大脑神经和利尿等作用。它主要用作中枢神经兴奋药,也是复方阿司匹林等药物的组分之一。现代制药工业多用合成方法来制备咖啡因。

(沈爱宝)

色谱法

色谱学是一个比较年轻的分析化学分支学科,创始于 20 世纪初,1903～1906 年俄国植物学家茨维特(Tswett)应用吸附原理,把碳酸钙装在一支竖立的玻璃管中,将植物叶子的石油醚提取液倒入管内,然后加入石油醚自上而下淋洗。随着淋洗的进行,样品中各种色素向下移动的速度不同,逐渐形成一圈圈不同层次的色带,它们分别是胡萝卜素、叶黄素和叶绿素 A、叶绿素 B。这些色带称为色层或色谱,色谱法(chromatography)一词即由"chromato"(颜色)和"graphy"(图示法)构成。茨维特所用的玻璃管称为色谱柱,管内的碳酸钙填充物称为固定相,淋洗液称为流动相或洗脱剂。后来色谱法不断发展,普遍用来分离无色物质,分离时并不产生色谱,但色谱法这个名称一直被沿用下来。色谱分离技术优点明显,因而发展迅速,20 世纪 30 年代相继出现了薄层色谱法与纸色谱法。50 年代气相色谱法兴起,其特点是,分离速度快,效能高,并采用了各种高灵敏度检测器及自动记录等装置,使分析方法趋于自动化。70 年代高效液相色谱法的出现,为难挥发、热不稳定及高分子样品的分析提供了有力手段。80 年代末飞速发展起来的高效毛细管电泳法更令人瞩目,该法对于生物高分子的分离具有独特优点。

由于色谱法具有高灵敏度、高选择性、高效能、分析速度快等特点,它不仅能解决组分复杂的样品分析问题,而且还可以制备纯组分,因此它在医药卫生、环境化学、高分子材料、石油化工等各个领域中成为一种不可缺少的分离、分析手段,尤其在药物分析中有着极为重要的地位,各国药典都收载了许多色谱法分析方法。色谱法分析方法自 1977 年版《中国药典》中收载后,就以势不可挡的势头迅速增加。在最新的 2020 年版中,色谱法分析方法已成为药物含量分析的主流分析方法。

一　色谱法分类

色谱法可从不同的角度进行分类。

(一) 两相物理状态分类

用气体作流动相称为气相色谱,用液体作流动相称为液相色谱,而固定相可以是液体或固体,这样可组合成四种主要色谱类型:气-固色谱,液-固色谱,气-液色谱,液-液色谱。

(二) 按操作形式分类

柱色谱法是将固定相装于柱管(如玻璃柱或不锈钢柱)内构成色谱柱,分离过程在色谱柱内进行的方法。气相色谱法、高效液相色谱法属于柱色谱法范围。

平板色谱法是指固定相呈平板状,分离过程在平板状上进行的色谱法。它包括薄层色谱法和纸色谱法。固定相以均匀薄层涂敷在玻璃板或塑料板上,或将固定相直接制成薄板状,称为薄层色谱。用滤纸作固定相或固定相载体的色谱,称为纸色谱。

毛细管电泳法是指分离过程在毛细管内进行,利用组分在电场作用下的迁移速度不同进行分离的方法。

(三) 按色谱过程的分离机制分类

吸附色谱法是指利用吸附剂表面对被分离组分的吸附能力的差别来进行分离的

方法。

分配色谱法是利用被分离组分在固定相与流动相间的溶解度的差别来进行分离的方法。

离子交换色谱法是利用被分离组分离子交换能力的差别来进行分离的方法。

空间排阻色谱法又称凝胶色谱法,是根据被分离组分分子的大小不同来进行分离的方法。

亲和色谱法利用不同组分与固定相的高专属性亲和力进行分离的方法。

这里主要介绍实验室常用的最基本的柱色谱、纸色谱、薄层色谱。

二 吸附色谱和分配色谱的基本原理

吸附色谱以氧化铝、硅胶等吸附剂为固定相。它是怎样对混合物实行分离的呢? 例如把含有 A、B、C 三种化合物的样品溶液加到色谱柱的顶端,则三种溶质都被吸附在柱顶形成起始谱带如图 4-54(a)。然后用适当的洗脱剂(流动相)冲洗填充柱,则 A、B、C 被洗脱剂溶解(即解吸),并随着洗脱剂向下移动,下移时遇到新的吸附剂,又被吸附,继续冲洗,又被溶解,如此反复进行,则三种溶质自上而下慢慢运动,如 C 的吸附力较弱又加上在洗脱溶剂中溶解度较大,则容易解吸,下移的速度就快;A 的吸附力较强又加上在洗脱剂中溶解度较小,则较难解吸,下移的速度就慢,如图 4-54(c),最后 C、B、A 先后从柱的下端流出,达到分离的目的。吸附色谱原理可概括为:利用样品中各组分受到吸附剂的不同吸附作用,和它们在流动相中的溶解度不同而得到分离。

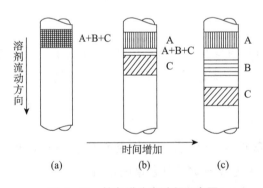

图 4-54　柱色谱分离过程示意图

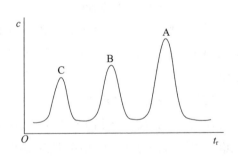

图 4-55　柱色谱洗脱曲线图

分配色谱与吸附色谱的区别主要有:①固定相不是吸附剂,而是吸附在载体(如纤维素、硅胶和硅藻土等)上的溶剂;②分离的过程不同,它不是通过反复的吸附-解吸过程来完成分离的,而是通过各组分在流动相和固定相之间不断地分配即被萃取-反萃取过程完成分离的,在流动相中溶解度大的组分移动的速度快,在流动相中溶解度小的组分移动的速度慢。分配色谱原理可概括为:利用混合物中的各组分在两种互不相溶的溶剂中的分配不同而得到分离。

如果在色谱柱的出口连接检测器以及自动记录等装置,便可以得到洗脱组分的浓度对洗脱液流出时间作图的流出曲线如图4-55。曲线上的每一个峰相应于混合物中的一个组分,峰值对应的流出时间为每一个组分的保留时间(t_r)。每一个组分的峰面积大小(或峰的高低)可以反映出组分浓度的大小。因此可以利用保留时间和峰面积对混合物中每一组分进行定性与定量分析。

总之色谱法原理是利用混合物各组分的理化性质(吸附力、分配系数、分子极性、分子亲和力、分子形状和大小等)的差异,在物质经过两相时,不断地进行吸附及解吸附、分配、交换等过程,可将各组分间的微小差异经过相同的重复过程而达到分离。

三 柱色谱

图4-56为一般的柱色谱装置,柱内装有固定相。样品溶液从柱顶加入,溶质停留在柱顶,溶剂往下流。然后从柱顶加入洗脱剂冲洗,各组分以不同速度下移,继续冲洗,各组分先后从柱的下口流出,用锥形瓶收集各组分。

柱色谱常用的有吸附柱色谱和分配柱色谱两种。吸附柱色谱的固定相为吸附剂,吸附剂填充在柱内起分离作用。分配柱色谱的固定相为吸附在载体上的液体,液体起分离作用,载体不起分离作用。下面主要介绍吸附柱色谱的分离方法。

(一) 吸附剂

常用的吸附剂有氧化铝、硅胶、氧化镁、碳酸钙和活性炭等。一般多用氧化铝和硅胶。

吸附剂的颗粒大小有不同的规格,100目的较粗,300目的较细。颗粒粗,颗粒间的缝隙大,溶液流出快,分离效果不好;颗粒细,表面积大,吸附能力强,但颗粒间的缝隙小因而溶液流速慢,分离时间长。因此应根据实际需要而定,若样品容易分离,则用颗粒粗的,难分离的用细的颗粒。

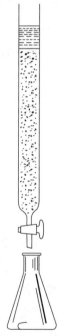

图4-56 柱色谱装置

吸附剂的用量一般是样品量的20~50倍,同样对于难分离的样品,所需的吸附剂量大些。

供色谱使用的氧化铝有酸性、中性和碱性三种。酸性氧化铝是用1％盐酸浸泡后,用蒸馏水洗至氧化铝的悬浮液pH为4~4.5,用于分离酸性物质;中性氧化铝pH为7.5,用于分离中性物质;碱性氧化铝pH为9~10,用于胺或其他碱性化合物的分离。

吸附剂的活性等级与含水量的关系见表4-8。

表 4-8　吸附剂活性等级和含水量的关系

单位:%

活性等级	I	II	III	IV	V
氧化铝加水量	0	3	6	10	15
硅胶加水量	0	5	15	25	38

氧化铝和硅胶的活性分五个等级(Ⅰ~Ⅴ级)。Ⅰ级的吸附作用最强,Ⅴ级的吸附作用最弱。一般常用Ⅱ~Ⅲ级。活性低即含水量高的吸附剂使用前,一般要经过活化处理,即用加热烘干的办法除去水分。

(二)溶质的结构和吸附能力

一般吸附剂为极性化合物,因而化合物的吸附能力和它们的极性成正比,常见有机物对氧化铝的吸附能力按下列顺序递减:

酸、碱>醇、胺、硫醇>酯、醛、酮>芳香化合物>卤代物、醚>烯>饱和烃。

(三)溶解样品的溶剂

通常根据被分离物中各组分的极性、溶解性和吸附剂活性等来考虑:① 溶剂要求较纯,如氯仿中含有乙醇、水分及不挥发物质,都会影响样品的吸附和洗脱。② 溶剂和氧化铝不能起化学反应。③ 溶剂的极性应比样品小一些,如果大了样品不易被氧化铝吸附。④ 溶剂对样品的溶解度不能太大,否则影响吸附。也不能太小,如太小,溶液的体积增加,易使色谱分散。⑤ 有时可使用混合溶剂,如有的组分含有较多的极性基团,在极性小的溶剂中溶解度太小,则可加入少量极性较大的溶剂,使溶液体积不至于太大。

(四)洗脱剂

把吸附在填充柱里的样品洗脱下来的溶剂——洗脱剂。

洗脱剂的选择非常重要,若选用的洗脱剂的极性过小,样品的各组分都不容易解吸,样品洗不下来或下移的速度很慢,且溶剂的用量也大;若选用的洗脱剂的极性过大,样品的各组分都很容易解吸,一冲洗各组分都快速地下移,下移的速度差别太小,无法分别收集,达不到将样品分离的目的。所以,一般按"相似相溶"的原理选择洗脱剂,选择的洗脱剂既对各组分有一定的溶解度,又能利用各组分溶解度等的差异彼此拉开距离,达到分离的目的。有时一种洗脱剂不能将混合物分离时,就需要用几种不同极性的洗脱剂。洗脱时,一般先用极性小的洗脱剂洗脱,后用极性大的洗脱剂洗脱。在这种情况下,样品中极性小的组分先被洗下来,极性大的组分后被洗下来。

常用洗脱剂的极性按以下次序递增:

己烷、石油醚<环己烷<四氯化碳<三氯乙烯<二硫化碳<甲苯<苯<二氯甲烷<乙醚<乙酸乙酯<丙酮<丙醇<乙醇<甲醇<水<吡啶<乙酸。

（五）操作步骤

1. 装柱

色谱柱的内径与柱长的比例，一般在 1∶10～1∶20 之间。吸附剂的用量一般采用样品量的 20～50 倍，根据被分离化合物的性质而定。也就是说，1 g 样品需要 20～50 g 的吸附剂进行层析。遇到难分离的样品，应采用细长的色谱柱及增加吸附剂的量。

装柱时，先用洗液洗净色谱柱，用水清洗后再用蒸馏水清洗，干燥。在玻璃管底铺一层平整的玻璃棉或脱脂棉，而后将吸附剂装入管内。装入的方法分湿法和干法两种。湿法是将备用的溶剂（一般为第一洗脱剂）装入管内约为柱高的 3/4，而后用此溶剂将吸附剂调湿并搅拌均匀，慢慢地倒入管中。此时应将活塞打开，控制流出速度为 1 滴/s。在吸附剂沉降的过程中用木棒或套有橡胶管的玻璃棒轻轻敲击柱身，使装填均匀、紧密，装完时，将沾在内壁上的吸附剂冲下去，外壁擦干净。再在吸附剂表面加一小圆滤纸，以保证吸附剂顶部平整，不易被加入的液体冲松浮起，否则易产生不规则的色带。整个装填过程中不能使吸附剂干涸、有裂缝或气泡，否则影响分离效果。

干法是在管的上端放一干燥漏斗，使吸附剂均匀地经干燥漏斗成一细流慢慢装入管中，中间不应间断，时时轻轻敲打柱身，使装填均匀，全部加入后，再加入溶剂，使吸附剂全部润湿。另外也可先将溶剂加入管内约为柱高的 3/4 处，而后将吸附剂通过一粗颈玻璃漏斗慢慢倒入并轻轻敲击柱身。干法操作虽然较简便，但去除颗粒间的空气泡的时间较长，因为它不像湿法通过搅拌快速去除气泡。

2. 加样

把要分离的样品配制成适当浓度的溶液。将吸附剂上多余的溶剂放出，直到柱内液体表面到达吸附剂表面时，停止放出溶剂。沿管壁四周轻轻注入样品溶液，注意不要把吸附剂冲松浮起，样品溶液加完后，开启下端活塞，使样品溶液流经吸附剂柱而被吸附剂所吸附，当吸附剂表面没有样品溶液时，立即用洗脱剂洗脱。

3. 洗脱和收集

从柱顶加入洗脱剂，加时注意不要将吸附剂表面冲松浮起。洗脱的同时注意收集从柱的下口流出的洗脱液。当样品的各组分都有颜色时，样品的分离效果一目了然，各组分的收集也很容易。当组分为无色时，用肉眼判断分离效果和按组分收集就不可能了，这时一般用等份收集的方法。从洗脱开始收集，每份洗脱液的体积随所用吸附剂的量及样品的分离情况而定。一般若用 50 g 吸附剂，每份洗脱液的体积常为 50 mL。如洗脱液极性较大或样品的各组分结构相近似，每份收集量要小。在洗脱和分离的过程中，应当注意：① 吸附剂表面的洗脱剂高度最好保持一定，在整个操作中勿使吸附剂表面的溶液流干，因为一旦流干，再加溶剂，易使吸附剂柱产生气泡和裂缝，影响分离效果。② 要控制洗脱液的流速，一般不宜太快，太快了柱中交换来不及达到平衡，影响分离效果。

③ 由于吸附剂表面活性较大,有时可能促使某些成分破坏,所以应尽量在一定时间内完成一个色谱的分离,以免样品在柱上停留的时间过长,发生变化。

四　纸色谱

(一) 纸色谱概述

纸色谱属分配色谱,装置见图4-57。纸色谱是以滤纸作为载体,滤纸纤维与水有较强的亲和力,能吸收20%~22%的水,其中部分水与纤维素上的羟基以氢键相结合,而滤纸与有机溶剂的亲和力很小。所以在分离水溶性物质如氨基酸、糖类时,以滤纸的结合水为固定相,以水饱和的有机溶剂即展开剂为流动相。样品先点在点样线上,滤纸的一端如图4-57浸入展开剂中,展开剂借助毛细管效应沿滤纸逐渐上行,当展开剂经过样品点时,样品中各组分在水和有机相之间不断地进行溶液分配,并随着展开剂上行,因样品中各组分的分配系数不同,结果在流动相中具有较大溶解度的物质随溶剂移动的速度较快,而在水中溶解度较大的物质随溶剂移动的速度较慢。经过一定时间后,各组分沿着流动相方向在滤纸上各占一定的位置而彼此分开,如图4-58。

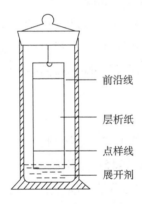

图4-57　纸色谱装置

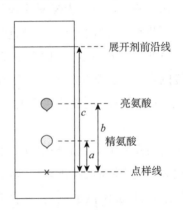

图4-58　氨基酸纸色谱展开图谱

精氨酸 $R_f=a/c$　亮氨酸 $R_f=b/c$

物质的色谱特性常用比移值(R_f)表示,比移值由实验测得:

$$R_f = \frac{溶质移动的距离}{展开剂移动的距离} = \frac{溶质斑点中心到点样线的距离}{展开剂前沿线到点样线的距离} \qquad (4-9)$$

不同结构的化合物有不同的 R_f 值,另外 R_f 值还受实验条件的影响,如展开剂的组成、固定相的组成、滤纸的类别、实验时的温度等。但在上述条件固定的情况下,每一种化合物都有一个特定的 R_f 值。因此,可采用标准品与样品在同一张滤纸上进行点样层析,看展开后的图谱,若样点上方有一与标准品斑点等高(即 R_f 值相同)的斑点,则一般可以肯定样品中含有与标准品一样的组分。这一方法称标准对照法。

（二）操作步骤

1. 滤纸选择

滤纸一般分快速、中速、慢速三种型号。选用滤纸时,应结合分离对象和所用的展开剂的黏度加以考虑。对溶解度较小且难分离的混合物和黏度较小的展开剂,宜采用慢速滤纸,对容易分离的混合物和黏度较大的展开剂,则可采用快速或中速滤纸。一般定性用较薄滤纸,厚质滤纸往往作制备用。

滤纸应厚薄均匀,全纸平整无折痕,滤纸纤维松紧适宜。将滤纸切成纸条,大小可自行选择。

2. 点样

取少量试样,用水或易挥发的有机溶剂(如乙醇、丙酮、乙醚等)将它完全溶解,配制成约1%的溶液。用铅笔在距滤纸一端为2 cm左右的滤纸上画一直线作为点样线,并用"×"或"·"标明点样位置,然后用毛细管吸取少量试样溶液,轻触点样位置,控制样点直径在2~5 mm。然后将其晾干或用电吹风吹干。多个样点时,注意样点之间不能靠得太近,否则展开后样点变大而产生部分重叠,影响分离效果。另外样品溶液的浓度应恰当,太稀,显色不出来,太浓,产生拖尾现象。因而样品溶液浓时应稀释,稀时应重复点几次,但必须待前次的样点干时再点,这样才能控制样点的大小。

3. 展开

首先层析缸中注入适量的展开剂,加盖,使容器内被展开剂蒸气饱和。

纸色谱的常用展开方式为上行法。展开剂借毛细管效应向上扩散,所以展开的方向是由下而上。具体操作是:将点好样的滤纸,空白的一端悬挂在层析缸上,有试样的一端伸入展开剂中(注意样点不能没入展开液中!)进行展开。待展开剂上升到必要高度时,展开完毕,取出滤纸,立即在溶剂到达的前沿处用铅笔画线(即"前沿线"),用电吹风冷风吹干。另一种方法是先画出前沿线,然后展开,但应随时注意展开剂是否已达到画出的前沿线。

4. 显色

如果化合物本身有颜色,就可直接观察到斑点。如本身无色,但有紫外吸收,则可在紫外灯下观察到有色斑点,用铅笔在滤纸上画出斑点位置及形状大小;无色又无紫外吸收的物质可用显色剂喷雾显色,不同类型化合物可用不同的显色剂,如氨基酸用茚三酮,生物碱用碘蒸气,有机酸用溴酚蓝等。对于未知样品显色剂的选择,可先取样品溶液一滴,点在滤纸上,而后滴加显色剂,观察有无色斑产生。

5. 计算比移值 R_f

计算方法见图4-58和式(4-9)。

五　薄层色谱

薄层色谱又称薄层层析,是一种微量、快速、简单、高效的色谱法,它兼备了柱色谱和纸色谱的优点。一方面适用于小量样品(甚至小到 0.01 μg)分离;另一方面若在制作薄层板时,把吸附层加厚,将样品点成一条线,则可分离多达 500 mg 的样品,因此又可用来精制样品。此法特别适用于挥发性较小,或在较高温度易发生变化而不能用气相色谱分析的物质。二十世纪六十年代后发展起来的薄层扫描色谱法和高效薄层色谱法,使之更为快速准确。目前,薄层色谱法已进入分离高效化、定量仪器化、数据处理自动化的阶段。它与气相色谱法、高效液相色谱法并列为三种最常用的色谱方法。

薄层色谱与柱色谱一样,也分吸附色谱和分配色谱等。一般柱色谱能分离的物质,薄层色谱也能分离。因薄层色谱所需样品量少,层析速度又快,因此薄层色谱常为柱色谱的先导。

(一)薄层色谱用的吸附剂和载体

和柱色谱相似,薄层吸附色谱的吸附剂常用的是硅胶和氧化铝。分配色谱的载体为硅胶、纤维素和硅藻土等。

硅胶是无定形多孔性的物质,略具酸性,适用于酸性和中性化合物的分离和分析。薄层色谱用的硅胶分为"硅胶 H"——不含黏合剂、"硅胶 G"——含煅石膏做黏合剂、"硅胶 GF_{254}"——含有煅石膏和荧光剂,荧光剂的吸收波长为 254 nm。

薄层色谱用的氧化铝也分为氧化铝 G,氧化铝 GF_{254} 及氧化铝 HF_{254}。

黏合剂除煅石膏($CaSO_4 \cdot H_2O$)外,还可用淀粉、羧甲基纤维素钠。加黏合剂的薄板称为硬板。不加黏合剂的称为软板。

薄层吸附色谱和柱色谱一样,化合物的吸附能力和它们的极性成正比,具有较大极性的化合物吸附较强,因而 R_f 值就小。因此利用化合物极性的不同,将它们分离开。

(二)薄层板的制备

薄层板制备的好坏直接影响层析的结果,薄层应尽可能均匀,而且厚度(0.25~1 mm)要固定。否则,展开时溶剂前沿不齐,层析结果也不易重复。

通常先将吸附剂调成糊状物:称取约 10 g 硅胶,加蒸馏水 10 mL,可涂 3 cm×12 cm 玻璃板三至四片。然后将调成的糊状物采用下列两种涂布方法,制成薄层板。

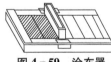

图 4-59 涂布器

1. 平铺法 可将自制涂布器如图 4-59 洗净,把干净的玻璃板在涂布器中摆好,上下两边各夹一块比前者厚 0.25 mm 的玻璃板,在涂布器槽中倒入糊状物,将涂布器自左向右推,即可将糊状物均匀地涂在玻璃板上。若无涂布器,也可用边沿光滑的不锈钢尺自左向右将糊状物刮平。

2. 倾注法 将调好的糊状物倒在玻璃板上,用手摇晃,使其表面均匀光滑。

(三)薄层板的活化

将涂好的薄层板水平放置、室温晾干后,放入烘箱内加热活化,活化条件根据需要而定。硅胶板一般在烘箱中渐渐升温,维持 105~110 ℃活化 30 min。氧化铝板在 200~

220 ℃烘 4 h 可得活性Ⅱ级的薄板,150~160 ℃烘 4 h 可得到活性Ⅲ~Ⅳ级的薄板。

薄层色谱用的薄板也可直接从试剂商店或向生产厂家购买,如烟台化工科技开发试验厂生产的高效硅胶预制板,有多种型号和规格,使用时,用玻璃刀将其切割成所需的大小,即可点样操作,使用起来十分方便。

(四)薄层色谱的操作步骤

薄层色谱的操作步骤与纸色谱基本相同。

1. 点样

通常将样品溶于低沸点溶剂(丙酮、甲醇、乙醇、氯仿、苯、乙醚和四氯化碳)配成 1% 溶液,用内径小于 1 mm 的毛细管吸取样品溶液,轻轻接触到点样线的某一位置上。如溶液太稀,一次点样不够,待溶剂挥发后可重复点样。

在薄层色谱中,样品的浓度对物质的分离效果有很大影响,所需样品的量与显色剂的灵敏度、吸附剂的种类、薄层的厚度均有关系。样品太少时,斑点不清楚,难以观察。但是样品量太多时往往出现斑点太大或拖尾现象,以致不容易分开。

2. 展开

薄层色谱展开剂的选择和柱色谱的洗脱剂的选择一样,主要根据样品的极性、溶解度和吸附剂的活性等因素来考虑。薄层色谱用的展开剂绝大多数是有机溶剂,各种溶剂极性参见柱色谱部分。

和纸色谱一样,薄层色谱需要在密闭容器中展开,如图 4-60,容器内注入一定量的展开剂。为使溶剂蒸气迅速达到平衡,可在展开槽内衬一滤纸。将点好样的薄板放入容器中倾斜一定角度,按上行法展开。

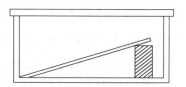

图 4-60　薄层色谱的展开(上行法)

3. 显色

凡可用于纸色谱的显色剂都可用于薄层色谱,薄层色谱还可使用腐蚀性的显色剂如浓硫酸、浓盐酸和浓磷酸等。对于含有荧光剂(硫化锌镉、硅酸锌、荧光黄)的薄层板在紫外光下观察展开后的有机化合物在亮的荧光背景上呈暗色斑点。另外也可用卤素斑点试验法来使薄层色谱斑点显色,这种方法是将几粒碘置于密闭容器中,待容器充满碘的紫色蒸气后,将展开后烘干的色谱板放入,碘与展开后的有机化合物可逆地结合,在几秒钟到数分钟内化合物斑点的位置呈黄棕色。但是当色谱板上仍含有溶剂时,由于碘蒸气亦能与溶剂结合,致使层析板显淡棕色,而展开后的有机化合物则呈现较暗的斑点,信噪比降低,因此操作时尽量待溶剂挥发尽时再用碘显色。色谱板自碘缸取出后,呈现的斑点一般在 2~3 s 消失,因此必须立即用铅笔标出化合物的位置。

六 色谱法的应用

1. 分离混合物：一些结构类似和理化性质相似的混合物，一般应用化学方法分离很困难，但应用色谱法分离，有时可得到满意的结果。

2. 精制提纯化合物：有机化合物中含有少量结构类似的杂质，不易除去，可利用色谱法分离以除去杂质，得到纯品。

3. 鉴定化合物：在条件完全一致的情况下，纯粹的化合物在薄层色谱或纸色谱中都呈现一定的比移值（R_f 值），所以利用色谱法可以鉴定化合物的纯度或确定两种性质相似的化合物是否为同一化合物。但影响比移值的因素很多，如薄层的厚度、吸附剂颗粒的大小、酸碱性、活性等级、外界温度和展开剂纯度、组成、挥发性等。所以要获得重现的比移值就比较困难。为此在测定某一样品时，最好用已知样品进行对照。

4. 观察一些化学反应是否完成，可以利用薄层色谱或纸色谱观察原点的逐步消失，以证明反应完成与否。

习题

1. 简述吸附色谱和分配色谱的原理。

2. 常用的吸附剂是什么？其活性等级与含水量有什么关系？常用什么等级？

3. 化合物的吸附能力和它们的极性成什么关系？

4. 吸附色谱需用几种极性不同的洗脱剂时，先用什么样的洗脱剂洗脱？同时当样品中含有各种不同极性的组分时，哪一种先被洗脱下来？

5. 概要说明柱色谱、纸色谱、薄层色谱操作的一般步骤。

6. 色谱柱为什么要填充紧密、均匀、无气泡、无裂缝？

7. 在纸色谱、薄层色谱操作中，氨基酸和生物碱分别采用什么显色剂显色？

8. 如何测定 R_f 值？

9. 色谱法在有机化学中有哪些应用？

实验 35　亚甲蓝和甲基橙的柱色谱分离

实验目的

1. 学习柱色谱的基本原理。

2. 掌握柱色谱的基本操作。

实验原理

本实验属吸附色谱。以氧化铝作为吸附剂（固定相）。样品溶液从柱顶加入并被吸附在柱顶，同法加入洗脱剂，当洗脱剂沿柱子往下流时，由于样品溶液中各组分被氧化铝吸附的能力和在洗脱剂中的溶解度不同，各组分以不同速度下流，这样在色谱柱中形成不同层次,继续用洗脱剂洗脱,即可在柱的出口分别收集已分开的各组分。因亚甲蓝极性比甲基橙的极性小,所以被氧化铝吸附得差些,且亚甲蓝在95％乙醇中的溶解度较甲基橙大,所以亚甲蓝先被洗脱下来,而甲基橙要用极性大的水才能洗脱下来。

实验器材

1. 仪器

色谱柱,锥形瓶等。

2. 试剂

95％乙醇,甲基橙和亚甲蓝混合液[0.01％甲基橙乙醇溶液和0.01％亚甲蓝乙醇溶液1∶1(体积比)混合],氧化铝(层析用)。

3. 低值易耗

脱脂棉,滤纸。

实验内容及步骤

柱色谱装置图见前面理论部分图4－56。

1. 装柱

在干净的色谱柱底部铺一层平整的疏松的脱脂棉,加入95％乙醇至柱高的1/3处。再用此溶剂25 mL将8 g氧化铝调湿搅拌均匀,打开活塞,将调好的氧化铝加入柱中,使它慢慢沉落,在沉降过程中用铅笔或套有橡胶胶帽的玻璃棒轻轻敲打柱子,使吸附剂装填均匀、紧密。加完后,将沾在内壁上的吸附剂冲下去,外壁擦干净。再在吸附剂表面加一小圆滤纸。

2. 加样

装好柱后,继续放出柱中溶剂,当液面与吸附剂表面相平时,关闭色谱柱活塞。沿管壁四周轻轻注入2 mL甲基橙和亚甲蓝的混合溶液(即样品溶液)。打开活塞,让样品溶液慢慢下流,被吸附剂所吸附,待吸附剂表面刚好没有样品溶液时关闭活塞。

3. 洗脱并收集

加入95％乙醇进行洗脱,同时打开活塞,随着洗脱剂下流,蓝色的亚甲蓝的谱带下移,而黄色的甲基橙的谱带停留在柱顶,不断添加洗脱剂洗脱,当蓝色的亚甲基从下口流出时,换一干净的锥形瓶收集,待洗出液转为无色时,换水作洗脱剂,这时甲基橙谱带下移,当洗出液由无色转为黄色时,用另一锥形瓶收集,直至甲基橙收集完全停止洗脱。

收集的各洗脱液交老师处理。

思考题

1. 装柱时,为什么必须装填均匀,不能有裂缝及气泡?

2. 装好的柱子应尽可能垂直安放,为什么?

3. 若用水装柱、用水洗脱,则首先被洗脱的是哪一种物质?

实验 36 氨基酸纸色谱和薄层色谱

实验目的

1. 理解纸色谱和薄层色谱的基本原理。

2. 掌握纸色谱和薄层色谱的基本操作。

实验原理

纸色谱属分配色谱。本实验要分离的是水溶性较好的氨基酸混合液,因此吸附在滤纸上的水为固定相,以中等极性的展开剂为流动相,展开时,不同结构的氨基酸在两相中的分配系数不同,在展开剂中溶解度大的氨基酸随展开剂移动得快,在展开剂中溶解度小的氨基酸移动得慢,由此得到分离。氨基酸可用茚三酮显色。不同的氨基酸具有不同的 R_f 值。

本实验中的薄层色谱属吸附色谱,用氧化铝或硅胶作吸附剂,用正丁醇、冰醋酸、水配成的混合溶液作为展开剂,由于样品中各组分被吸附剂吸附的牢固程度不同和它们在展开剂中溶解度不同,各组分随展开剂上行的速度就不同,经过一定时间展开后,各组分彼此分离。不同的氨基酸具有不同的 R_f 值。

实验器材

1. 仪器

层析缸,广口瓶,电吹风。

2. 试剂

展开剂(正丁醇∶冰醋酸∶水=4∶1∶1),氨基酸混合液(0.25％异亮氨酸∶0.25％脯氨酸∶0.25％精氨酸=1∶1∶1),0.1％茚三酮丙酮溶液。

3. 低值易耗

层析用滤纸,高效薄层板,点样用毛细管,铅笔,直尺。

实验内容及步骤

(一) 纸色谱

纸色谱装置图见前面理论部分图 4-57。

1. 在层析缸内倒入展开剂至液层厚度 1~1.5 cm,加盖饱和。

2. 取 5 cm×15 cm 滤纸条一张(戴上手套操作或手指拿滤纸条边缘),用铅笔在距一端 2 cm 处画一直线作为点样线,在点样线往上 8 cm 处画一直线作为前沿线。在点样线的两端各留约 1 cm 后中间每隔 1 cm 轻轻打上 1 个样点记号(用"×"或"·"均可),共打 4 个样点记号,并依次编号,1~3 号分别点上精氨酸、脯氨酸和异亮氨酸三种标准氨基酸溶液,4 号点上氨基酸样品溶液,冷风吹干。

3. 将点好样并吹干的滤纸条,放入层析缸中展开。待展开剂上行到前沿线时,立即取出,冷风吹干。

4. 将吹干的纸条的展开部分在盛有 0.1% 茚三酮丙酮溶液的培养皿中快速浸润一下,沥干,用热风吹干使显色,或放在 105 ℃ 烘箱中烘干显色。

5. 量出每个斑点中心到点样线的距离及溶剂前沿线到点样线的距离,计算 R_f 值。

通过与标准品 R_f 值的对比并结合图谱,得出氨基酸样品溶液中氨基酸的组成。

(二)薄层色谱

1. 点样

从干燥器中取出制好的薄板一块,在其一端约 1 cm 处用铅笔轻轻地画一条线(点样线),在距离另一端 1 cm 处画一条线(前沿线)。在点样线上等距离地标出三个点样点(点距离板边约 0.5 cm,点间隔约 0.8 cm)(图 4-61),从左到右,用毛细管依次点上异亮氨酸、脯氨酸和混合氨基酸。待溶剂挥发后再重复点一次,注意点样直接不超过 3 mm。

2. 展开

将点好样的薄层板放入盛有展开剂的广口瓶中展开(图 4-62),当展开剂前沿到达前沿线时,取出薄板,用电吹风冷风吹干。

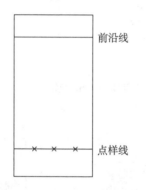
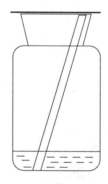

图 4-61 薄板点样示意图   图 4-62 广口瓶式展开示意图

3. 显色

将吹干的薄板在盛有 0.1% 茚三酮丙酮溶液的培养皿中快速浸润一下,沥干,用热风吹干使显色,或放在 105 ℃ 烘箱中烘干显色。

4. 量出每个斑点中心到点样线的距离及溶剂前沿线到点样线的距离,计算 R_f 值。

思考题

1. 氨基酸纸色谱操作时,手指不能碰到滤纸面的原因是什么?

2. 展开时,滤纸如碰到器壁,结果可能会产生什么现象?滤纸不小心浸入展开剂中,结果又可能如何?

3. 同样的氨基酸,纸色谱计算出的 R_f 值与薄层色谱计算出的 R_f 值相同吗?为什么?

知识拓展

随着色谱技术的不断发展,氨基酸的分离、鉴定已达到自动控制的程度。氨基酸色谱自动记录仪就是一种能把任何蛋白质水解液中各种氨基酸组分和含量自动记录下来的仪器。它的精确性和操作简便的特点对研究蛋白质结构、在生产实践中确定各类蛋白质氨基酸组分都是一件有效的工具。其原理如图 4-63 所示。当样品加入色谱柱后,缓冲溶液借助微量泵(又称蠕动泵)定量定时地压入恒温的色谱柱中,使样品中各氨基酸分离。分离后的氨基酸先后流入混合室与另一微量泵压入的茚三酮相遇并在恒温 100 ℃的水浴室中显色。显色液流入具有波长 570 nm 及 440 nm 的比色计中比色,所得光电流在记录器中记录下来,如图 4-64。

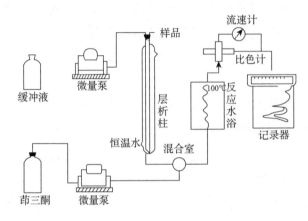

图 4-63　氨基酸色谱自动记录仪原理示意图

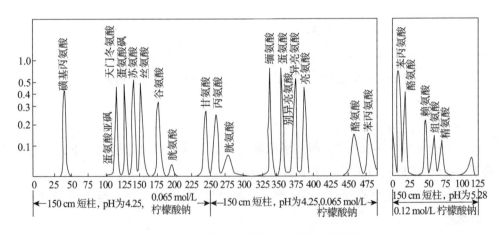

图 4-64　氨基酸色谱自动记录仪记录结果

实验 37　薄层色谱法分离鉴定咖啡因

实验目的

1. 了解薄层色谱的基本原理。

2. 掌握薄层色谱的基本操作。

3. 学习用薄层色谱法分析样品的纯度。

实验原理

本实验属吸附色谱,用氧化铝或硅胶作吸附剂,用极性较小的环己烷、氯仿等作展开剂,由于样品中各组分被吸附剂吸附的牢固程度不同和它们在展开剂中溶解度不同,各组分随展开剂上行的速度就不同,经过一定时间展开后,各组分彼此分离。咖啡因属生物碱,可用碘蒸气显色。在相同条件下层析,同一物质的 R_f 值应相同,因此可以用标准品来鉴定样品中的组分。

实验器材

1. 仪器

层析缸,玻璃干燥器。

2. 试剂

碘,色谱用氧化铝,1%羧甲基纤维素钠溶液,1%咖啡因氯仿溶液(标准溶液),展开剂(氯仿：环己烷：甲醇=32：16：3),显色剂[1]。

3. 低值易耗

35 cm×125 cm 玻璃板或高效薄层板。

实验内容及步骤

方法一：

1. 薄层板的制备

称取 10 g 氧化铝加 10 mL 1%的羧甲基纤维素钠溶液在研钵中调成糊状,用倾注法制备薄层板 3 块,室温水平放置,晾干后放入烘箱中 200 ℃左右烘 4 h。取出,放入干燥器中冷却备用。

2. 样品溶液的制备

取实验 34 所得的咖啡因晶体约 10 mg(绿豆大小)于小试管中,加 1 mL 氯仿,溶解后即得提纯后的咖啡因样品溶液。

---

[1]显色剂为碘化汞钾,制备方法：0.14 g HgCl₂ 和 0.5 g KI 分别溶于 6 mL 及 3 mL 水中,混合并用水稀释至 10 mL,再加入 1 mL 17%盐酸。

3. 样品溶液和标准溶液的薄层分析

从干燥器中取出制好的薄板一块,在其平整均匀的一端约 1.5 cm 处用铅笔轻轻地画一条线,并在该线上等距离地标出三个点样点,用毛细管分别点上自制的咖啡因溶液、标准咖啡因溶液、实验 34 留取的咖啡因酒精提取液。待溶剂挥发后放入事先被展开剂饱和的 500 mL 广口瓶中展开,当溶剂的前沿线距上端约 2 cm 处时(约 25 min),取出薄板,用铅笔轻轻画出溶剂前沿线,待展开剂挥发后喷洒显色剂或用碘显色[1],用铅笔标出斑点的位置及形状,计算 R_f 值。根据各样品所显示的斑点数目比较其纯度。

用碘作显色剂时,只需将展开后的薄板晾干后放入碘缸(内放些许固体碘的密闭容器)中,过一段时间薄板自动显色。

方法二:

1. 样品溶液的制备

同方法一。

2. 样品溶液和标准溶液的薄层分析

取 25 cm×70 cm 高效薄层板一块,用铅笔于离薄层板下端 1 cm 处轻轻地画一直线,并在该线上等距离地标出三个点样点,用毛细管分别点上自制的咖啡因溶液、标准咖啡因溶液、实验 34 留取的咖啡因酒精提取液。待溶剂挥发后放入事先被展开剂饱和的层析缸中展开,当溶剂的前沿线距上端约 1 cm 处时,取出薄板,用铅笔轻轻画出溶剂前沿线,待展开剂挥发后喷洒显色剂或用碘显色,用铅笔轻轻标出斑点的位置及形状,计算咖啡因的 R_f 值。根据各样品展开后所显示的斑点数目比较其纯度。

(沈爱宝)

设计性实验

设计性实验是指给定实验目的、要求和实验条件,有学生自行设计实验方案,并具体实施的探索性实验。目的是引导学生运用已掌握的基本知识、基本原理,结合化学实验基本操作,解决与医药学、生活密切相关的一些实际问题,培养学生独立思考、分析问题、解决问题的能力,提高学生综合科学研究素养,增强创新意识。学生不再是机械听命令的"操作工",而是能主动思考的"科研人员"。

所以学生要能做到以下几点:

1. 查阅文献　包括理论课本、各种专业书、数据库、网上资源等,了解为什么要做这个实验,原理是什么。

---

[1] 用碘化汞钾作显色剂时的显色方法:待薄板取出稍干后喷洒,咖啡因与之反应呈现血红色。

2. 设计方案、路线 综合各文献资料,设计合理、可行的实验方案和实验步骤(鼓励学生设计多种方案,实验比较各方案的利弊),罗列所需仪器、药品。

3. 实验操作 熟悉各种仪器使用方法,了解各样品的属性及使用时的注意事项,正确进行实验操作,仔细观察实验现象,认真记录实验数据。

4. 分析实验结果 如计算平均值、偏差,检验产品纯度、计算产率等。

5. 实验小结 对观察到的实验现象、测得的实验数据进行分析、讨论,尤其是失败或反常的现象或结果,要分析原因并提出改进方案。

实验38 银杏叶中黄酮类化合物的提取

实验目的

1. 培养学生综合研究能力。

2. 学习从天然产物中提取有效成分的方法及步骤。

实验背景

银杏叶的化学成分有黄酮类、萜类、内酯类、酚酸类及生物碱、聚异戊二烯等化合物。黄酮类为银杏叶的主要有效成分之一,药学研究表明,有 38 种银杏黄酮类化合物从银杏叶中分离出来,主要包括黄酮醇及其苷、双黄酮、儿茶素三类,它们具有广泛的生理活性。黄酮类化合物具有优异的抗氧化、抗病毒、防治心血管疾病、增强免疫力等作用。

黄酮类化合物泛指由 2 个苯环通过中央三碳链相互连接而成的一系列化合物,具有 C_6-C_3-C_6 双苯环联结形式,其基本结构如下:

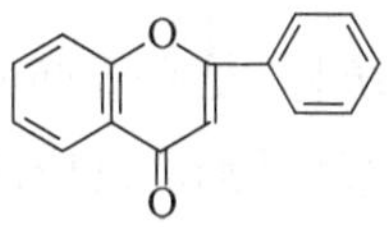

设计提示

银杏叶中黄酮类化合物的提取方法主要有水蒸气蒸馏法、有机溶剂萃取法、超临界流体萃取法、超声波辅助提取法、微波法等,粗提物经过滤、萃取、色谱等方法提纯,最终黄酮类化合物含量为 16%~20%。

实验39 典型有机物的鉴别设计

实验目的

1. 掌握醇、酚、醛、酮、羧酸、胺、糖、氨基酸的性质。

2. 学会利用化合物特征反应、性质来鉴别化合物。

3. 通过实验提高学生实验设计、实验技能及查阅文献的能力。

可用试剂

2,4-二硝基苯肼溶液,Tollens 试剂,Fehling 试剂,饱和草酸溶液,NaOH 溶液,FeCl$_3$ 溶液,茚三酮溶液、溴水、硝酸银溶液、Na$_2$CO$_3$ 溶液、CuSO$_4$ 溶液、浓硝酸、碘-碘化钾溶液,氨水。

实验提示

根据实验室提供的试剂及不同有机化合物的化学性质特点,设计出一套用于鉴别指定组有机化合物的流程(包括鉴别方法、鉴别步骤、所用试剂以及特殊试剂的配制方法,形成文字报告并给指导老师审阅)。

设计内容

1. 苯酚、乙醇、丙酮、葡萄糖。
2. 乙酰乙酸乙酯、乙醛、尿素、苯胺。
3. 葡萄糖、淀粉、蔗糖。
4. 亮氨酸、蛋白质、甲酸、水杨酸。

实验 40 透明皂的制备

实验目的

1. 了解透明皂的性能、特点和用途。
2. 熟悉配方中各原料的作用。
3. 掌握透明皂的配制操作技巧。

实验提示

油脂(甘油三酯)是油和脂肪的统称,是高级脂肪酸与甘油形成的酯。油脂和强碱在一定温度下水解生成高级脂肪酸盐和甘油。反应的化学方程式如下:

$$\begin{array}{l} \underset{|}{CH_2OCR} \\ \underset{|}{\overset{O}{\overset{\|}{CHOCR'}}} + 3\,KOH \longrightarrow \begin{array}{l} CH_2-OH \quad RCOOK \\ CH-OH + R'COOK \\ CH_2-OH \quad R''COOK \end{array} \\ \underset{}{\overset{O}{\overset{\|}{CH_2OCR''}}} \end{array}$$

透明皂的主要成分是高级脂肪酸盐,其配方如表 4-9 所示。

表 4-9 透明皂的配方

单位:%

组分	质量分数	组分	质量分数
牛油	13	结晶阻化剂	2

组分	质量分数	组分	质量分数
椰子油	13	30%NaOH溶液	20
蓖麻油	10	95%乙醇	6
蔗糖	10	甘油	3.5
蒸馏水	10	香精	少许

实验要求

综合比较各种制备方法,根据实验室所提供的仪器和试剂,制订出合理的合成路线并实施。

（王亚玲）

实验41 医学有机化学实验设计选题

实验设计的具体项目要求

1. 设计实验方案

通过阅读有关书籍、资料,拟定出合适的实验方案。实验方案应包括实验目的、实验原理、实验器材（仪器和试剂）、实验步骤、实验数据处理和结果、讨论等方面。另外,对有机合成题目要计算产率和讨论合成条件。实验方案经教师审定后,确认设计合理、实验条件具备,才可进行实验。

2. 独立完成实验

基本操作要正确,观察现象要仔细,要如实记录实验数据和现象。

3. 独立完成实验报告

要正确处理实验数据,分析实验结果。报告要整洁、规范。

实验设计选题的具体内容

可从下面选题中选一题或多题进行实验。

1. 植物生长调节剂2,4-二氯苯氧乙酸的制备;

2. 苯巴比妥的合成;

3. 大黄中蒽醌类化合物的提取及分离;

4. 核酸的分离及其组成的鉴定;

5. 血清蛋白醋酸纤维薄膜电泳;

6. 卵磷脂的提取及其组成鉴定;

7. 血清胆固醇含量的测定;

8. 从黄连中提取黄连素；

9. 菠菜叶中天然色素的提取；

10. 从女贞子中提取齐墩果酸。

（沈爱宝）

第五部分　附　录

附录1　常见弱电解质在水中的解离常数

化合物	温度/℃	分步	K_a（或 K_b）	pK_a（或 pK_b）
砷　酸	25	1	5.50×10^{-3}	2.26
		2	1.74×10^{-7}	6.76
		3	5.13×10^{-12}	11.29
硼　酸	20	1	5.37×10^{-10}	9.27
碳　酸	25	1	4.47×10^{-7}	6.35
		2	4.68×10^{-11}	10.33
氢氟酸	25	1	6.31×10^{-4}	3.20
氢硫酸	25	1	8.91×10^{-8}	7.05
		2	1.00×10^{-14}	14.0
亚硝酸	25	1	5.62×10^{-4}	3.25
磷　酸	25	1	6.92×10^{-3}	2.16
		2	6.23×10^{-8}	7.21
		3	4.79×10^{-13}	12.32
硫　酸	25	2	1.02×10^{-2}	1.99
亚硫酸	25	1	1.64×10^{-2}	1.79
		2	6.30×10^{-7}	6.20
甲　酸	20	1	1.77×10^{-4}	3.75
乙（醋）酸	25	1	1.76×10^{-5}	4.75
草　酸	25	1	5.90×10^{-2}	1.23
		2	6.40×10^{-5}	4.19

续　表

化合物	温度/℃	分步	K_a(或 K_b)	pK_a(或 pK_b)
		1	$7.10×10^{-4}$	3.15
柠檬酸	25	2	$1.68×10^{-5}$	4.77
		3	$4.10×10^{-7}$	6.39
乳　酸	25	1	$1.37×10^{-4}$	3.86
邻苯二甲酸	25	1	$1.30×10^{-3}$	2.89
		2	$3.90×10^{-6}$	5.41
Tris－HCl		1	$1.41×10^{-8}$	7.85
氨　水	25	1	$1.79×10^{-5}$	4.75
氢氧化钙	25	1	$3.74×10^{-3}$	2.43
		2	$4.00×10^{-2}$	1.40
羟　胺	20	1	$1.07×10^{-8}$	7.97

附录 2　常见微溶电解质在 298 K 时的溶度积常数

电解质	K_{sp}	电解质	K_{sp}
$Al(OH)_3$	$1.10×10^{-15}$	MnS	$1.40×10^{-15}$
$BaCO_3$	$2.58×10^{-9}$	HgS	$2.00×10^{-49}$
$BaC_2O_4·2H_2O$	$1.20×10^{-7}$	Hg_2Br_2	$6.40×10^{-23}$
$BaCrO_4$	$1.17×10^{-10}$	Hg_2Cl_2	$2.00×10^{-18}$
BaF_2	$1.84×10^{-6}$	Hg_2I_2	$5.20×10^{-29}$
$BaSO_4$	$1.08×10^{-10}$	HgI_2	$2.90×10^{-29}$
CdS	$3.60×10^{-29}$	$NiCO_3$	$1.42×10^{-7}$
$CaCO_3$	$3.36×10^{-9}$	$Ni(OH)_2$	$5.47×10^{-16}$
$CaC_2O_4·H_2O$	$2.32×10^{-9}$	NiS	$1.40×10^{-24}$
$CaSO_4$	$4.96×10^{-5}$	$AgBrO_3$	$5.38×10^{-5}$
Cu_2Br_2	$6.27×10^{-9}$	AgBr	$5.35×10^{-13}$
Cu_2Cl_2	$1.72×10^{-6}$	Ag_2CO_3	$8.45×10^{-12}$
Cu_2I_2	$1.27×10^{-12}$	AgCl	$1.77×10^{-10}$
CuS	$8.50×10^{-45}$	Ag_2CrO_4	$1.12×10^{-12}$
$Fe(OH)_2$	$4.87×10^{-11}$	AgCN	$5.97×10^{-17}$

电解质	K_{sp}	电解质	K_{sp}
$Fe(OH)_3$	2.79×10^{-39}	$AgOH$	1.52×10^{-18}
FeS	3.70×10^{-19}	AgI	8.52×10^{-17}
$PbCO_3$	7.40×10^{-14}	Ag_2S	1.60×10^{-49}
$PbCl_2$	1.17×10^{-5}	$AgSCN$	1.03×10^{-12}
$PbCrO_4$	1.77×10^{-14}	$SrCO_3$	5.60×10^{-10}
PbF_2	3.30×10^{-8}	SrF_2	4.33×10^{-9}
PbI_2	9.80×10^{-9}	$SrCO_3$	5.61×10^{-8}
PbC_2O_4	2.74×10^{-10}	$SrSO_4$	3.44×10^{-7}
$PbSO_4$	2.53×10^{-8}	$Sn(OH)_2$	5.45×10^{-27}
PbS	3.40×10^{-28}	SnS	3.25×10^{-28}
$MgCO_3 \cdot 3H_2O$	2.38×10^{-6}	$Zn(OH)_2$	3.00×10^{-17}
MgF_2	5.16×10^{-11}	$ZnC_2O_4 \cdot 2H_2O$	1.38×10^{-9}
$Mg(OH)_2$	4.00×10^{-14}	ZnS	1.20×10^{-23}

附录3 常用缓冲溶液的配制

1. 邻苯二甲酸-HCl 缓冲液($0.05 \text{ mol} \cdot \text{L}^{-1}$)

X mL $0.2 \text{ mol} \cdot \text{L}^{-1}$ 邻苯二甲酸氢钾$+Y$ mL $0.2 \text{ mol} \cdot \text{L}^{-1}$ HCl 加水稀释至 20 mL。

pH(20 ℃)	$0.2 \text{ mol} \cdot \text{L}^{-1}$ 邻苯二甲酸氢钾体积/mL	$0.2 \text{ mol} \cdot \text{L}^{-1}$ HCl 体积/mL	pH(20 ℃)	$0.2 \text{ mol} \cdot \text{L}^{-1}$ 邻苯二甲酸氢钾体积/mL	$0.2 \text{ mol} \cdot \text{L}^{-1}$ HCl 体积/mL
2.2	5	4.670	3.0	5	2.032
2.4	5	3.960	3.2	5	1.470
2.6	5	3.295	3.4	5	0.990
2.8	5	2.642	3.6	5	0.597

邻苯二甲酸氢钾($C_8H_5O_4K$)的摩尔质量$=204 \text{ g} \cdot \text{mol}^{-1}$;$0.2 \text{ mol} \cdot \text{L}^{-1}$ 邻苯二甲酸氢钾溶液含 $40.8 \text{ g} \cdot \text{L}^{-1}$ 邻苯二甲酸氢钾。

2. 醋酸缓冲溶液($0.2 \text{ mol} \cdot \text{L}^{-1}$)

pH(18 ℃)	$0.2 \text{ mol} \cdot \text{L}^{-1}$ NaAc 体积/mL	$0.2 \text{ mol} \cdot \text{L}^{-1}$ HAc 体积/mL	pH(18 ℃)	$0.2 \text{ mol} \cdot \text{L}^{-1}$ NaAc 体积/mL	$0.2 \text{ mol} \cdot \text{L}^{-1}$ HAc 体积/mL
3.6	0.75	9.25	4.8	5.90	4.10

pH(18 ℃)	0.2 mol·L^{-1} NaAc 体积/mL	0.2 mol·L^{-1} HAc 体积/mL	pH(18 ℃)	0.2 mol·L^{-1} NaAc 体积/mL	0.2 mol·L^{-1} HAc 体积/mL
3.8	1.20	8.80	5.0	7.00	3.00
4.0	1.80	8.20	5.2	7.90	2.10
4.2	2.65	7.35	5.4	8.60	1.40
4.4	3.70	6.30	5.6	9.10	0.90
4.6	4.90	5.10	5.8	9.40	0.60

NaAc·3H$_2$O 的摩尔质量 = 136 g·mol^{-1};0.2 mol·L^{-1} 溶液含 27.2 g·L^{-1} NaAc·3H$_2$O。

3. 碳酸钠-碳酸氢钠缓冲液(0.1 mol·L^{-1})

Ca^{2+}、Mg^{2+}存在时不得使用。

pH		0.1 mol·L^{-1} 碳酸钠的 体积/mL	0.1 mol·L^{-1} 碳酸氢钠 的体积/mL
20 ℃	30 ℃		
9.16	8.77	1	9
9.40	9.12	2	8
9.51	9.40	3	7
9.78	9.50	4	6
9.90	9.72	5	5
10.14	9.90	6	4
10.28	10.08	7	3
10.53	10.28	8	2
10.83	10.57	9	1

Na$_2$CO$_3$·10H$_2$O 的摩尔质量 = 286 g·mol^{-1};0.1 mol·L^{-1} 溶液含 28.6 g·L^{-1} Na$_2$CO$_3$·10H$_2$O。

NaHCO$_3$的摩尔质量 = 84 g·mol^{-1};0.1 mol·L^{-1} 溶液含 8.4 g·L^{-1} NaHCO$_3$。

4. 磷酸缓冲液(0.2 mol·L^{-1})

pH	0.2 mol·L^{-1} Na$_2$HPO$_4$ 体积/mL	0.2 mol·L^{-1} NaH$_2$PO$_4$ 体积/mL	pH	0.2 mol·L^{-1} Na$_2$HPO$_4$ 体积/mL	0.2 mol·L^{-1} NaH$_2$PO$_4$ 体积/mL
5.8	8.0	92.0	7.0	61.0	39.0
6.0	12.3	87.7	7.2	72.0	28.0
6.2	18.5	81.5	7.4	81.0	19.0

pH	0.2 mol·L^{-1} Na$_2$HPO$_4$ 体积/mL	0.2 mol·L^{-1} NaH$_2$PO$_4$ 体积/mL	pH	0.2 mol·L^{-1} Na$_2$HPO$_4$ 体积/mL	0.2 mol·L^{-1} NaH$_2$PO$_4$ 体积/mL
6.4	26.5	73.5	7.6	87.0	13.0
6.6	37.5	62.5	7.8	91.5	8.5
6.8	49.0	51.0	8.0	94.7	5.3

Na$_2$HPO$_4$·2H$_2$O 的摩尔质量 = 178 g·mol^{-1};0.2 mol·L^{-1} 溶液含 35.6 g·L^{-1} Na$_2$HPO$_4$·2H$_2$O。

Na$_2$HPO$_4$·12H$_2$O 的摩尔质量 = 358 g·mol^{-1};0.2 mol·L^{-1} 溶液含 71.6 g·L^{-1} Na$_2$HPO$_4$·12H$_2$O。

NaH$_2$PO$_4$·H$_2$O 的摩尔质量 = 138 g·mol^{-1};0.2 mol·L^{-1} 溶液含 27.6 g·L^{-1} NaH$_2$PO$_4$·H$_2$O。

NaH$_2$PO$_4$·2H$_2$O 的摩尔质量 = 156 g·mol^{-1};0.2 mol·L^{-1} 溶液含 31.2 g·L^{-1} NaH$_2$PO$_4$·2H$_2$O。

5. 硼砂缓冲液(0.2 mol·L^{-1} 硼酸盐)

pH	0.05 mol·L^{-1} 硼砂体积/mL	0.2 mol·L^{-1} 硼酸体积/mL	pH	0.05 mol·L^{-1} 硼砂体积/mL	0.2 mol·L^{-1} 硼酸体积/mL
7.4	1.0	9.0	8.2	3.5	6.5
7.6	1.5	8.5	8.4	4.5	5.5
7.8	2.0	8.0	8.7	6.0	4.0
8.0	3.0	7.0	9.0	8.0	2.0

硼砂(Na$_2$B$_4$O$_7$·10H$_2$O)的摩尔质量 = 382 g·mol^{-1};0.05 mol·L^{-1} 溶液含 19.1 g·L^{-1} 硼砂。

硼酸(H$_3$BO$_3$)的摩尔质量 = 62 g·mol^{-1};0.2 mol·L^{-1} 溶液含 12.4 g·L^{-1} 硼酸。

硼砂易失去结晶水,必须在带塞的瓶中保存,硼砂溶液也可以用半中和的硼酸溶液代替。

6. Tris-HCl 缓冲液(0.05 mol·L^{-1})

X mL 0.02 mol·L^{-1} 三羟甲基氨基甲烷(Tris)+Y mL 0.1 mol·L^{-1}HCl 加水稀释至 100 mL。

pH		0.2 mol·L⁻¹	0.1 mol·L⁻¹	pH		0.2 mol·L⁻¹	0.1 mol·L⁻¹
23 ℃	37 ℃	Tris/mL	HCl/mL	23 ℃	37 ℃	Tris/mL	HCl/mL
9.10	8.95	25	5	8.05	7.90	25	27.5
8.92	8.78	25	7.5	7.96	7.82	25	30.0
8.74	8.60	25	10.0	7.87	7.73	25	32.5
8.62	8.48	25	12.5	7.77	7.63	25	35.0
8.50	8.37	25	15.0	7.66	7.52	25	37.5
8.40	8.27	25	17.5	7.54	7.4	25	40.0
8.32	8.18	25	20.0	7.36	7.22	25	42.5
8.23	8.10	25	22.5	7.20	7.05	25	45.0
8.14	8.00	25	25.0				

三羟甲基氨基甲烷($C_4H_{11}NO_3$)的摩尔质量 = 121 g·mol⁻¹;0.2 mol·L⁻¹溶液含 24.2 g·L⁻¹三羟甲基氨基甲烷

7. Na_2HPO_4 -柠檬酸缓冲液

pH	0.2 mol·L⁻¹ Na_2HPO_4 体积/mL	0.1 mol·L⁻¹ 柠檬酸体积/mL	pH	0.2 mol·L⁻¹ Na_2HPO_4 体积/mL	0.1 mol·L⁻¹ 柠檬酸体积/mL
2.2	0.40	19.60	5.2	10.72	9.28
2.4	1.24	18.76	5.4	11.15	8.85
2.6	2.18	17.82	5.6	11.60	8.40
2.8	3.17	16.83	5.8	12.09	7.91
3.0	4.11	15.89	6.0	12.63	7.37
3.2	4.94	15.06	6.2	13.22	6.78
3.4	5.70	14.30	6.4	13.85	6.15
3.6	6.44	13.56	6.6	14.55	5.45
3.8	7.10	12.90	6.8	15.45	4.55
4.0	7.71	12.29	7.0	16.47	3.53
4.2	8.28	11.72	7.2	17.39	2.61
4.4	8.82	11.18	7.4	18.17	1.83
4.6	9.35	10.65	7.6	18.73	1.27
4.8	9.86	10.14	7.8	19.15	0.85
5.0	10.30	9.70	8.0	19.45	0.55

$Na_2HPO_4 \cdot 2H_2O$ 的摩尔质量 = 178 $g \cdot mol^{-1}$；0.2 $mol \cdot L^{-1}$ 溶液含 35.6 $g \cdot L^{-1}$ $Na_2HPO_4 \cdot 2H_2O$。

柠檬酸 $\cdot H_2O(C_6H_8O_7 \cdot H_2O)$ 的摩尔质量 = 210 $g \cdot mol^{-1}$；0.1 $mol \cdot L^{-1}$ 溶液含 21 $g \cdot L^{-1}$ 柠檬酸 $\cdot H_2O$。

8. 柠檬酸-柠檬酸三钠缓冲液（0.1 $mol \cdot L^{-1}$）

pH	0.1 $mol \cdot L^{-1}$ 柠檬酸体积/mL	0.1 $mol \cdot L^{-1}$ 柠檬酸三钠体积/mL	pH	0.1 $mol \cdot L^{-1}$ 柠檬酸体积/mL	0.1 $mol \cdot L^{-1}$ 柠檬酸三钠体积/mL
3.0	18.6	1.4	5.0	8.2	11.8
3.2	17.2	2.8	5.2	7.3	12.7
3.4	16.0	4.0	5.4	6.4	13.6
3.6	14.9	5.1	5.6	5.5	14.5
3.8	14.0	6.0	5.8	4.7	15.3
4.0	13.1	6.9	6.0	3.8	16.2
4.2	12.3	7.7	6.2	2.8	17.2
4.4	11.4	8.6	6.4	2.0	18.0
4.6	10.3	9.7	6.6	1.4	18.6
4.8	9.2	10.8			

柠檬酸 $\cdot H_2O(C_6H_8O_7 \cdot H_2O)$ 的摩尔质量 = 210 $g \cdot mol^{-1}$；0.1 $mol \cdot L^{-1}$ 溶液含 21 $g \cdot L^{-1}$ 柠檬酸。

柠檬酸三钠 $\cdot 2H_2O(Na_3C_6H_5O_7 \cdot 2H_2O)$ 的摩尔质量 = 294 $g \cdot mol^{-1}$；0.1 $mol \cdot L^{-1}$ 溶液含 29.4 $g \cdot L^{-1}$ 柠檬酸三钠 $\cdot 2H_2O$。

附录 4　常用仪器的使用说明

一、 可见分光光度计的使用

1. 721 型分光光度计的示意图(图附 4 - 1)

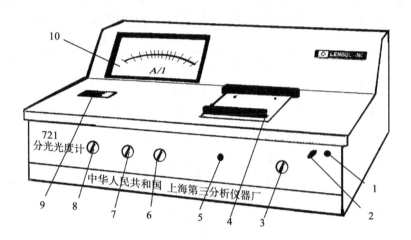

1—指示灯;2—电源开关;3—放大灵敏度挡;4—比色皿暗箱盖;5—比色皿拉杆;
6—光量调节旋钮;7—调"0"旋钮;8—波长选择旋钮;9—波长盘;10—读数面板。

图附 4 - 1　721 型分光光度计示意图

2. 721 型分光光度计的使用方法

① 接通电源,将电源开关(2)置于"开"位置,打开比色皿暗箱盖(4),用调"0"旋钮
(7)使指针处于 T 为 0 位,预热仪器 30 min,将灵敏度(3)调节至 2,转动波长选择旋钮
(8)使波长盘(9)上所需波长对准刻度线。用调"0"旋钮(7)校正读数面板(10),指针指
在 0 位。

② 洗净比色皿,并用待装的溶液润洗两次,然后将待装溶液注入至液面高度离比色
皿口约 0.5 cm 处,用吸水纸将比色皿外壁擦干待测。

③ 将盛有空白溶液和待测溶液的比色皿装入比色槽内,为了便于测定,装空白溶液
的比色皿通常放在第一格,以便在光源打开时,空白溶液正好对于光路上。

④ 盖上比色皿暗箱盖,转动光量调节旋钮使指针指在 T 为 100,打开比色皿暗箱盖,
指针回到 T 为 0,若不在 0 需要调节到 0 位,再盖好比色皿暗箱盖,使指针指到 T 为 100,
如此反复几次直至两边准确为止。

⑤ 将比色皿拉杆(5)轻轻拉出一格,使有色溶液进入光路,此时读数表上所指示的
A 的读数即为此波长时该溶液的吸光度。

⑥ 按实验步骤分别测定各种溶液的吸光度。

⑦ 测定完毕以后,取出比色皿,洗净,用去离子水润洗后晾干。关闭仪器电源,清理实验桌面。

3. 722 型分光光度计的示意图(图附 4－2)

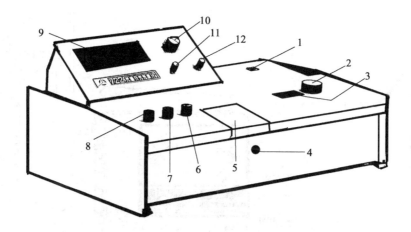

1—电源开关;2—波长调节旋钮;3—波长盘;

4—比色皿拉杆;5—比色皿暗箱盖;6—光量调节旋钮;7—调"0"旋钮;

8—灵敏度调节旋钮;9—读数屏;10—T、A、C 选择旋钮;11—消零;12—浓度。

图附 4－2 722 型分光光度计示意图

4. 722 型分光光度计的使用方法

722 型分光光度计的构造与 721 型分光光度计的不同之处,主要在于其内部单色器用的是光栅,读数为数字显示。722 型分光光度计的使用方法与 721 型分光光度计基本相同。

二、 酸度计的使用

酸度计(也称 pH 计)是用来测量溶液 pH 的仪器。下面简单介绍它的基本原理和使用方法。

(一) 基本原理

酸度计测量 pH 的方法是电位测定法,它利用玻璃电极和参比电极(常用甘汞电极、氯化银电极)组成电池。其中玻璃电极的电极电势随溶液的 pH 变化而变化,它的主要部分是头部的玻璃球泡,是由特殊的敏感玻璃薄膜构成。薄膜对氢离子有敏感作用,当它被浸入溶液中后,被测溶液中氢离子与薄膜表面水化层进行离子交换,在球泡内也产生电极电势。

由于内层氢离子浓度不变,外层氢离子浓度在变化,内外产生的电势差也在变化,使该电极电势随溶液 pH 不同而改变。目前常用的复合电极就是将玻璃电极和氯化银电极组合在一起的一种新型电极(图附 4-3)。

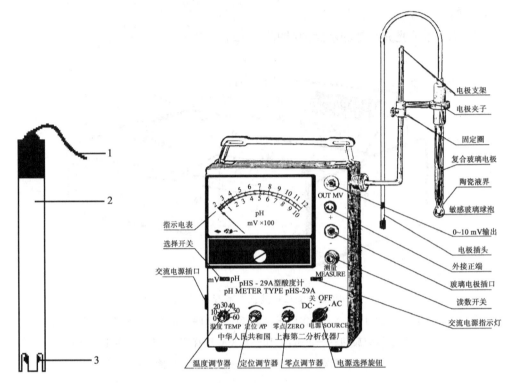

1—导线;2—KCl 溶液;3—玻璃球泡。

图附 4-3　复合电极

图附 4-4　pHS-29A 型酸度计

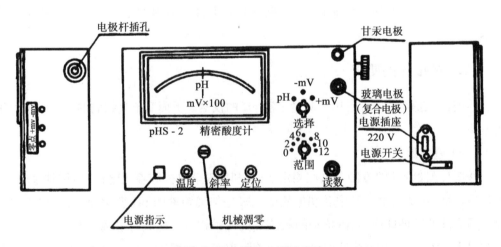

图附 4-5　pHS-2 型酸度计

（二）使用方法

在实验室中常用的酸度计有多种,目前我们使用较多的是快速简便的 pHS-29A 型酸度计(图附 4-4)和 pHS-2 型酸度计(图附 4-5)。下面以 pHS-2 型酸度计为例介绍它们的使用,pHS-29A 型酸度计的使用与它类似。

1. 仪器面板上各调节旋钮的作用

"温度"调节旋钮是用于补偿由于溶液温度不同时对测量结果产生的影响。因此在进行溶液 pH 测量及 pH 校正时,必须将此旋钮调至该溶液温度值上。

"斜率"调节旋钮是用于补偿电极转换系数。由于实际的电极系统并不能达到理论转换系数(100%)。因此,设置此调节旋钮是便于用二点校正法对电极系统进行 pH 校正,使仪器能更精确测量溶液 pH。

"定位"调节旋钮是用于消除电极不对称电位对测量结果所产生的误差。

"斜率""定位"调节旋钮仅在进行 pH 测量及校正时有作用。

"读数"按钮开关:当要读取测量值时,按下此开关,当测量结束时,再按一次此开关,使仪器指针在中间位置,以免受输入信号的影响打坏表针。

"选择"开关提供选定仪器的测量功能。"范围"开关提供选定仪器的测量范围。

2. 测量

（1）安装　把电极杆装在机箱上,如电极杆不够长可以把挂杆旋上。将复合电极插在塑料电极夹上。把此电极夹装在电极杆上,复合电极插头插入电极插口内,电极在测量时,请把电极上加液口橡胶管下移使小口外露,以保持电极内 KCl 溶液的液位差。在不用时,橡胶管上移将加液口套住。

（2）定位　开启仪器电源开关,预热 30 min 后进行仪器的定位和测量。将仪器面板上的"选择"开关置"pH"挡,"范围"开关置"6"挡,"斜率"旋钮顺时针旋到底(100%处),"温度"旋钮置于标准缓冲溶液的温度。用去离子水将电极洗净以后,用滤纸吸干。将电极放入盛有 pH=7 的标准缓冲溶液的烧杯内。按下"读数"开关,调节"定位"旋钮,使仪器指示值为此溶液该温度下的标准 pH(仪器上的"范围"读数加上表头指示值即为仪器 pH 指示值),在定位结束后,放开"读数"开关,使仪器处于准备状态。此时仪器指针在中间位置。把电极从标准缓冲溶液中取出,用去离子水冲洗干净,用滤纸吸干。在实际测定时还需根据待测溶液是酸性(pH<7)或碱性(pH>7)来选择 pH=4 或 pH=9 的标准缓冲溶液进行定位。

（3）测量　在定位完成以后可以进行测量(此时"定位"旋钮不可再动),先清洗电极并用滤纸吸干,将"温度"旋钮调至溶液温度处,再将电极插入溶液中,"范围"挡置于待测溶液的 pH 挡上,按下"读数"按钮,由"范围"和表头上读出溶液的 pH。此时,还需根据表头中指针的位置调整"范围"挡,使指针落在表头范围内。请注意:表头满刻度值为 2pH,最小分度值为 0.02pH,仪器所测 pH 只能精确到 0.01pH(pHS-29A 型的最小刻度为 0.1,也只能精确到 0.1)。测量多个样品溶液时,一般要由稀到浓测定,每换一种溶液都需要清洗电极。测量完毕后,放开"读数"按钮,关闭仪器电源,清洗电极以后,将电极浸泡在去离子水中。

3. 复合电极

实验中所使用 E – 201 – C9 型复合电极是由玻璃电极和氯化银电极组合而成的塑壳电极,连接线较特别,需加以注意。浸泡在溶液中的是电极的主要部分——玻璃球泡,由特殊材料的玻璃薄膜组成,使用时要尤其小心,谨防打坏。洗涤电极后用滤纸或吸水纸轻轻吸干,不可用力,以免玻璃球泡破裂。

三、 FM – 7J 冰点渗透压的使用说明

(一)仪器的准备

1. 在冷槽内加入约 40 mL 的不冻液,观察仪器右侧的液位观察孔,取一试管置入冷槽,用手推动时可见不冻液的液面有 2~3 mm 的波动即可,不冻液不可多加或少加,过多容易溢入仪器内或试管,污染待测溶液,过少则会延长样品测量时间,甚至会引起不冻。

2. 接上水管,打开冷却水,水流量在 0.5 L·min^{-1} 左右,水流量太大或水压过高的地方请注意勿使水管脱落,导致自来水溅入仪器引起故障。

3. 接通电源,仪器进入等待状态,仪器显示冷槽温度(----表示溢出),仪器经约 20 min 的预热,自动平衡在设定的控制温度点。

(二)仪器的定标

1. 按 C 键,显示 300□,表示定标 300 mOsmol·kg^{-1}(按 D 键,可选择定标 300 mOsmol·kg^{-1} 或 800 mOsmol·kg^{-1})。

2. 在冷槽中放入定标液试管和测量头。

3. 按 B 键,样品温度逐渐下降,仪器显示样品温度的变化,在达到强振温度时仪器自动强振,当样品温度的变化达到所定义的渗透压值时仪器显示 300E(或 800E),表示定标完成。

4. 如要长期保存定标结果,按 C 键,显示 300P(或 800P),表示定标值已存入机内。

5. 按 D 键,可继续定标,如需要退出定标,再按 A 键,显示□E□□,表示已退出定标,仪器显示将切换到冷槽温度。

6. 在定标过程中,按 A 键仪器可显示冷槽温度。

(三)样品的测量

1. 按 D 键,显示 H□□□,放入待测样品试管和测量头。

2. 按 B 键,仪器显示样品温度的变化过程,在达到自动强振的温度时自动强振,稍候即显示样品的渗透压值。在仪器显示渗透压值后即可取出测量头和试管。

3. 测量完成后按 A 键,仪器返回等待状态。

（四）注意

如果仪器发生显示长时间呆滞不动,可能发生死机,可按 R 键,使仪器返回等待状态。

四、 电子天平的使用说明

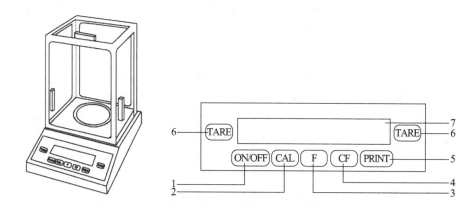

1—开关;2—调校键;3—功能键;4—CF 清除键;5—打印键;6—除皮键;7—显示器。

图附 4 - 6 BS110S 型电子天平

1. 调水平

调整地脚螺栓高度,使水平仪内空气泡处于圆环中央。

2. 开机

接通电源,按开关键 ON/OFF 直至全屏自检。

3. 预热

天平在初次接通电源或长时间断电之后,至少预热 30 min。为取得理想的测量结果,天平应保持在待机状态。

4. 校正

首次使用天平必须进行校正,按调校键 CAL ,天平将显示所需校正砝码质量,放上砝码直至出现"g",校正结束。

5. 称量

使用除皮键 TARE ,除皮清零,放置样品进行称量。称量结束后,进行清理,罩上防尘罩。

6. 关机

天平应一直保持通电状态(24 h),不使用时将开关键关至待机状态,使天平保持保温状态,可延长使用寿命。

附录 5　常用酸碱的浓度、密度

溶液(化学式)	溶质摩尔质量 /(g·mol⁻¹)	溶质质量分数 /%	密度 /(g·mL⁻¹)	物质的量浓度 /(mol·L⁻¹)
冰醋酸(HAc)	60	99.5	1.05	17.4
浓盐酸(HCl)	36.5	36	1.18	11.6
浓硝酸(HNO₃)	63	70	1.42	15.8
浓硫酸(H₂SO₄)	98	98	1.84	18.4
发烟硫酸(H₂SO₄·xSO₃)	—	(20%SO₃)	1.92	—
浓磷酸(H₃PO₄)	98	85	1.75	15.2
浓氨水(NH₃·H₂O)	17	28	0.90	14.8

附录 6　化学试剂规格

国家标准	优级纯(G.R.)	分析纯(A.R.)	化学纯(C.P.)	实验试剂(L.R.)
等　级	一级品	二级品	三级品	四级品
标　志	绿色标签	红色标签	蓝色标签	黄色标签
用　途	精密分析工作 和科研工作	一般分析工作 和科研工作	厂矿的日常分析 和教学实验	实验辅助试剂, 制备原料

除上述四种试剂等级以外,还根据需要而定出相应的纯度规格,如供光谱分析用的光谱纯,供核试验及其分析用的核纯等。

附录 7　常用有机试剂的配制

1. 醋酸-联苯胺试剂

A 液:取 0.1 g 联苯胺溶于 100 mL 水及 1 mL 冰醋酸中。

B 液:取 Cu(Ac)₂·H₂O 0.32 g 溶于 100 mL 水中。

A 与 B 分别贮藏在棕色瓶中,使用前临时以等体积的比例混合。

用联邻甲苯胺代替联苯胺,这样在配制时就可以将 Cu(Ac)₂ 溶液和联邻甲苯胺混合起来,不需要在临用时才混合[而 Cu(Ac)₂-联苯胺混合后最多只能保存两周],而且对碘的干扰也能识别。含碘的样液所呈现的蓝色在室温下静置 10 min 后则转变为灰绿色,在 30 min 后变成棕黄色,而含 CN⁻离子的样液所呈现的蓝色并不随时间而改变。

2. 硝酸铈铵试剂

将 90 g 硝酸铈铵溶于 225 mL 2 mol·L 温热的硝酸中即成。

3. Lucas 试剂

无水氯化锌加强热,冷却称取 136 g 加 90 mL 浓 HCl,冷却后塞严、防潮。

4. 2,4-二硝基苯肼试剂

取 3 g 2,4-二硝基苯肼溶于 15 mL 浓 H_2SO_4,然后缓缓搅入 70 mL 95％乙醇和 20 mL 水的混合液中。

另:在 50 mL 30％高氯酸(由商品 60％高氯酸加一倍水)中,溶解 1.2 g 2,4-二硝基苯肼,配成后将溶液贮存于棕色瓶中,可长期不坏。

5. 饱和亚硫酸氢钠试剂

取亚硫酸氢钠 40 g 溶于 100 mL 水中,加入不含醛的无水乙醇 25 mL。不能长久保存。实验前临时配制为宜。

6. Benedict 试剂

取柠檬酸钠 20 g 和无水碳酸钠 11.5 g 溶于 100 mL 热水中。在不断搅拌下把 2 g $CuSO_4·5H_2O$ 的 20 mL 水溶液慢慢地加入此柠檬酸钠和碳酸钠溶液中。

7. Schiff 试剂

取酸性品红 0.25 g 溶于 500 mL 蒸馏水中备用。取品红溶液 100 mL,加入 3 g 亚硫酸氢钠振摇溶解,放置 5 min 即可。

8. 氢氧化钾-醇试剂

取氢氧化钾 56 g 加 95％乙醇 168.4 mL 使其溶解,然后加水稀释至 200 mL。

9. 盐酸羟胺醇试剂

取盐酸羟胺 6 g 加 95％乙醇 100 mL 溶解。

10. Molisch 试剂

取 α-萘酚 5 g 溶于 100 mL 乙醇中。

11. 苯肼试剂

取 5 g 苯肼盐酸盐溶于 160 mL 水中(必要时可微热助溶),加活性炭脱色。然后加入 9 g 醋酸钠结晶,搅拌溶解。试剂配好后贮存于棕色瓶中备用,由于苯肼试剂久置后变质,所以也可以改为将 2 份苯肼盐酸盐与 3 份醋酸钠混合研匀后,临用时取适量混合物溶于水,直接使用。

12. Seliwanoff 试剂

取间苯二酚 0.05 g 溶于 50 mL 浓 HCl 内,再用水稀释至 100 mL。

13. 碘化钾碘溶液

取 4 g 碘和 8 g 碘化钾溶于 100 mL 水中。

14. 饱和溴水

称取 10 g 溴及 15 g 溴化钾,将它们溶于 100 mL 水中,混匀。

（明亮　习霞　王亚玲）

主要参考文献

[1] 沈爱宝,朱卫华,嵇学林.医用实验化学[M].南京:东南大学出版社,2001.

[2] 刘永民.医学化学实验[M].上海:第二军医大学出版社,2001.

[3] 唐中坤,陈清元,卢玲.医用化学实验[M].2版.北京:科学出版社,2010.

[4] 李玲,黄莺.医用化学实验[M].北京:化学工业出版社,2014.

[5] 吴巧凤,刘幸平.无机化学实验[M].北京:人民卫生出版社,2012.

[6] 黄世德,梁生旺.分析化学实验[M].北京:中国中医药出版社,2005.

[7] 刁海鹏,王浩江.医学化学实验[M].北京:科学出版社,2017.

[8] 曹海燕,姜炜.医用化学实验[M].2版.北京:高等教育出版社,2015.

[9] 申世立,侯超,朱焰.医用化学实验[M].北京:化学工业出版社,2017.

[10] 王红梅,曾小华.医用化学实验[M].北京:化学工业出版社,2018.

[11] 马俊凯,周明华.医学化学实验[M].武汉:华中科技大学出版社,2013.

[12] 刘慧中,陆阳.医学化学实验[M].北京:科学出版社,2013.